Gros · Die weibliche Brust

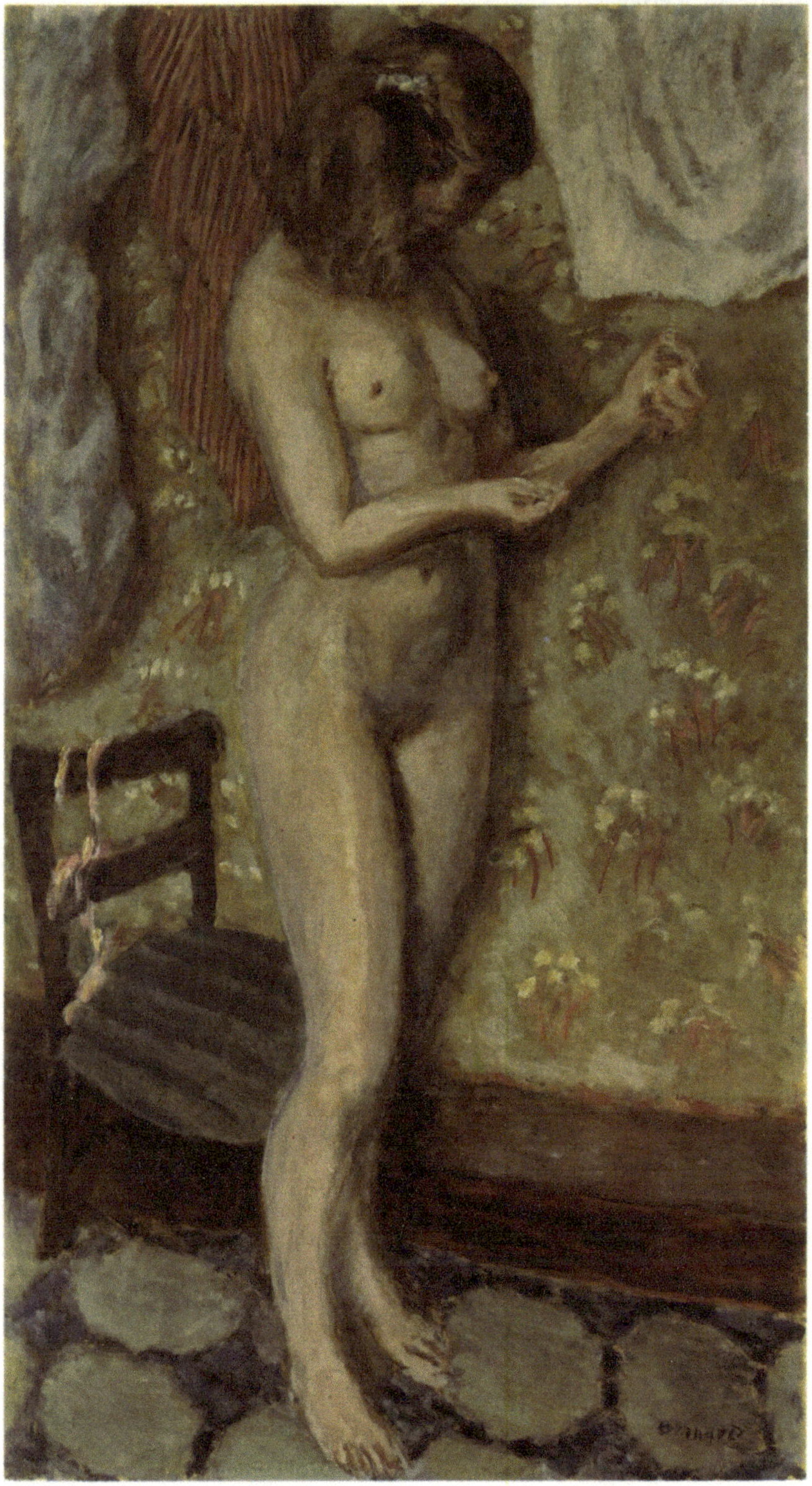

Pierre Bonnard, Nu à la lumière *oder* Nu au flacon.
1909, Öl auf Leinwand, 116 × 61 cm.
Mit freundlicher Genehmigung von Musée d'Art et d'Histoire, Genf.

Rainer Gros

Die weibliche Brust

Handbuch und Atlas

Mit einem Geleitwort von
Ivo Pitanguy

Walter de Gruyter
Berlin · New York 1987

Dr. med. Rainer Gros
Oberarzt der Frauenklinik
Kreis- und Stadtkrankenhaus
Forsthausstr. 1
D-6330 Wetzlar

Das Buch enthält 78 Abbildungen und 5 Tabellen
Zeichnungen von Helmut Holtermann, Berlin

CIP-Kurztitelaufnahme der Deutschen Bibliothek

Gros, Rainer:
Die weibliche Brust : Handbuch u. Atlas / Rainer Gros. Mit e. Geleitw. von Ivo Pitanguy. [Zeichn. von Helmut Holtermann]. – Berlin ; New York : de Gruyter, 1987.
ISBN 3-11-010869-0

Satz: Arthur Collignon GmbH, Berlin. – Druck: Parzeller, Fulda. – Reproduktionen: Haußmann-Reprotechnik, Darmstadt. – Bindearbeiten: Lüderitz & Bauer GmbH, Berlin. – Einbandgestaltung: Rudolf Hübler, Berlin.

Für meinen Vater,
einen großen Chirurgen und Menschen

Geleitwort

Der medizinische Fachausdruck für die weibliche Brust lautet „Mamma“. Für die alten Römer war dieses Wort „Mamma“ ein Synonym für Weiblichkeit und Mütterlichkeit. Die weibliche Brust stand zu allen Zeiten im Mittelpunkt von Schönheitsidealen und Mode. Angesichts ihrer hohen psychologischen und ästhetischen Wertschätzung stellt ihre Behandlung für den Arzt eine besondere Herausforderung dar.

Die weibliche Brust wird von einer Reihe von Erkrankungen, vor allem vom Brustkrebs, bedroht. Krebs gefährdet jeden Menschen, aber Brustkrebs birgt neben dem Schrecken verstümmelnder Operationen noch die Angst, ein Attribut der Weiblichkeit zu verlieren und keine vollwertige Frau mehr zu sein. Es ist ein erschreckendes Phänomen, daß Brustkrebs immer mehr Opfer findet, obwohl er bei rechtzeitiger Entdeckung erfolgreich und ohne Amputation der Brust behandelt werden kann. Deshalb ist ein möglichst frühzeitiger Behandlungsbeginn die wichtigste Waffe im Kampf gegen diese Krankheit. Die meisten Frauen entdecken den Knoten in ihrer Brust selbst, aber sie lassen oft wertvolle Zeit verstreichen, ehe sie sich an einen Arzt wenden. Dies ist nicht zuletzt auf das Unwissen über die eigene Brust, über Untersuchungs- und Operationsmöglichkeiten und vor allem über die Möglichkeiten zur Erhaltung der Brust zurückzuführen.

Dieses Buch möchte Frauen alles medizinisch Wissenswerte über ihre Brust sagen und zeigen, daß die Vorgänge in der Brust kein Geheimnis sind und daß jede Veränderung typische Anzeichen besitzt. Keine Frau kann vor Brustkrebs sicher sein, aber keine Frau muß ihm zwangsläufig zum Opfer fallen, wenn sie sich an einige Regeln hält. Dieses Buch möchte ihr dabei helfen.

Als mich mein Freund und Schüler Rainer Gros bat, ihn bei diesem Buch zu unterstützen, war ich gerne dazu bereit. Als Gynäkologe, der sich besonders mit der Behandlung der weiblichen Brust beschäftigt, verfügt er über umfassende Erfahrung auf diesem Gebiet. Ich freue mich besonders, daß ich ihn während seiner Ausbildung bei mir mit den Techniken der Brustverkleinerung, der Vergrößerung, des Wiederausbaus und anderer operativer Korrekturen der weiblichen Brust vertraut machen konnte.

Dieses Buch kann Frauen eine Vielzahl von Informationen liefern, aber es kann ihnen eines nicht abnehmen: jenen wichtigsten Schritt, sich sofort an einen Arzt zu wenden, sobald sie einen Knoten in ihrer Brust entdecken.

Möge dieses Buch Frauen mit ihrer Brust vertrauter machen, mit ihren normalen und krankhaften Veränderungen – und möge es vor allem Frauen helfen, ihre Brust zu erhalten!

Rio de Janeiro, im Frühjahr 1987 *Ivo Pitanguy*

Vorwort

Die weibliche Brust spannt in ihrer emotionalen Bedeutung einen weiten Bogen zwischen einer klassischen Zone des Tabus und einem Fetisch modernen Körperbewußtseins. Angesichts solch extremer Positionen bemüht sich dieses Buch ganz bewußt um eine nüchterne Darstellung der vielschichtigen Problematik der weiblichen Brust. Kein anderes Organ besitzt eine so hohe ästhetische Bedeutung und gleichzeitig ein so hohes Erkrankungsrisiko. Daraus resultieren häufige und notwendige operative Maßnahmen, begleitet von einer ansteigenden Zahl ästhetischer Eingriffe wie Wiederaufbau, Verkleinerung, Vergrößerung oder Straffung.

Jede Operation an der weiblichen Brust erfordert aus ästhetischen Gründen spezielle Überlegungen und Maßnahmen. Deshalb gilt mein ganz besonderer Dank drei Kollegen, die auf diesem Gebiet ein hohes Ansehen genießen und die sich trotz ihrer zahlreichen Verpflichtungen die Zeit zur Mitarbeit an diesem Buch genommen haben:

Professor Dr. med JOACHIM HÜTER
Chefarzt der Frauenklinik Städtisches Krankenhaus
Weinberg 1
3200 Hildesheim

Professor Dr. med. GOTTFRIED LEMPERLE
Chefarzt der Klinik für
Plastische und Wiederherstellungschirurgie
St. Markus-Krankenhaus
Wilhelm-Epstein-Str. 2
6000 Frankfurt 50

Professor Dr. med. IVO PITANGUY
Rua Dona Mariana, 65
22280 Botafogo
Rio de Janeiro
Brasilien

Professor HÜTER und Professor PITANGUY möchte ich an dieser Stelle auch für ihre Unterweisungen in der plastischen Brustchirurgie danken, die mir den Einstieg in diese anspruchsvolle Disziplin ermöglichten. Dies gilt in gleicher Weise für meinen Chef, Professor Dr. med. CARL-FRIEDRICH MICHEL, Chefarzt der Frauenklinik des Krankenhauses in Wetzlar, der meine Arbeit in vielfältiger Hinsicht förderte und unterstützte. Seine Erfahrung und sein weitsichtiger Rat waren mir stets eine wichtige Hilfe. Außerdem möchte ich mich bei den Kollegen bedanken, die mir mit fachlichem Rat aus ihren Spezialgebieten zur Seite standen: Dr. med. MICHAEL BRANDNER, Chefarzt der Radio-Onkologischen Klinik des Krankenhauses in Wetzlar, und Dr. med. Wolfgang Hamann, leitender Arzt der Abteilung für Pathologie des Krankenhauses in Wetzlar.

Die den Abbildungen dieses Buches zugrunde liegenden Operationen, mit Ausnahme der Abbildungen 30, 71 und 72, wurden am Wetzlarer Krankenhaus von mir durchgeführt. In diesem Zusammenhang möchte ich mich bei Dr. med. Ludwig Gleumes, heute Oberarzt der Frauenklinik des Maria-Hilf-Krankenhauses in Mönchengladbach, und Dr. med. Hanno Klingemann, heute Chefarzt der Frauenklinik des Kreiskrankenhauses in Goslar, für ihre langjährige Unterstützung und für die harmonische Zusammenarbeit auf dem Gebiet der Brustchirurgie bedanken.

Eine Tumorerkrankung ist heilbar, wenn sie rechtzeitig behandelt wird. Dies gilt besonders für den Brustkrebs, der immer häufiger wird, aber auch immer besser erkannt und behandelt werden kann. In der Mehrzahl der Fälle haben es die betroffenen Frauen selbst in der Hand, durch eine regelmäßige Selbstuntersuchung und durch den rechtzeitigen Weg zum Arzt den fatalen Folgen einer möglichen Tumorerkrankung zuvorzukommen. Die Anleitung, wie eine Frau ihre Gesundheit und ihre Brust erhalten kann, ist das zentrale Anliegen dieses Buches. Daneben möchte es auf alle im Zusammenhang mit der weiblichen Brust auftretenden Fragen eine Antwort geben. Alle möglichen Problemkreise wurden nach Häufigkeit und Bedeutung berücksichtigt. Trotzdem muß es unvermeidlich bleiben, daß sich einzelne Leser zu bestimmten Fragen weitere Auskünfte gewünscht hätten. Verlag und Autor sind deshalb für jede Anregung dankbar, mit der die Informationsbreite dieses Buches verbessert werden kann.

Möge dieses Buch den Wunsch Professor Pitanguy's wahr werden lassen: daß es die Frauen mit den normalen und krankhaften Veränderungen ihrer Brust vertrauter macht – und daß es ihnen vor allem hilft, ihre Brust zu erhalten!

Wetzlar, im Frühjahr 1987 *Rainer Gros*

Inhalt

Kapitel 1
Die weibliche Brust

Anatomie

Die Brust ist der obere Teil des Rumpfes, der die beiden wichtigsten Kreislauforgane, Herz und Lunge, enthält. Anatomisch gesehen ist die weibliche Brust nur ein Teil der oberflächlichen Schicht der Brust. Zu dieser Schicht gehören die Haut, das Unterhautfettgewebe und die **Brustdrüsen** selbst. Das, was wir üblicherweise als Brüste oder Busen bezeichnen, sind im anatomischen Sinn die Brustdrüsen (bzw. die Milchdrüsen). Das lateinische Wort für die weibliche Brust und damit der medizinische Fachausdruck lautet Mamma (in der Mehrzahl Mammae).

Bei der geschlechtsreifen Frau liegen die Brüste vor dem großen Brustmuskel in Höhe der 3. bis 6. Rippe (Abb. 1). Der äußere Anteil des großen Brustmuskels bedeckt den unter ihm liegenden kleinen Brustmuskel. Die Haut der Brust ist fast überall leicht verschieblich. Eine feste Verbindung von Haut und Unterlage findet sich nur über dem Brustbein.

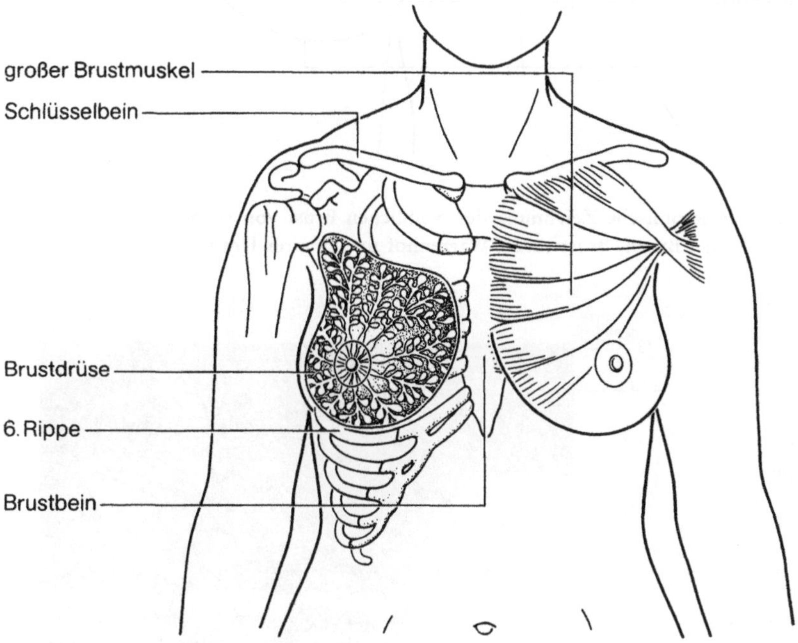

Abb. 1. Anatomie des weiblichen Brustkorbs mit der Beziehung zwischen Brustdrüse, Brustmuskel und den knöchernen Strukturen des Brustkorbs: Die Brustdrüse liegt vor der dritten bis fünften Rippe und zieht mit einem schwanzförmigen Ausläufer zur Achselhöhle (linke Seite). Der große Brustmuskel (rechte Seite) entspringt am Brustbein, am Schlüsselbein und an der sechsten Rippe und setzt am Oberarmknochen an. Er stellt die Unterlage für die Brustdrüse dar. Der untere, äußere Anteil der Drüse besitzt keine Beziehung zum Muskel und sitzt direkt auf den Rippen.

Die senkrecht über dem Brustbein verlaufende Dekolleté-Falte heißt **Busen**. Diese Furche mit ihrer straffen Verbindung zwischen Haut und knöcherner Unterlage trennt die rechte und linke Brust voneinander. Nach unten zeigen die Brüste mit der unteren Umschlagfalte (Submammarfalte) ihre schärfste Grenze, während sie nach oben und zu den Seiten sanft auslaufen. Im Zentrum jeder Brustdrüse liegen **Brustwarze** und **Warzenhof** (Abb. 2 und 3).

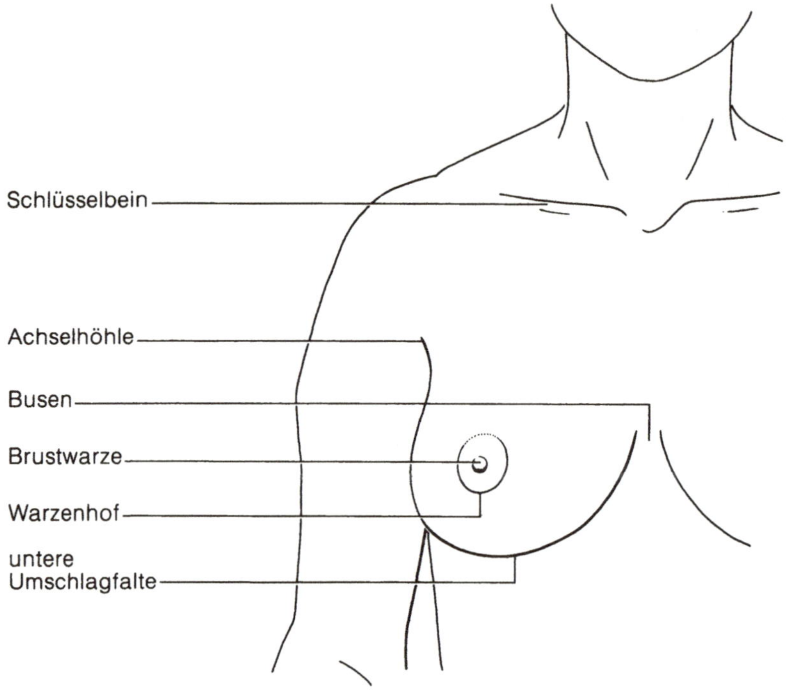

Abb. 2. Anatomische Zeichnung der weiblichen Brust von vorne mit Schlüsselbein, Achselhöhle, Busen, Brustwarze, Warzenhof und unterer Umschlagfalte.

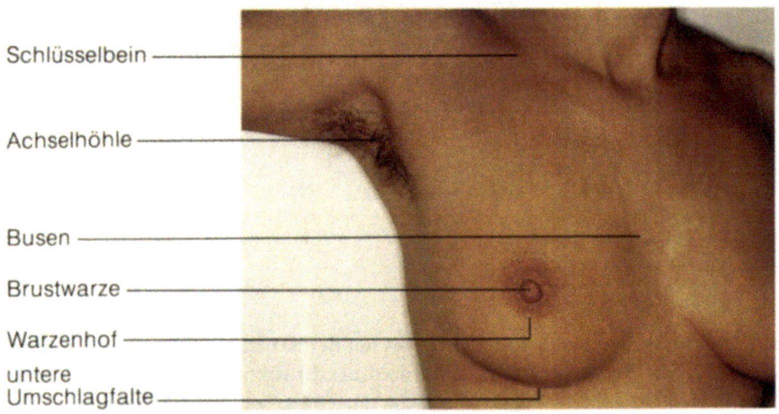

Abb. 3. Fotografische Ansicht der weiblichen Brust analog zur anatomischen Zeichnung. Die Kontur des Schlüsselbeins verschwindet häufig unter dem Fettpolster der Haut, läßt sich jedoch immer gut tasten.

Form und Größe der weiblichen Brust, der Brustwarze und des Warzenhofs unterliegen großen individuellen Schwankungen. Sie sind vom Alter, von der Grundform des Körperbaus, der Rassenzugehörigkeit und dem Funktionszustand der Brüste abhängig. Die Ernährungslage, die Kleidung und nicht zuletzt die Körperhaltung beeinflussen zusätzlich das Erscheinungsbild der Brust: Im Liegen flacht sich die Brust ab und nimmt eine halbkugelige Form an. Im Stehen senkt sie sich und wird tropfenförmig, die untere Umschlagfalte tritt dabei 1–3 cm tiefer als im Liegen.

Zu einem medizinischen Befund gehört eine genaue „Ortsangabe". Der Arzt nennt diese räumliche Zuordnung „Lokalisation". Um Veränderungen der Brustdrüse leichter lokalisieren zu können, wird sie in vier Bereiche, sogenannte Quadranten, aufgeteilt. Diese vier Quadranten treffen sich an der Brustwarze und werden entsprechend ihrer Ansicht von vorne bezeichnet (Abb. 4).

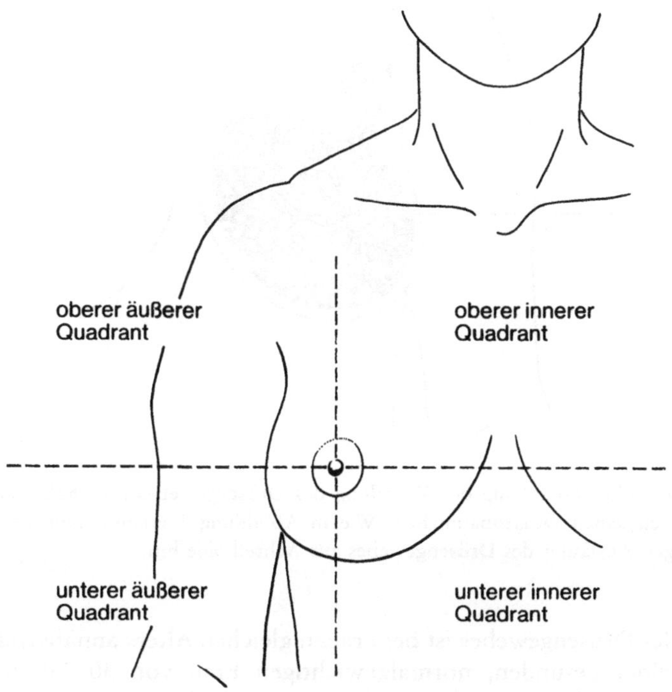

Abb. 4. Die vier Quadranten der Brust in ihrer Ansicht von vorne.

Gewebe der weiblichen Brust

Geht man durch die Haut weiter zum Inneren der Brust vor, so trifft man auf drei Gewebe, aus denen die weibliche Brust besteht:

- Drüsengewebe mit den Milchgängen
- Bindegewebe
- Fettgewebe

Das **Drüsengewebe** ist in seiner Verteilung innerhalb der Brust altersabhängig. Zudem ist es nicht kreisförmig um die Brustwarze herum angeordnet, sondern zieht mit einem Ausläufer zur Achselhöhle. Diesen Ausläufer des Drüsengewebes bezeichnet man in der Fachsprache mit dem englischen Begriff „axillary tail" (lat. axilla = Achselhöhle). Auf Grund dieser Verlagerung findet sich im oberen, äußeren Quadranten das meiste Drüsengewebe (Abb. 5). Von hier gehen auch am häufigsten Erkrankungen der weiblichen Brust aus.

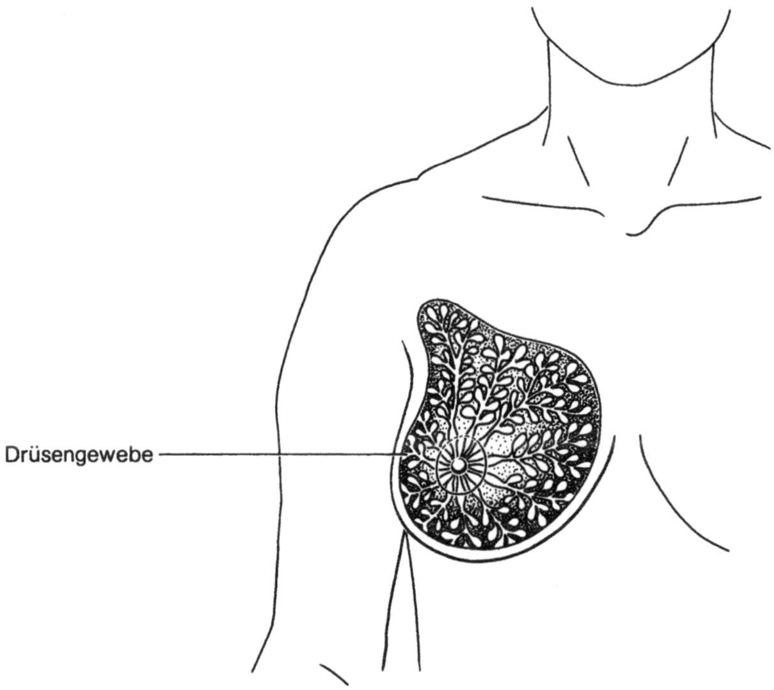

Abb. 5. Schematische Darstellung der Verteilung des Drüsengewebes innerhalb der Brust mit den einzelnen Drüsenbäumchen. Wie in Abbildung 1 erkennt man den schwanzförmigen Ausläufer des Drüsengewebes zur Achselhöhle hin.

Die Menge des Drüsengewebes ist bei Frauen gleichen Alters annähernd gleich. Bei einer gesunden, normalgewichtigen Frau von 30 Jahren stehen Drüsen- und Fettgewebe etwa in einem Verhältnis von 1:1. Je kleiner die Brust, um so größer ist daher ihr relativer Anteil an Drüsengewebe. Dadurch wird auch verständlich, daß die Größe der Brust keine Rückschlüsse auf die Stillfähigkeit zuläßt. Von einer normal großen Brust spricht man bei einem Gewicht zwischen 200 und 400 Gramm.

Feinstruktur des Drüsenkörpers: Der Drüsenkörper besteht aus 15 bis 20 **Drüsenbäumchen,** die jeweils durch Bindegewebe voneinander getrennt sind. So ein Drüsenbäumchen ähnelt einem Baum, dessen Stamm zur Brustwarze zeigt (Abb. 6a). Dieser Stamm ist der **Milchgang,** der die Milch zur Brustwarze transportiert, die Blätter sind die **Drüsenläppchen,** in denen die Milch gebildet wird. Die Milchgänge münden auf der Brustwarze. Nach einer kurzstreckigen Verengung weist jeder Milch-

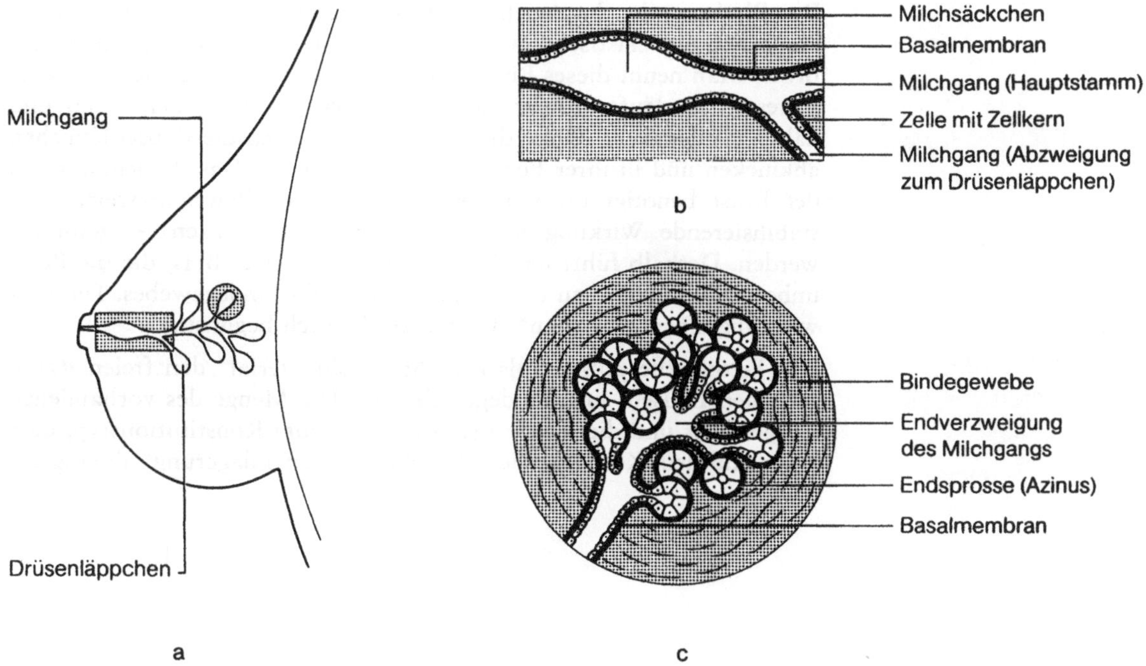

Abb. 6. Schematische Darstellung eines Drüsenbäumchens (Funktionseinheit der Brustdrüse) mit Milchgang und Drüsenläppchen (a). Der rechteckige Ausschnitt (b) zeigt einen Längsschnitt durch den Milchgang mit Darstellung des Milchsäckchens und der Abzweigung eines Seitenastes zu einem Drüsenläppchen. Der Milchgang ist innen mit Zellen ausgekleidet, die durch eine Basalmembran vom umliegenden Gewebe getrennt werden. Der runde Ausschnitt (c) zeigt die Endverzweigung eines Milchgangs innerhalb des Drüsenläppchens. Der Milchgang läuft in 20 bis 40 Endsprossen aus, die aus einem Ring von Epithelzellen bestehen und von einem Mantel aus Bindegewebe eingehüllt werden.

gang in Form des spindelförmigen Milchsäckchens mit 4–6 mm seine größte Weite auf. Das Milchsäckchen erfüllt beim Stillen eine Pumpfunktion und liegt innerhalb des Warzenhofs. Hinter dem Milchsäckchen verengt sich der Milchgang auf etwa 0,5 mm und verzweigt sich in schmaler werdende Milchgänge, die zu den Drüsenläppchen führen. Der Milchgang ist mit ein- und zweischichtigen Zellen ausgekleidet (Abb. 6 b), den sogenannten Epithelzellen. Diese Zellen besitzen einen Zellkern und sitzen einer **Basalmembran** auf, die sie nach außen von dem umgebenden Binde- und Fettgewebe abgrenzt.

Jedes Drüsenläppchen (Abb. 6 c) wird nach außen von einem Mantel aus Bindegewebe umhüllt, der dem Drüsenläppchen eine rundliche Form verleiht. In seinem Inneren findet sich die Endverzweigung des jeweiligen Milchgangs, der in 20–40 sogenannte **Endsprossen** oder Azini (Einzahl: Azinus) ausläuft. Diese Endsprossen sind kugelige Auftreibungen, die innen von einem Ring aus ein- bis zweischichtigem Epithel ausgekleidet sind. In den Endsprossen wird die Milch gebildet. Außerhalb der Schwangerschaft sind die Endsprossen klein, ihr Durchmesser beträgt nur etwa 0,5 mm. Während der Schwangerschaft schwellen die Endsprossen auf ein Mehrfaches der ursprünglichen Größe an und führen über die Volumenzunahme der Drüsenläppchen zu einer Vergrößerung der Brust. Mit Einsetzen der Milchbildung erreichen die Endsprossen ihre maximale Größe und füllen sich mit Milch, man nennt sie jetzt Alveolen.

Das **Bindegewebe** durchzieht die Brust zwischen dem Muskel und der Haut wie ein elastisches Gerüst und dient damit der Festigkeit der Brust. Man nennt dieses Bindegewebe „Cooper'sche Ligamente". Seine zartesten Ausläufer führen zu den Spitzen der Drüsenläppchen und halten sie gestreckt. Ohne diese Stützung könnten die Drüsenläppchen abknicken und in ihrer Funktion gestört werden. Das Bindegewebe in der Brust benötigt für seine Ausbildung einen Bewegungsreiz, seine stabilisierende Wirkung muß – in gewissen Grenzen – gefordert werden. Deshalb führt das Tragen besonders fester BHs, die die Brust unbeweglich halten, zu einer Rückbildung des Bindegewebes. Die Entwicklung einer „schlaffen" Brust wird dadurch begünstigt.

Das **Fettgewebe** polstert als eine Art „Füllmaterial" den freien Raum zwischen Drüsen- und Bindegewebe aus. Die Menge des vorhandenen Fettgewebes und die Größe der Brust sind vom Konstitutionstyp, dem Alter und dem Körpergewicht (allgemeine Fetteinlagerung) abhängig.

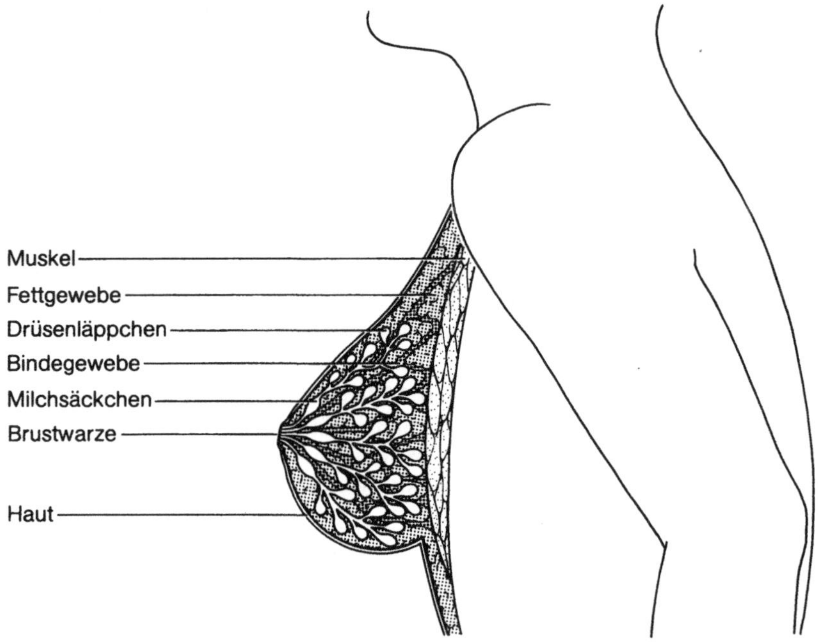

Abb. 7. Die drei Gewebe der weiblichen Brust in ihrer schematischen Ansicht von der Seite: Die Bindegewebsstränge durchsetzen die gesamte Brust zwischen Muskel und Haut und halten die Drüsenbäumchen in gestreckter Stellung. Die Lücken zwischen Drüsen- und Bindegewebe werden vom Fettgewebe ausgefüllt. Ausläufer des Drüsengewebes reichen bis unmittelbar unter die Haut.

Abbildung 7 zeigt schematisch die drei Gewebe der weiblichen Brust in ihrer Ansicht von der Seite. Die Zusammensetzung der drei Brustgewebe unterliegt im Laufe des Lebens der Frau ganz typischen Veränderungen. Bei dem noch nicht geschlechtsreifen Mädchen ist die Brust einer Knospe vergleichbar, in der das Drüsengewebe erst in der Anlage vorhanden ist. In der Pubertät reifen dann alle drei Gewebe heran, ehe die Brust mit etwa zwanzig Jahren ihre endgültige Größe erreicht hat. In diesem Alter ist der Anteil des stabilisierenden Bindegewebes am größten.

Zwischen dem zwanzigsten und dreißigsten Lebensjahr nimmt der Anteil an Bindegewebe zugunsten des Drüsengewebes ab, die Brust wird weicher und senkt sich. Aus der straffen Brust des jungen Mädchens ist die weiche Brust der reifen Frau geworden. Nach dem dreißigsten Lebensjahr nehmen Drüsen- und Bindegewebe allmählich ab. Die entstehenden Lücken werden nur teilweise von Fettgewebe ersetzt. Somit wird die Brust kontinuierlich weicher und verliert an Volumen. Dieser Vorgang setzt sich bis ins hohe Alter fort. Bei der Greisin ist auch das Fettgewebe so weit zurückgebildet, daß von der Brust nur noch ein fast leerer Hautmantel übriggeblieben ist. In Abbildung 8 sind Form und Zusammensetzung der Brust in den verschiedenen Lebensaltern dargestellt.

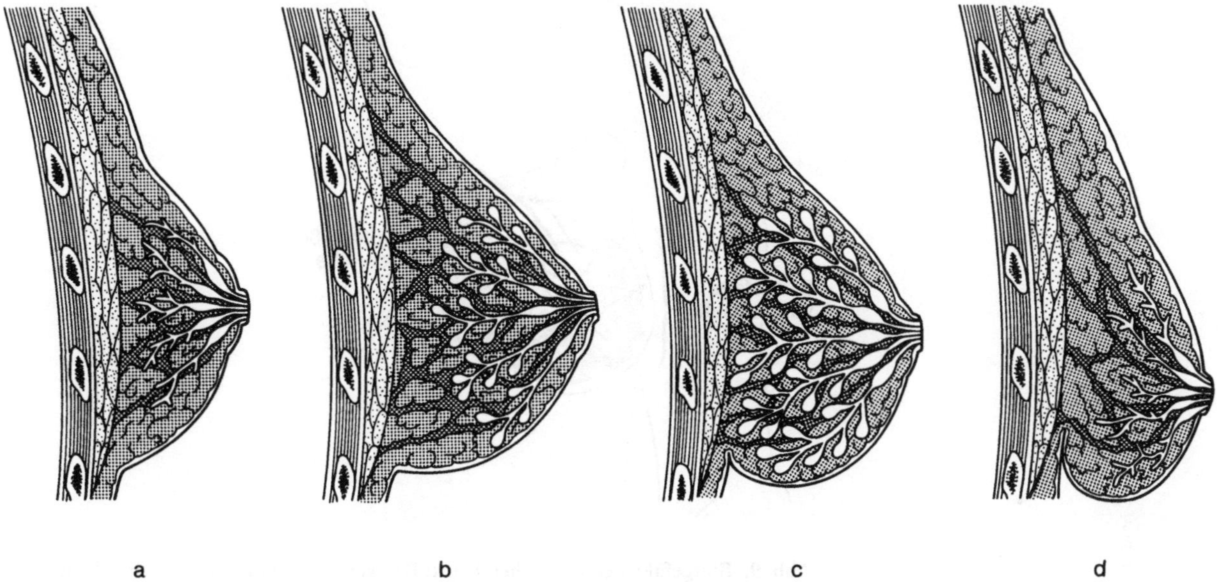

Abb. 8. Veränderungen der Form und der Zusammensetzung der Brustgewebe in den verschiedenen Lebensaltern: Bei dem Mädchen vor der Geschlechtsreife (a) beginnt die Brust erst zu wachsen, die Entwicklung des Drüsenkörpers beginnt mit einem Längenwachstum der Milchgänge. Erst mit Erreichen der Geschlechtsreife bilden sich an den Enden der Milchgänge die Drüsenläppchen, die „Drüsenbäumchen bekommen ihre Blätter". Bei der Zwanzigjährigen (b) ist schon ein großer Teil der Drüsenläppchen angelegt, der Anteil an Bindegewebe ist jetzt am größten. Bei der Dreißigjährigen (c) hat die Zahl der Drüsenläppchen ihr Maximum und der Drüsenkörper seine größte Ausbreitung erreicht, der Anteil an Bindegewebe hat abgenommen. Bei der Frau nach den Wechseljahren (d) bilden sich die Drüsenläppchen wieder zurück, die „Drüsenbäumchen verlieren ihre Blätter". Gleichzeitig nehmen das Bindegewebe und in späteren Jahren auch das Fettgewebe ab.

Gefäße der weiblichen Brust

Die Kenntnis der Gefäßverhältnisse eines Organs ist besonders für den operativ tätigen Arzt von entscheidender Bedeutung. Dabei unterscheidet man zwei Systeme: das Blutgefäßsystem und das Lymphsystem.

Blutgefäße dienen der Versorgung der Körperzellen mit Sauerstoff und Nährstoffen, wobei die **Arterien** das sauerstoff- und nährstoffhaltige Blut anliefern, die **Venen** das Blut zum Herz zurückführen. Arterien und Venen eines Organs laufen immer nebeneinander. Zwischen Arterien und Venen finden sich als feinste Querverbindungen die **Haargefäße**

oder Kapillaren. Sie dienen dem Stoffaustausch mit dem Gewebe und bilden je nach Funktionslage und Blutbedarf des entsprechenden Organs ein unterschiedlich geformtes, weites oder enges Netzwerk. Die Blutgefäße der weiblichen Brust kommen von der Seite und Mitte des Brustkorbes und vereinigen sich über der Brust zu einem Netz, in dessen Mitte die Brustwarze liegt (Abb. 9).

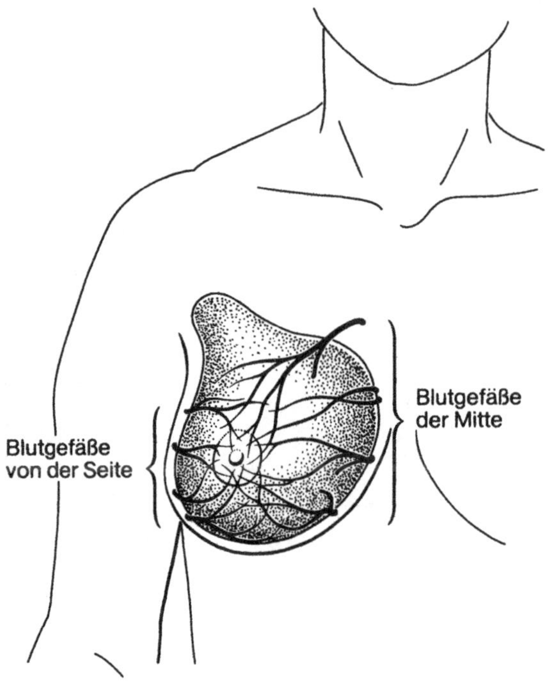

Abb. 9. Blutgefäße der weiblichen Brust: Die Versorgung mit sauerstoffreichem (arteriellen) Blut erfolgt durch Gefäße (Arterien) von der Seite und von der Mitte der Brust. Die seitlichen Gefäße kommen aus der Achselhöhle, verlaufen seitlich am Brustkorb und geben von dort Äste zur Brust ab. Die mittleren Gefäße treten neben dem Brustbein zwischen den Rippen hervor und vereinigen sich mit den seitlichen Gefäßen im Unterhautfettgewebe und in der Lederhaut zu einem Netzwerk, dessen Maschen zur Brustwarze hin enger werden.

Die **Lymphgefäße** bestehen aus Lymphbahnen und Lymphknoten. Der Verlauf der Lymphgefäße ist unabhängig von den Blutgefäßen und für jedes Organ charakteristisch. Die **Lymphknoten** sind in diesen Verlauf als Hilfsapparate eingeschaltet. Es sind abgeflachte, etwa erbsgroße Knoten, die in gesundem Zustand weich und deshalb selten zu tasten sind. Bei entzündlichen oder tumorösen Erkrankungen schwellen sie an und können hart und druckschmerzhaft werden. Die **Lymphe** selbst ist eine hellgelbe Gewebsflüssigkeit, die durch Austritt von Blutplasma aus den Gefäßen in die Zellen entsteht. Sie wird in den Lymphgefäßen gesammelt, gefiltert und dann erneut dem Blutkreislauf zugeführt.

Den Lymphbahnen kommt bei entzündlichen und tumorösen Erkrankungen besondere Bedeutung zu, da über sie auch die veränderten

Zellen abtransportiert werden. Die Lymphknoten sind dabei Filter, die krankhafte Zellen aus den Lymphbahnen abfangen und damit vom übrigen Organismus fernhalten können. Sie spielen bei der Abwehr von Tumorzellen eine wichtige Rolle. Sie können Kebszellen auffangen und damit die Bildung von Tochtertumoren (Metastasen) verhindern. Auch für die Feststellung krankhafter Veränderungen an Körperorganen sind

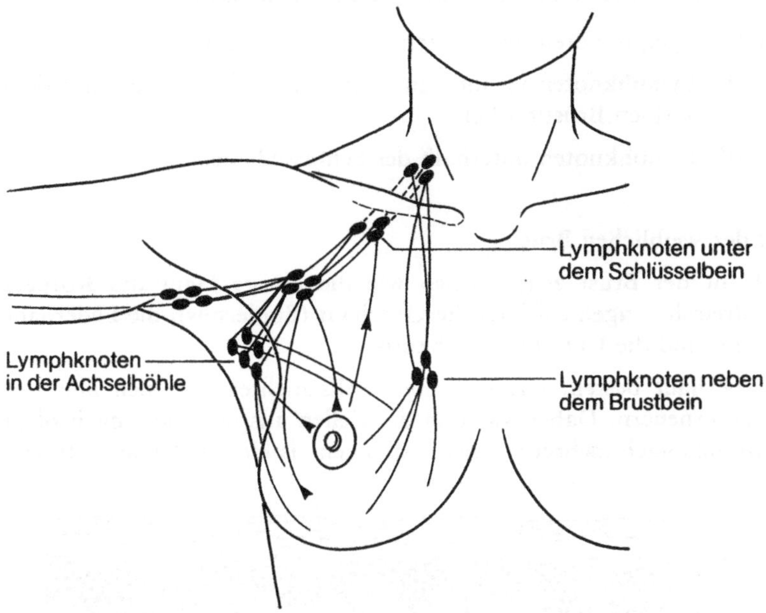

Abb. 10. Lymphabfluß der weiblichen Brust: Der größte Teil der Lymphflüssigkeit fließt zu den Lymphknoten in der Achselhöhle. Nur ein kleiner Teil aus dem oberen, inneren Quadranten fließt zu den Lymphknoten unter dem Schlüsselbein, ein kleiner Teil aus beiden inneren Quadranten kann über die Lymphknoten neben dem Brustbein abfließen.

sie bedeutsam. Jeder Lymphknotengruppe sind bestimmte Abflußgebiete (Hautbezirke, Organe) zugeordnet. Diese gesetzmäßige Zugehörigkeit erlaubt dem Arzt bei Veränderungen einer Lymphknotengruppe direkte Rückschlüsse auf das zugehörige Körpergebiet. Der **Lymphabfluß aus der Brust** erfolgt auf drei Wegen (Abb. 10):

- über die Achselhöhle

  Dieser Weg ist der wichtigste, da er die Abflußbahn für den größten Teil der Brust darstellt. Die dazugehörigen Lymphknoten in der Achselhöhle sind für den Chirurgen gut zu erreichen. Ihre feingewebliche Beurteilung durch den Pathologen ist ein wesentliches Kriterium zur Klassifizierung einer Krebserkrankung.

- über Lymphbahnen unterhalb und oberhalb des Schlüsselbeins

  Dieser Weg wird vorwiegend von Zellen genommen, die aus dem oberen inneren Quadranten der Brust stammen. Die dazugehörigen Lymphknoten sind für den Chirurgen nur schwer zu erreichen und werden deshalb nur in Ausnahmefällen operativ entfernt.

- über Lymphbahnen an der Innenseite des Brustbeins

  Diese Lymphbahnen führen Zellen aus den beiden inneren Quadranten der Brust, die dazugehörigen Lymphknoten liegen innerhalb des Brustkorbs (hinter den Rippen) und sind damit für den Chirurgen nur zu erreichen, wenn er den Brustkorb eröffnet.

Die bei „normalen" Brustoperationen erreichbaren Lymphknoten teilt der Chirurg in drei sogenannte Etagen ein (siehe S. 110, Abb. 58).

Etage I: Lymphknoten im äußeren Anteil der Achselhöhle

Etage II: Lymphknoten im inneren Anteil der Achselhöhle unter dem kleinen Brustmuskel

Etage III: Lymphknoten unterhalb des Schlüsselbeins

Haut der weiblichen Brust

Die Haut der Brust zeigt ebenso wie die übrige Haut des Körpers einen dreischichtigen Aufbau: die Oberhaut (Epidermis), die Lederhaut (Korium) und die Unterhaut (Subkutis).

Die **Oberhaut** besteht aus mehreren Zellschichten, die sich alle vier Wochen erneuern. Dabei wachsen die Zellen aus der Tiefe nach oben und werden nach mehreren Umwandlungen als Hornzellen abgestoßen.

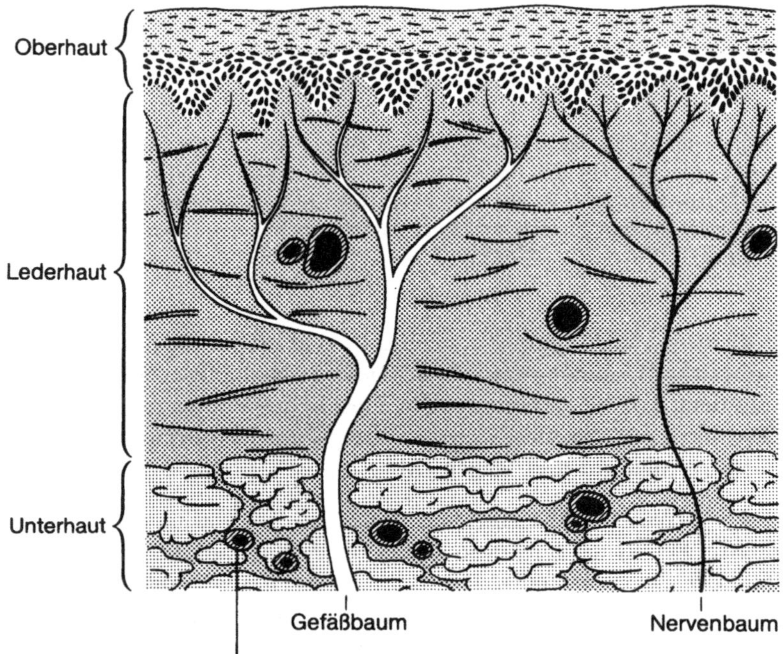

Abb. 11. Querschnitt durch die Haut: Die oberste Schicht ist die Oberhaut mit der außen gelegenen Hornschicht. Darunter folgt die aus kräftigen Bindegewebssträngen bestehende Lederhaut, in der sich Nerven und Blutgefäße finden. Die unterste Schicht ist die Unterhaut, die vorwiegend aus lockerem Bindegewebe und Fettgewebe besteht und wie die Lederhaut Nerven und Blutgefäße enthält. Die Gefäße laufen parallel zur Oberfläche der Brusthaut.

Die Oberhaut enthält keine Gefäße und ist 0,5 – 2 Millimeter dick. Sie hat vor allem eine Schutzfunktion für die unter ihr liegenden Gewebe. Nur durch ihre ständige Erneuerung ist sie den vielfältigen und ständigen Belastungen der Körperoberfläche gewachsen.

Die **Lederhaut** liegt unter der Oberhaut und ist 0,3 – 2,4 Millimeter dick. Sie besteht aus kräftigen Bindegewebssträngen und enthält die Gefäße. Sie kann sich nicht erneuern. Ihre Aufgabe besteht darin, der Haut die notwendige Festigkeit zu geben und sie durch ihre Gefäße zu versorgen. Brustwarze und Warzenhof werden als Anhangsgebilde der Haut von den Gefäßen der Lederhaut mit Blut versorgt. Da die Lederhaut die Stabilität der Körperoberfläche bestimmt, prägt ihr Zustand in entscheidender Weise das Aussehen. Die fehlende Regenerationsfähigkeit der Lederhaut ist der Grund für die altersabhängige Faltenbildung.

Unter der Lederhaut liegt die **Unterhaut** (Subkutis). Neben Blutgefäßen und Nerven enthält sie vor allem Fettgewebe. Die Dicke der Unterhaut ist deshalb vom Ernährungszustand abhängig.
Abbildung 11 verdeutlicht schematisch den Aufbau der Haut.

Zyklus der Frau

Zum Organismus der Frau in ihren fruchtbaren Jahren gehört eine periodisch wiederkehrende Veränderung (**Zyklus**) ihrer Geschlechtsorgane (Abb. 12). Mit diesem Zyklus bereitet sich der Körper der Frau

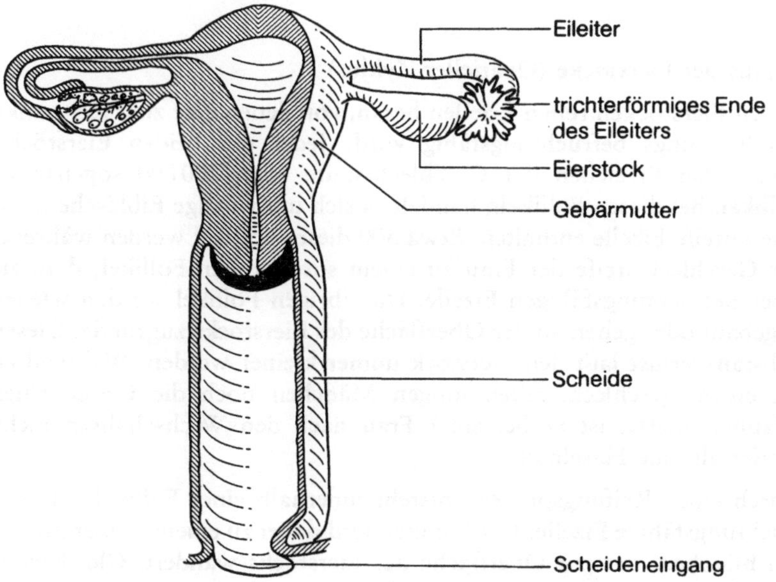

Abb. 12. Die inneren weiblichen Geschlechtsorgane: Die birnenförmige Gebärmutter reicht nach unten in die Scheide. Nach oben geht auf jeder Seite ein Eileiter ab, der die Verbindung zum jeweiligen Eierstock herstellt. Die Eierstöcke liegen neben der Gebärmutter. Zum Zeitpunkt des Eisprungs legt sich das trichterförmige Ende des Eileiters auf den Eierstock, um das Ei aufzufangen und zur Gebärmutter zu transportieren.

allmonatlich auf eine mögliche Schwangerschaft vor. Sein auffälligstes Zeichen ist die **monatliche Regelblutung** – auch Menstruation oder Menses genannt –, bei der die oberflächliche Schicht der Gebärmutter schleimhaut abgestoßen wird. Das zentrale Ereignis des zyklischen Geschehens an den Eierstöcken ist der Eisprung. Der Zyklus wird hormonell gesteuert und kann auch in der Brust zu typischen Veränderungen führen. Deshalb soll an dieser Stelle näher auf ihn eingegangen werden.

Die fruchtbare Zeit im Leben der Frau – ihre **Phase der Geschlechtsreife** – beginnt zwischen dem 11. und 14. Lebensjahr mit der ersten Menstruation (**Menarche**), wenn die Eierstöcke eine bestimmte Menge des Hormons Östrogen und des Gelbkörperhormons produzieren. Sie endet um das 50. Lebensjahr mit der letzten Menstruation (**Menopause**). Der hormonellen Grundlage entsprechend tritt die Menopause dann ein, wenn die Eierstöcke keine ausreichend großen Mengen an Östrogen und an Gelbkörperhormon mehr bilden. Die Hormonausschüttung durch die Eierstöcke kommt nicht abrupt zum Stillstand, sondern erfolgt in einer stetigen Abnahme der produzierten Hormone. Diese Zeit der Umstellung geht über viele Jahre, man nennt sie **Wechseljahre** oder Klimakterium. In der Mitte der Wechseljahre tritt mit der letzten Blutung die Menopause ein.

Der Zyklus der Frau spielt sich in einem etwa 28tägigen Rhythmus ab, in dessen Mitte der Eisprung stattfindet. Dabei wird von einem der beiden Eierstöcke eine Eizelle abgestoßen, die für 6 bis 12 Stunden befruchtungsfähig ist. Das wesentliche Zyklusgeschehen findet an den Eierstöcken und an der Gebärmutterschleimhaut statt.

Zyklus der Eierstöcke (Ovarieller Zyklus)

In den Eierstöcken reifen Eizellen heran, von denen eine zum Zeitpunkt des Eisprungs befruchtungsfähig wird. Jeder der beiden Eierstöcke enthält bei Erreichen der Geschlechtsreife etwa 200 000 sogenannte **Follikel.** Bei diesen Follikeln handelt es sich um winzige Eibläschen, die eine unreife Eizelle enthalten. Etwa 500 dieser Follikel werden während der Geschlechtsreife der Frau zu einem sprungreifen Follikel, d. h. zu einer befruchtungsfähigen Eizelle. Die übrigen Follikel werden wieder abgebaut oder gehen an der Oberfläche des Eierstocks zugrunde. Dieser Substanzverlust läßt den Eierstock immer kleiner werden. Während er bei einem geschlechtsreifen jungen Mädchen noch die Größe einer Pflaume besitzt, ist er bei einer Frau nach den Wechseljahren nicht größer als eine Haselnuß.

Durch einen Reifungsprozeß entsteht innerhalb eines Follikels die befruchtungsfähige Eizelle. Der Follikel wird dabei zu einem immer größeren Bläschen, das zur Oberfläche des Eierstocks wandert. Gleichzeitig verdickt sich die Wand des Follikels. So entsteht aus der Urform des Follikels über den „Primär"-, „Sekundär"- und „Tertiärfollikel" der sprungreife Follikel.

Die eigentliche **befruchtungsfähige Eizelle** entsteht in dem sogenannten „Eihügel" innerhalb des Follikels. Beim Eisprung „platzt" die äußere Wand des sprungreifen Follikels, die Eizelle wird herausgeschleudert und vom Eileiter aufgenommen. Von dem gesprungenen Follikel bleibt eine leere Hülle zurück, die durch Einlagerung eines gelben Pigmentes zum **Gelbkörper** (Corpus luteum) wird (Abb. 13).

Das Hormon **Östrogen** wird von der Gesamtheit aller Follikel, das Hormon **Gestagen** allein von dem Gelbkörper gebildet.

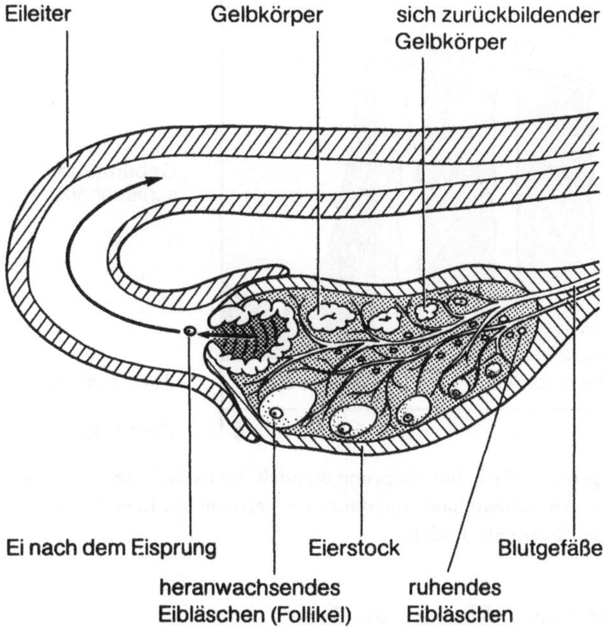

Abb. 13. Querschnitt durch einen Eierstock mit schematischer Darstellung der Eireifung.

Zyklus der Gebärmutterschleimhaut (Endometrialer Zyklus)

Das Zyklusgeschehen an der Gebärmutterschleimhaut erfolgt in drei Phasen (Abb. 14), wobei der erste Tag der Menstruation als der erste Zyklustag definiert ist.

1. Menstruation

Die Schleimhaut, die wegen des Nichteintretens einer Schwangerschaft nicht mehr benötigt wird, wird ausgestoßen.

2. Aufbauphase (Proliferationsphase)

Unter Einfluß des Hormons Östrogen wird in der Gebärmutter eine neue Schleimhaut aufgebaut, dieser Aufbau ist beim Eintreten des Eisprungs abgeschlossen.

3. Umwandlungsphase (Sekretionsphase)

Unter Einfluß des Hormons Gestagen wird nach dem Eisprung die Schleimhaut durch Einwachsen von Drüsen aufgelockert, um einem eventuell befruchteten Ei die Einnistung zu erleichtern. Wenn sich kein befruchtetes Ei einnistet, wird die Schleimhaut ausgestoßen und der Zyklus beginnt von neuem. Sinn dieses Zyklus ist es, einer befruchteten Eizelle einen optimalen Nistplatz bereitzustellen.

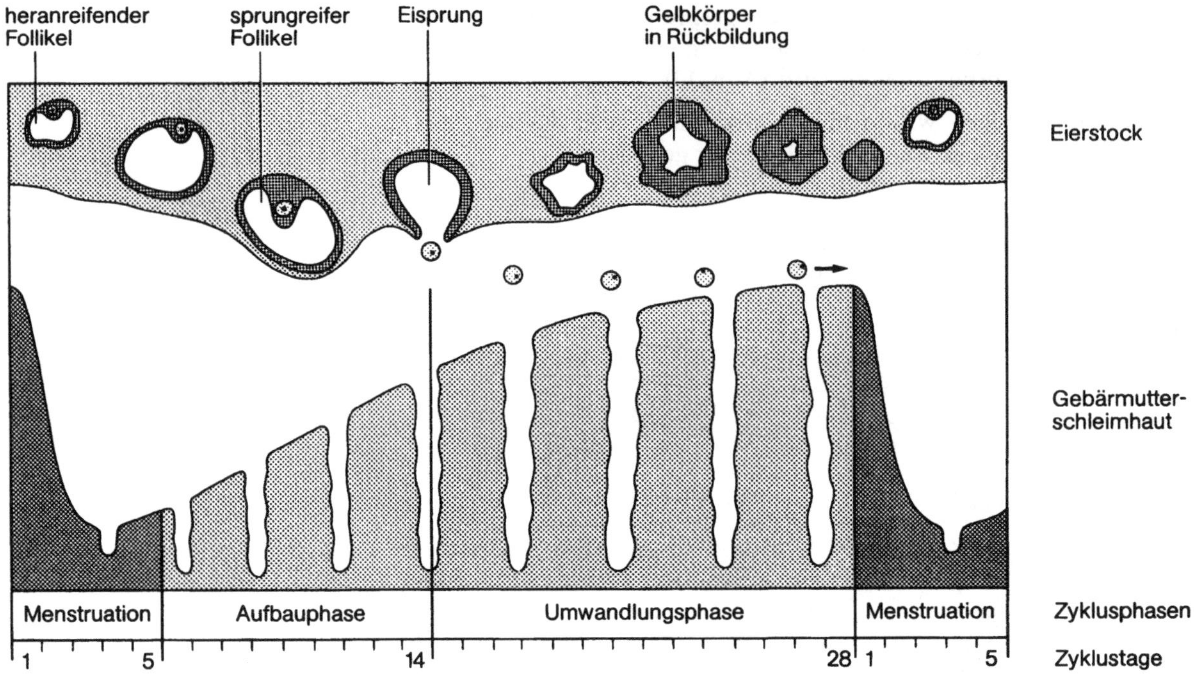

Abb. 14. Schema des Zyklus im Eierstock und in der Gebärmutterschleimhaut: Nach der Menstruation wird parallel zum Heranwachsen des Follikels die Gebärmutterschleimhaut aufgebaut. Nach dem Eisprung wandelt der Gelbkörper die Gebärmutterschleimhaut um, damit ein befruchtetes Ei einen optimalen Nistplatz findet.

Einfluß des hormonellen Zyklus auf die Brust

Östrogen und Gestagen steuern nicht nur den Zyklus in den Eierstöcken und in der Gebärmutter, sondern sie führen auch in Abhängigkeit von ihrer jeweiligen Konzentration zu regelmäßigen Veränderungen an der Brust. Viele Frauen spüren diese Veränderungen als ein Anschwellen der Brüste vor der Menstruation, das oft mit einer schmerzhaften Überempfindlichkeit einhergeht.

Während der zweiten Zyklushälfte – zwischen Eisprung und Menstruation – kommt es durch die Hormone Östrogen und Gestagen zu einer stärkeren Durchblutung des Drüsengewebes. Außerdem fördert das Östrogen die Flüssigkeitsaufnahme des Körpergewebes. Das Drüsengewebe der Brust wird aufgelockert und schwillt durch die vermehrte Wassereinlagerung an. Dabei kann sich der Drüsenkörper knotig verändern. In der gesamten Brust kann eine schmerzhafte Spannung auftreten, die besonders den oberen äußeren Quadranten betrifft. Diese Beschwerden sind kurz vor der Menstruation am stärksten und klingen nach Eintreten der Blutung wieder ab.

Auf Grund der oft knotigen Veränderung der Brust vor der Menstruation sollte die Brust nie vor der Blutung, sondern am besten eine Woche danach untersucht werden. Abbildung 15 zeigt die Hormonausschüttung im Verlauf des Zyklus mit dem günstigsten Zeitpunkt für die Untersuchung der Brust.

Ein Mangel des Hormons Gestagen kann auch im Rahmen eines normalen Zyklus die Entwicklung des Drüsengewebes hemmen und damit zu zystischen Veränderungen in der Brust führen. Diese „Zysten" sind runde, flüssigkeitsgefüllte Hohlräume, die zum Krankheitsbild der Mastopathie (vgl. S. 65 ff.) gehören und beträchtliche Beschwerden bereiten können.

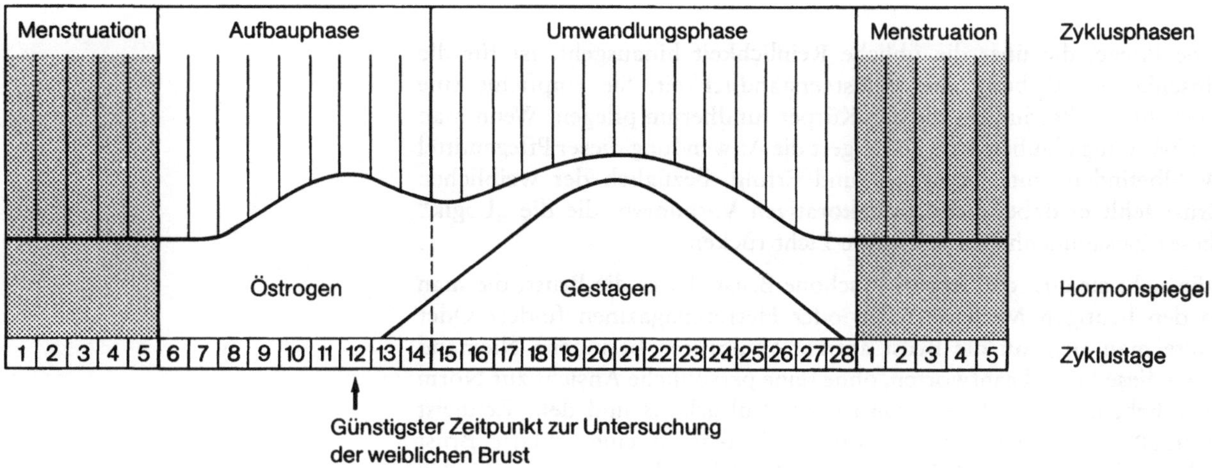

Abb. 15. Schematische Darstellung der Hormonausschüttung in Abhängigkeit von den Zyklustagen: Der günstigste Zeitpunkt zur Untersuchung der weiblichen Brust ist eine Woche nach Abklingen der Menstruation.

Kapitel 2
Pflege der weiblichen Brust

Eine Pflege, die über die übliche Reinlichkeit hinausgeht, ist für die einschlägige Werbung eine Selbstverständlichkeit. Sie empfiehlt eine Vielzahl von Produkten, die den Körper rundherum pflegen. Wenn man der Werbung glauben darf, so steigert die Anwendung dieser Pflegemittel Wohlbefinden, gutes Aussehen und Erfolg. Bezüglich der weiblichen Brust fehlt es dabei nicht an dekorativen Vorbildern, die die „Logik" dieses Zusammenhangs ins rechte Licht rücken.

Wie sieht sie aus, die „absolut" schöne Brust? Ist es die Brust, die man in den heutigen Modejournalen oder Herrenmagazinen findet? Oder sollte man sich auf die Brust antiker Skulpturen besinnen? Niemand kann diese Frage beantworten, ohne seine persönliche Ansicht zur Norm zu erheben, die wiederum von seinem Kulturkreis und dem Zeitgeist geprägt wird. Bei manchen Stämmen Afrikas ist eine schlaffe Brust gültiges Schönheitsideal. Die jüngeren Mädchen dieser Stämme binden sich Steine an die Brust, um dem Ideal, dem Symbol einer erfolgreichen Mutterrolle, näherzukommen. Dieses Beispiel, das den „Durchschnittsvorstellungen" von der schönen weiblichen Brust in den westlichen Industriestaaten entgegensteht, verdeutlicht, wie fragwürdig und begrenzt jedes Schönheitsideal ist – auch das eigene. Aber es zeigt auch, daß man sich seinem Einfluß kaum entziehen kann. In Zeiten, in denen man mit seinem Aussehen unzufrieden ist, mag es manchmal hilfreich sein, sich dieser Einsicht zu besinnen.

Wenn man Körperpflege nicht als Vollzug der Werbung, sondern als „Fürsorge" für den Körper praktiziert, dann kann sie dazu beitragen, Körperbewußtsein zu entwickeln. Man sieht (pflegt) den Körper mit offenen Augen, lernt ihn kennen und seine Veränderungen verstehen. Körperpflege wird damit zu einer Maßnahme, die alltäglich der Gesundheit und dem Wohlbefinden dient.

Einflüsse auf das Erscheinungsbild der weiblichen Brust

Das Erscheinungsbild der weiblichen Brust wird von vielen verschiedenen Einflüssen geprägt.

Lebensalter

Im Laufe des Lebens ist die Brust der Frau einigen charakteristischen Strukturveränderungen unterworfen, die sich auch auf das äußere Erscheinungsbild auswirken. Mit etwa zwanzig Jahren ist der Anteil des stabilisierenden Bindegewebes am größten, die Brust besitzt ihre höchste Festigkeit. Zwischen dem zwanzigsten und dreißigsten Lebensjahr wird der Anteil an Bindegewebe zugunsten von Drüsengewebe geringer.

Dadurch wird die Brust weicher und flacher. Nach dem dreißigsten Lebensjahr werden sowohl Binde- als auch Drüsengewebe kontinuierlich abgebaut. Ein Teil wird durch Fettgewebe ersetzt, der Rest verschwindet ersatzlos. Der allmähliche Volumenverlust begünstigt die Abflachung und die Senkung der immer weicher werdenden Brust. Dieser Prozeß setzt sich bis ins hohe Alter bis zum vollständigen Verlust des Drüsen- und Bindegewebes fort.

Körperhaltung

Die Körperhaltung resultiert nicht nur aus anatomischen Gegebenheiten, sie ist auch ein Stimmungsbarometer. Manche Frauen versuchen, ihre Brust durch eine gekrümmte Körperhaltung zu verbergen. Die Gründe hierfür sind meist vielschichtig und nicht ohne weiteres aus dem Weg zu räumen. Sie können beispielsweise in einer Unzufriedenheit mit der Anatomie der Brust liegen oder in einem gestörten Verhältnis zur Brust als Zeichen der Weiblichkeit selbst. In einem solchen Fall wäre die Empfehlung, diejenige möge sich doch zu ihrer Brust bekennen und sich gerade halten, ein zu oberflächlicher Rat. Abgesehen von den psychologischen Aspekten belastet eine gekrümmte Körperhaltung auf Dauer auch die Wirbelsäule und kann zu echten organischen Beschwerden führen.

Brustmuskel

Der Einfluß des Brustmuskels auf die Brust wird oft überschätzt. Der Brustmuskel liegt flach auf den Rippen und stellt damit nur die „Unterlage" der Brust dar. Regelmäßige Bewegungsübungen straffen den Brustmuskel und fördern die Durchblutung der Brust. Ein intensives Training verdickt den Brustmuskel und hebt damit die Brust insgesamt an. Welcher kosmetische Effekt sich aus einem intensiven Training des Brustmuskels ergibt, hängt von der Größe und Form der Brust ab: Eine flache Brust, die über den ganzen Muskel reicht, wird von einer Kräftigung des Muskels angehoben und betont. Eine kleine Brust, die den Muskel nur teilweise bedeckt, kann dagegen bei intensivem Training mit dem Muskelrand eine Stufe bilden. Eine auffällige Muskelentwicklung ist bei Frauen jedoch nur bei extremem Training zu erwarten. Frauen benötigen nämlich ein etwa fünfmal größeres Trainingspensum als Männer, um den gleichen Muskelzuwachs zu erreichen. Dieser Umstand beruht auf dem unterschiedlichen Vorkommen der sogenannten Anabolika. Das sind eiweißeinlagernde Hormone, die den Muskelaufbau fördern. Das wichtigste dieser Anabolika ist das männliche Geschlechtshormon Testosteron, das bei der Frau nur in niedriger Konzentration vorkommt.

Ernährungszustand

Je nach Ernährungszustand können in der Brust große Mengen Fett eingelagert werden. Bei einer Gewichtsabnahme wird das Fett in der Brust abgebaut, und der erweiterte Hautmantel läßt die Brust schlaff erscheinen.

Funktionszustand

Schwangerschaft und Stillperiode führen über eine Größen- und Gewichtszunahme zu einer Belastung der Brust. Es hängt von der individuellen Haut- und Gewebestruktur ab, welche Spuren diese Veränderungen hinterlassen.

Größe der Brust

Die Brustgröße beeinflußt über das mit ihr verbundene Gewicht Form und Erscheinungsbild der Brust: Je schwerer die Brust, um so eher senkt sie sich und um so stärker belastet sie die Haut. Bei sehr schweren Brüsten kann es zu einer Streifenbildung kommen, wie sie oft während einer Schwangerschaft (Schwangerschaftsstreifen) am Bauch auftritt. Die Streifen entstehen durch Brüche in der Lederhaut, wobei Veranlagung und hormonelle Einflüsse eine Rolle spielen.

Beschaffenheit der Haut

Hinsichtlich des ästhetischen Eindrucks der weiblichen Brust kommt der Beschaffenheit der Haut besondere Bedeutung zu. Eine Haut, die sich unterschiedlichen Dehnungsverhältnissen ohne sichtbare Veränderungen anzupassen vermag, bezeichnet man als „elastische" Haut. Eine „elastische" Haut ist sehr widerstandsfähig gegenüber den Veränderungen durch Zyklus, Schwangerschaft und Stillperiode. Sie ist durch typische „Hautgifte" wie übermäßige Sonneneinstrahlung oder Nikotin belastbarer als eine empfindliche Haut.

Die von der Natur mitgegebene Veranlagung bei der Struktur der Haut und des Gewebes läßt sich nicht beeinflussen. Die Spuren schädlicher Einwirkungen auf eine wenig belastbare Haut lassen sich jedoch durch geeignete Maßnahmen in ihren kosmetischen Auswirkungen mildern. Neben der angeborenen Struktur ist die Durchblutung der wichtigste Faktor für den Zustand der Haut. Deshalb kann man durch die aktive Förderung der Durchblutung der Haut gute Dienste erweisen. Die Durchblutung wird vom Herzen und den Gefäßen geregelt. Beide Organstrukturen bestehen zum großen Teil aus Muskulatur und können damit durch Training beeinflußt werden.

Prinzipien der Körper- und Hautpflege

Der Körper ist keine Kulisse, sondern ein komplizierter Organismus, der nur als vitales Ganzes funktioniert. Der Begriff der Pflege kann sich deshalb nicht auf die äußerliche Anwendung bestimmter Mittel beschränken, sondern er beinhaltet die tägliche Fürsorge für den Körper als Ganzes. Nicht selten wirkt eine Erkrankung als Auslöser, die dem Betroffenen die Notwendigkeit einer fürsorglichen Körperpflege einsichtig macht. Mit Blick auf Vorsorge und vorbeugende Maßnahmen wäre es durchaus wünschenswert, wenn der Themenkreis „Körperpflege und Gesundheit" stärker als bisher in der schulischen Erziehung berücksichtigt würde.

Jeder, der seinen Körper aktiv und sinnvoll pflegen will, benötigt eine Antwort auf folgende Fragen:

- Welche Möglichkeiten bestehen zur Pflege und Gesunderhaltung des Körpers?
- Welche dieser Möglichkeiten sind für die jeweiligen persönlichen Bedürfnisse geeignet?

Körperpflege durch Kreislauftraining

Der komplizierte menschliche Organismus besteht aus vielen ineinandergreifenden Systemen. Ohne ihr harmonisches Zusammenwirken ist der Mensch „krank". Das Verdauungssystem gehört ebenso dazu wie das Nervensystem oder das System des Blutkreislaufs.

Ein funktionstüchtiger Blutkreislauf ist die Voraussetzung für eine regelrechte **Durchblutung.** Nur dann kann auch die entfernteste Körperzelle versorgt werden, nur dann fühlt man sich „von den Zehenspitzen bis in die Haarwurzeln" wohl.

Wichtigster Teil der Versorgung ist die **Belieferung der Zellen mit Sauerstoff.** Er wird mit der Atemluft aufgenommen und in der Lunge an die roten Blutkörperchen abgegeben. Diese transportieren ihn dann über die Blutgefäße in die Körperzellen. Bei Anstrengung steigt der Sauerstoffbedarf, Atmung und Herzschlag gehen schneller. In der gleichen Zeit kann mehr Sauerstoff transportiert werden. Dabei strömt das Blut verstärkt dorthin, wo die Energie am notwendigsten gebraucht wird, so zum Beispiel beim Laufen in die Beine oder beim Essen in den Darm. Da dieser rund 7 Meter lang ist, kann er eine große Menge Blut für sich beanspruchen.

Die Durchblutung unseres Organismus ist von der **Pumpfunktion des Herzens** und der **Transportfunktion der Gefäße** abhängig. Die Gefäße sind kein starrwandiges Röhrensystem, durch das eine Flüssigkeit bei einem bestimmten Druck in einer bestimmten Geschwindigkeit gepumpt wird, sondern ein System dehnungs- und kontraktionsfähiger, lebender Röhren, die sich der Herzarbeit und dem Blutbedarf der Organe in idealer Weise anpassen können. Die Wände der Blutgefäße bestehen aus Muskulatur, die sich wie jede Muskulatur trainieren läßt. Der Kreislauf ist darauf eingestellt, bei möglichst geringer Herzarbeit den jeweiligen Blutbedarf der einzelnen Organe des Körpers sicherzustellen. Zu diesem Zweck werden ruhende Organe weniger durchblutet als tätige. Auch die Blutmenge wird dem Bedarf angepaßt. So sind in das Röhrensystem Speicher (Leber, Milz) eingebaut, die in der Ruhe einen großen Teil des Blutes aus dem Kreislauf nehmen und bei erhöhtem Bedarf wieder an ihn abgeben.

Dieses komplizierte System läßt sich sehr einfach trainieren: Jede Form der Bewegung, die den Körper belastet, stellt ein **Training für den Kreislauf** dar: Das Herz verstärkt seine Arbeit, die Gefäße transportieren mehr Blut. Je umfassender der Körper in die Bewegung einbezogen wird, um so wertvoller ist die Übung für den Kreislauf und die Gefäße. Da mit der Bewegung die Sauerstoffzirkulation im Körper angeregt werden soll, muß man auch dafür sorgen, daß der Lunge genug Sauerstoff von außen zur Verfügung steht. Deshalb ist es zweckmäßig, entweder im Freien oder bei offenem Fenster zu üben.

Ein Training des Kreislaufs ist mit geringem Aufwand möglich, erfordert jedoch eine möglichst tägliche Durchführung. Diese Regelmäßigkeit ist zur Erzielung eines „Trainingseffektes“ unerläßlich. Eine Übungszeit von 15 Minuten täglich ist völlig ausreichend, der Puls muß jedoch auf über 120 Schläge pro Minute ansteigen. Vor Neubeginn eines Trainings sollte man seinen Arzt aufsuchen und sich die Unbedenklichkeit der körperlichen Belastung bestätigen lassen. Einen gewissen Anhalt für den Zustand des eigenen Kreislaufsystems liefert auch ein einfacher Versuch: Zunächst mißt man seinen Puls ohne körperliche Belastung. Dieser Wert wird zwischen 60 und 80 Schlägen pro Minute liegen. Dann macht man zwanzig Kniebeugen und zählt erneut den Puls, der jetzt deutlich über 100 liegt. Zwei Minuten nach Beendigung der Kniebeugen sollte die Pulsfrequenz bei einem gesunden Menschen wieder zu ihrem Ausgangswert zurückgekehrt sein. Wenn dieser Test Mühe bereiten sollte, ist unbedingt der Arzt zu befragen.

Es gibt zahlreiche Übungsmöglichkeiten, die mit unterschiedlichem Trainingsaufwand dasselbe Ziel verfolgen. Jogging, Aerobic oder Stretching sind die „modisch angehauchten“, Fahrradfahren und Schwimmen die eher „zeitlosen“ Trainingsmethoden. Im Hinblick auf die weibliche Brust ist jede Form von Schwimmen die beste Übung. Hierbei wird nicht nur der ganze Körper gleichmäßig belastet, sondern auch die Brustmuskulatur durch die harmonischen Schwimmbewegungen sehr zweckmäßig trainiert. Ein ebenso effektives wie leicht durchführbares Training ist das Seilspringen: Seilspringen kann man überall, der Trainingseffekt entspricht dem des Schwimmens und die Anschaffungskosten sind niedrig (ein Springseil kostet rund 5 Mark). Die einzige Einschränkung betrifft Frauen mit großen Brüsten: Sprungübungen, die die Brüste mit ruckartigen Bewegungen belasten, sollten entweder gemieden oder mit einem gut sitzenden BH durchgeführt werden. Es gibt inzwischen zahlreiche Bücher und Broschüren über derartige Übungen, so daß im Rahmen dieses Buches auf weitere Einzelheiten verzichtet werden kann.

Haut- und Gewebepflege durch Gefäßtraining

Eine gute Durchblutung ist eine wichtige Voraussetzung für gesunde Haut und straffes Gewebe. Die Blutgefäße der Haut bilden unter der oberen Hautschicht (Epidermis) ein feinmaschiges Gefäßnetz. Besser als die Gefäße anderer Organe kann man die Blutgefäße der Haut durch Einwirkung von außen zu intensiver Durchblutung anregen. Zwei Methoden zur Förderung der Hautdurchblutung sind leicht zu handhaben und daher sehr empfehlenswert.

Temperaturreiz: Wärme erweitert die Blutgefäße, Kälte verengt sie. Diese Bewegung wird von der Gefäßmuskulatur durchgeführt. Jede Temperaturänderung führt damit zu einem Muskelreiz, die Gefäße werden aktiviert und trainiert. Duschbäder mit wechselnden Temperaturen stellen deshalb ein hervorragendes Gefäßtraining dar. Empfehlenswert ist ein dreifacher Wechsel zwischen Heiß und Kalt, wobei der Oberkörper bei jeder Temperatur dreimal mit der Brause umrundet werden sollte. Die kalte Brause beendet das Duschbad.

Mechanische Reize führen über einen direkten Kontakt mit der Gefäßmuskulatur und dem umgebenden Bindegewebe zu einer Verbesserung der Durchblutung. Von der kräftigen Bindegewebsmassage bis zur zarten Handbürste gibt es viele Möglichkeiten der mechanischen Reizung. Die Wahl des Vorgehens muß sich dabei nach Hauttyp und Verträglichkeit richten.

Hautpflege

Die Haut überzieht als geschlossene Hülle die gesamte äußere Oberfläche des Körpers. Als solche tritt sie mit der Umwelt in Verbindung und entwickelt vielseitige Leistungen:

- Schutz gegen Erreger
- Schutz gegen mechanische Einflüsse (Stöße, Prellungen)
- Schutz gegen Temperaturunterschiede
- Schutz gegen Strahlung
- Schutz gegen das Eindringen von festen, flüssigen oder gasförmigen Stoffen
- Sensibler Empfänger für Schmerz, Temperatur und Berührung
- Spiegelbild unserer körperlichen und seelischen Verfassung

Damit die Haut diese Funktionen erfüllen kann, muß ihre eigene Struktur stabil sein und schädigende Einflüsse dürfen nicht zu lange und zu konzentriert einwirken.

Die Haut benötigt für ihre Stabilität Fett und Feuchtigkeit. Beide werden aus der Tiefe der Haut nach oben abgegeben. Die Feuchtigkeit (Wasser) ersetzt die durch Austrocknung an der Oberfläche verlorene Flüssigkeit, die zur Stabilisierung der Zellverbände notwendig ist. Fett macht die Haut glatt und geschmeidig und begünstigt damit die so wichtige „Elastizität". Außerdem gewährt Fett einen zusätzlichen Schutz gegen das Eindringen von flüssigen Stoffen. Je mehr die Haut durch äußere Einflüsse strapaziert wird, um so mehr wird ihr Wasser- und Fetthaushalt belastet. Die Fähigkeit der Haut zur Wasser- und Fettproduktion wird mit steigender Belastung und zunehmendem Alter geringer. Zentrales Anliegen jeder Hautpflege ist daher der **Ersatz von Fett und Wasser.** Es gibt zahlreiche Cremes und Lotionen, die der Haut einen guten Schutz bieten und sich vorwiegend in ihrem Fett-Wasser-Verhältnis unterscheiden. Je größer der Fettanteil, um so besser ist die glättende Wirkung auf die Haut. Nicht fettende Präparate haben einen höheren Wasseranteil. Sie sind zwar in der Anwendung angenehmer, ihr pflegender Effekt ist jedoch geringer.

Vermeidung von Belastungen der Haut

Grundsätzlich sollten unnötige Belastungen vermieden werden. Nikotin und verstärkte Sonneneinstrahlung sind die wichtigsten „Hautgifte", da sie die Haut dauerhaft schädigen. **Nikotin** verengt die zarten Gefäße der Haut. Damit wird die Durchblutung und Versorgung der Haut herabgesetzt und der Prozeß des Alterns beschleunigt. Eine **verstärkte Sonneneinstrahlung** zerstört winzige Hautbezirke wie bei einer Verbrennung. Je häufiger die Haut dieser Belastung ausgesetzt wird, um so größer werden die zerstörten Bereiche. An den entsprechenden Stellen finden sich dann dunkle Pigmentflecken. Neben dem ungünstigen kosmetischen Effekt steigt bei extremer Sonnenbelastung auch das Risiko einer Hautkrebserkrankung. **Vernünftiges Sonnenbaden** ist deshalb ein wichtiges Element weiblicher Schönheitspflege. Sonne – wohldosiert – steigert das Wohlbefinden und läßt einen nach dem derzeitigen Schönheitsideal gut aussehen. „Sonnengenuß im Übermaß" kann dagegen zu dauerhaften Schäden führen.

Für künstliche Strahlenquellen wie die **Sonnenbank** gelten die gleichen Empfehlungen wie für die natürliche Sonne. Der erwünschte Bräunungseffekt entsteht durch unsichtbare ultraviolette Strahlen, die sich im elektromagnetischen Spektrum an das Violett des sichtbaren Lichtes anschließen. Ultraviolette Strahlen haben eine kürzere Wellenlänge und eine höhere Energie als das sichtbare Licht. Je kürzer die Wellenlänge, um so intensiver ist die Strahlung und um so eher schadet sie der Haut.

Die Maßeinheit für die Wellenlänge des Lichtes ist der Nanometer = einmilliardstel Meter, abgekürzt: nm. Die UV-Strahlung wird nach ihrer Wellenlänge und damit auch nach ihrer Wirkung auf die menschliche Haut in drei Gruppen eingeteilt:

UV-A Strahlung ist mit einer Wellenlänge von 315 – 400 nm die langwelligste und „gesündeste" UV-Strahlung. Sie ist die eigentliche Bräunungsstrahlung und besitzt die geringsten Nebenwirkungen. Eine „gesunde" Sonnenbank sollte nur UV-A Strahlen abgeben.

UV-B Strahlung besitzt mit 280 – 315 nm eine kürzere Wellenlänge. Sie ist damit energiereicher und führt eher zu Hautreaktionen (Sonnenbrand). Der wichtigste Vorteil der UV-B Strahlung liegt in der Aktivierung des Vitamin D in der Haut. Normales Sonnenlicht enthält jedoch genügend UV-B Anteile, um diese Funktion zu gewährleisten. UV-B Strahlen sollten daher bei einer Sonnenbank vermieden werden.

UV-C Strahlung besitzt mit 100 – 280 nm eine noch kürzere Wellenlänge. Sie ist die energiereichste UV-Strahlung und damit auch für die Haut am schädlichsten. UV-C Strahlen werden normalerweise von der Atmosphäre zurückgehalten und kommen deshalb nur in unbedeutender Konzentration auf die Erde. Die Gefahr einer UV-C Strahlung ist bei handelsüblichen Sonnenbänken nicht gegeben.

Pflege der Brusthaut

Die Haut der Brust ist besonders dünn, Brustwarze und Warzenhof sehr empfindlich. Die weibliche Brust verlangt eine besonders sanfte Pflege. Waschungen sollten stets mit einer milden Seife erfolgen. Von alkoholischen Reinigungsmitteln, insbesondere im Bereich der Brustwarze, ist abzuraten. Mechanische Reize der Brusthaut sollten nur sehr sanft (weiche Bürste) erfolgen, je nach Empfindlichkeit sollte die Brustwarze dabei ausgespart werden. Dasselbe gilt für den Strahl der kalten Brause. Beim Sonnenbad oder im Solarium müssen Brust und Brustwarze besonders sorgfältig eingecremt werden, da die Brusthaut wenig schützendes Pigment besitzt.

Büstenhalter

Wer den Verzicht auf einen BH nicht als Weltanschauung ansieht, sollte sich in dieser Frage von folgenden Überlegungen leiten lassen:

- Je größer und schwerer die Brust ist, um so sinnvoller ist es, einen BH zu tragen. Ohne BH wird das Gewicht der Brust allein der Haut überlassen. Das ist eine Belastung, der die Brusthaut auf Dauer nicht standhält. Bei großen und schweren Brüsten ist deshalb das frühzeitige Tragen eines BHs zu empfehlen. Dies gilt auch für junge Mädchen, sobald sie ihre Brust als „schwer" empfinden.
- Umgekehrt, je kleiner die Brust und je elastischer die Haut und das Bindegewebe sind, um so eher kann man auf einen BH verzichten.
- Bei einer wenig belastbaren Haut ist ein gut stützender BH immer sinnvoll, da sich sonst auch eine kleine Brust frühzeitig senkt.
- Die Ansicht, daß der Verzicht auf einen BH den Brustmuskel kräftigt und damit zu einer schöneren Brust führt, ist falsch. Auf der anderen Seite benötigt das stabilisierende Bindegewebe in der Brust für seine Entwicklung und Kräftigung einen gewissen Bewegungsreiz. Das Tragen besonders fester BHs, die die Brust „von alleine" halten, kann deshalb zu einer Rückbildung des Bindegewebes führen und damit der Entstehung einer „schlaffen" Brust Vorschub leisten.

Wenn man den BH nur von seiner Funktion her betrachtet, dann soll er die Brust stützen und ihr Halt geben, aber dennoch den mechanischen Reiz, der durch die natürliche Bewegung gegeben ist, nicht völlig unterbinden. Je mehr die stützende Funktion gefordert ist, um so stabiler müssen die Körbchen sein. Bei schwachem Gewebe ist zusätzlich eine feste Seitenführung zu empfehlen. Ein BH, der zu Sport und Gymnastik getragen wird, sollte die Brust nach allen Seiten, auch nach oben, stabilisieren. Damit wird die Belastung durch Springen und andere ruckartige Bewegungen gemildert.

Ein gut sitzender BH muß folgende Anforderungen erfüllen:

- Die Brüste liegen auch bei Bewegungen der Arme und des Oberkörpers gut in ihren Körbchen.
- Die untere Rundung des Körbchens schließt mit der unteren Umschlagfalte der Brust ab.
- Der BH hält auch ohne Schulterträger.
- Etwaige Metall- oder Plastikbügel liegen außerhalb der Rundung der Brust, sie dürfen beim Tragen des BHs nicht zu spüren sein.
- Der Daumen läßt sich in der Dekolleté-Falte bequem unter den BH schieben; sonst ist der BH zu klein.
- Bei einer normal großen Brust hinterläßt der BH-Träger auf den Schultern keine Druckstellen.

Spezielle Brustpflege

Schwangerschaft

Während der Schwangerschaft nimmt die Brust kontinuierlich an Größe zu. Etwa ab der sechsten Woche spürt die werdende Mutter ein „Spannen in den Brüsten". Dieses Spannungsgefühl kann gelegentlich das erste Zeichen der eingetretenen Schwangerschaft sein. Die Brust benötigt jetzt eine besonders intensive Pflege.

Nur ein ausreichender Fettgehalt hält die Haut geschmeidig. Die Brust sollte deshalb zweimal täglich unter Einbeziehung der Brustwarze gut eingecremt (oder eingeölt) werden. Die Entstehung von Schwangerschaftsstreifen läßt sich zwar nicht verhindern, jedoch kann man die Stärke ihrer Ausprägung günstig beeinflussen. Neben der ausreichenden Fettzufuhr leistet auch eine Bindegewebsmassage gute Dienste: Durch Zupfen, Kneten und Streichen der Haut kann die Durchblutung und damit die Stabilität des Bindegewebes verbessert werden. Dieselbe Empfehlung gilt natürlich auch für die Bauchhaut.

Die Fähigkeit der Brustwarzen sich aufzurichten ist Voraussetzung für ein späteres erfolgreiches Stillen. Diese Fähigkeit kann auf ganz persönliche Weise trainiert werden. Für viele Frauen ist das Liebkosen ihrer Brustwarzen durch den Partner ein lustvoller und selbstverständlicher Teil des Liebesspiels. Diese Berührungen führen zu einer Aufrichtung der Brustwarzen und sind deshalb besonders während der Schwangerschaft eine sinnvolle Vorbereitung auf das Stillen. Natürlich kann auch jede Frau das Aufrichten ihrer Brustwarzen selbst trainieren. Die entsprechenden Handgriffe werden am besten nach dem Eincremen der Brüste durchgeführt, weil die Haut dann gleitfähig und geschmeidig ist. Beide Brüste werden gleichzeitig berührt, dabei geht jede Hand zu der Brust auf ihrer Seite:

- Reiben der Brustwarzen
  Die Handflächen rotieren sanft über den Brustwarzen.
- Rollen der Brustwarzen
  Die Brustwarzen werden zwischen den Kuppen von Daumen und Zeigefinger sanft gerollt.
- Ziehen an den Brustwarzen
  Die Brustwarzen werden mit der Kuppe von Daumen und Zeigefinger sanft nach außen gezogen.

Brustpflege nach Operationen

Nach Operationen erfordert die weibliche Brust je nach Art des Eingriffs eine besondere Pflege.

Die **Operationsnarbe** bleibt zunächst unter einem sterilen Verband verborgen. Die Fäden der Naht werden um den 10. Tag nach der Operation gezogen. Bis dahin wird die Wunde auf jeden Fall trocken gehalten, ihre Umgebung kann mit klarem Wasser gereinigt werden. Jeder Schnitt durch die Haut durchtrennt feinste, für den Operateur nicht sichtbare Nerven. Deshalb ist die Haut im Operationsgebiet für längere Zeit gefühllos. Dieser Zustand kann bis zu einem Jahr anhalten, er hat jedoch keine krankhafte Bedeutung. Wegen Querverbindungen zwischen den Nerven der Brusthaut und denen des Oberarmes kann es im Bereich des Oberarmes zu Mißempfindungen kommen. Diese Art von Gefühlsstörungen ist auf die Haut beschränkt. Sie kann unabhängig von der Größe des Eingriffs auftreten und klingt nach wenigen Tagen (bis Wochen) ohne Behandlung wieder ab.

Die Haut im Bereich des Operationsgebietes kann nach dem Eingriff durch **Blutergüsse** verfärbt sein. Bei flachen und nicht ausgedehnten Befunden ist dies ohne Einfluß auf den Heilungsverlauf und das spätere kosmetische Ergebnis. Große Blutergüsse können dagegen die Durchblutung der Haut gefährden und zu einem Pigmentverlust führen. Die entsprechenden Bereiche zeigen dann nach Abheilung für den Rest des Lebens fleckig weiße Aufhellungen. In seltenen Fällen können Blutergüsse so groß werden, daß sie durch Einstechen mit einer Nadel entleert (punktiert) werden müssen.

Das Gewebe der weiblichen Brust ist empfindlich und blutet leicht. Bewegungen fördern die **Blutungsgefahr.** Deshalb ist bei allen Eingriffen an der weiblichen Brust die operierte Seite für mindestens eine Woche zu schonen, Bewegungen des Oberkörpers und des betreffenden Armes sollten eingeschränkt werden. Je größer der durchgeführte Eingriff, um so wichtiger ist diese Schonung. Eine frühzeitige Belastung kann auch zu einem **Serom** führen. Man versteht darunter eine vermehrte Ansammlung von Wundsekret. Ein Serom zeigt einen Reizzustand der Wunde an, wie er typischerweise durch zu frühe körperliche Belastung ausgelöst wird. Bluterguß und Serom gefährden die Wundheilung und erhöhen die Gefahr einer Wundinfektion.

Nach Operationen, die Form und Größe der Brust verändert haben, ist das **Tragen eines gut sitzenden BHs** notwendig. Dies gilt besonders für Eingriffe, bei denen die untere Umschlagfalte nach oben verlagert wurde, d. h. bei Straffungen und Verkleinerungen der Brust. Hier muß der Unterrand des Körbchens straff sitzen, um die neue Umschlagfalte in ihrer Position zu halten. Wichtig ist auch eine feste Seitenführung des BHs, um die Brustform zu unterstützen. Außerdem verengt ein sanfter Druck die Gefäße und beugt so der Ausbildung von Blutergüssen und überschießenden Narben vor.

Brustpflege bei Bestrahlungen

Jede Bestrahlungsbehandlung stellt für die betroffene Haut eine besondere Belastung dar. Durch die energiereichen Strahlen kommt es zu einer vermehrten Durchblutung der Haut, die sich zunächst als Rötung bemerkbar macht. Die Wirkung der Strahlen ist dabei mit der einer intensiven Sonneneinstrahlung vergleichbar. Nach der Rötung folgt häufig eine Bräunung der Haut, die auf der vermehrten Einlagerung von schützendem Pigment beruht.

Besenreisergefäße traten früher häufig bei Bestrahlungen auf. Dabei handelt es sich um etwa pfenniggroße Hautbezirke, in denen erweiterte und geschlängelte Blutgefäße wie Besenreiser nebeneinander liegen. Heute sieht man solche Hautveränderungen nur noch selten. Moderne Technik und Geräte schließen derartige Reaktionen bei der Bestrahlung der Brust weitgehend aus.

Der Reizzustand der Haut während der Bestrahlungsphase entspricht der eines lang anhaltenden Sonnenbrandes. Diese chronische Empfindlichkeit erfordert eine besondere Pflege: Während der Bestrahlung soll die Haut nicht gewaschen werden. Damit erspart man ihr den mechanischen Reiz der Berührung und den chemischen Reiz der Seife. Wichtigstes Pflegemittel in dieser Zeit ist ein fettreicher Puder, der 3–5mal täglich auf die betroffenen Hautpartien aufgetragen wird. Dadurch wird sowohl fehlendes Fett ersetzt als auch der Berührungsreiz der Kleidung gemildert. Außerdem kann der Puder Schweiß binden und damit einer entsprechenden Hautreizung vorbeugen. Die verstärkte Schweißproduktion in der Achselhöhle erfordert zusätzliche Maßnahmen: Wenn die Achselhöhle in die Bestrahlung einbezogen wird, muß ihre Haut besonders sorgfältig gepudert werden. Um das Aneinanderliegen feuchter und gereizter Hautabschnitte zu verhindern, sollte außerdem ein Baumwoll- oder Leinenläppchen in die Achselhöhle gelegt werden. Als schonende Kleidung empfiehlt sich Unterwäsche aus weicher Baumwolle. Dabei sollte man darauf achten, daß keine Nahtstellen die bestrahlte Haut oder die Achselhöhle reizen können.

Wer auch während der Bestrahlung einen BH und eine Prothese tragen möchte, sollte einen BH aus Baumwolle wählen und die Prothese gut einpudern. Es gibt verschiedene Arten von Prothesen, die im BH getragen werden können. Für die Zeit der Bestrahlung sollte eine besonders leichte ausgewählt werden. Als Übergangslösung bietet sich auch das Ausstopfen des leeren Körbchens mit Watte an.

Der Reizzustand der Haut erreicht etwa eine Woche nach Abschluß der Bestrahlung seinen Höhepunkt. Danach kommt es zu einer kontinuierlichen Erholung, nach vier bis sechs Wochen ist die Haut wieder „stabil".

Kapitel 3
Das Stillen

Die funktionelle Einheit der weiblichen Brust ist das Drüsengewebe. Die übrigen Gewebe haben nur unterstützende Aufgaben: Das Bindegewebe stabilisiert die Brust, das Fettgewebe füllt die Zwischenräume aus und gleicht damit alters- und zustandsbedingte Größenschwankungen der Brust aus.

Die Funktion der weiblichen Brust besteht in der Bereitstellung von Milch zur Ernährung des Säuglings. Gleichzeitig kommt dem Stillen durch den intensiven Kontakt zwischen Mutter und Kind eine große psychologische Bedeutung zu: Die Stillende fühlt ihren Säugling in enger körperlicher Verbindung, das Kind spürt die vertraute Nähe und Wärme seiner Mutter als einen Hort der Geborgenheit.

Entwicklung der Stillfähigkeit

Die Entwicklung der weiblichen Brust (Mammogenese) beginnt noch vor dem Einsetzen der ersten Periode (Menarche) zwischen dem achten bis zehnten Lebensjahr. Für die Entwicklung der Brust mit der Entstehung der Drüsenbäumchen und der Milchgänge ist zunächst nur das Hormon Östrogen verantwortlich. Erst mit Einsetzen des monatlichen Zyklus wird auch das Hormon Gestagen wirksam, das die Drüsenbäumchen bis zur Fähigkeit der Milchbildung ausreifen läßt. Die Entwicklung der Brustdrüse erreicht um das 30. Lebensjahr ihren Höhepunkt, zu diesem Zeitpunkt besteht die maximale Stillfähigkeit. Mit der Ausreifung der Drüse geht gleichzeitig stützendes Bindegewebe verloren, so daß aus der festen Brust des jungen Mädchens die weiche Brust der reifen Frau wird. Eine außerdem vermutete Beteiligung des milchbildenden Hormons Prolaktin und des Wachstumshormons Somatotropin an der Ausreifung der Brust ist wahrscheinlich, jedoch wissenschaftlich noch nicht bewiesen. Um das 35. Lebensjahr beginnt die Rückbildung des Drüsengewebes, die Stillfähigkeit läßt nach. Frauen, die bereits in früheren Jahren gestillt haben, bemerken eine geringere Milchbildung als bei den zurückliegenden Stillperioden.

Veränderungen der Brust während der Schwangerschaft

Während der Schwangerschaft reift in der Gebärmutter (Uterus) das Kind heran, das von der Plazenta über die Nabelschnur ernährt wird. Die Plazenta hat neben der Ernährung des Kindes die Aufgabe, Hormone zu produzieren. Dabei wird sehr viel mehr Östrogen und Gestagen produziert als außerhalb der Schwangerschaft. Dieser hohe Hormonspiegel dient dazu, die Schwangerschaft zu stabilisieren (Gestagen) und im Körper der Mutter die Veränderungen zu bewirken, die das starke Wachstum der Gebärmutter und den späteren Geburtsvorgang ermöglichen (Östrogen).

Durch die erhöhten Hormonspiegel kommt es zu einer Größenzunahme der Brust, die von der werdenden Mutter als ein Gefühl der Schwere und Spannung empfunden wird. Das eigentliche Drüsengewebe nimmt an Menge zu, einzelne Drüsenbäumchen können dabei als große Knoten tastbar werden, Fett- und Bindegewebe werden in den Hintergrund gedrängt (Abb. 16). Die Haut wird gedehnt, Brustwarze und Warzenhof werden größer, ihre Pigmentierung nimmt zu.

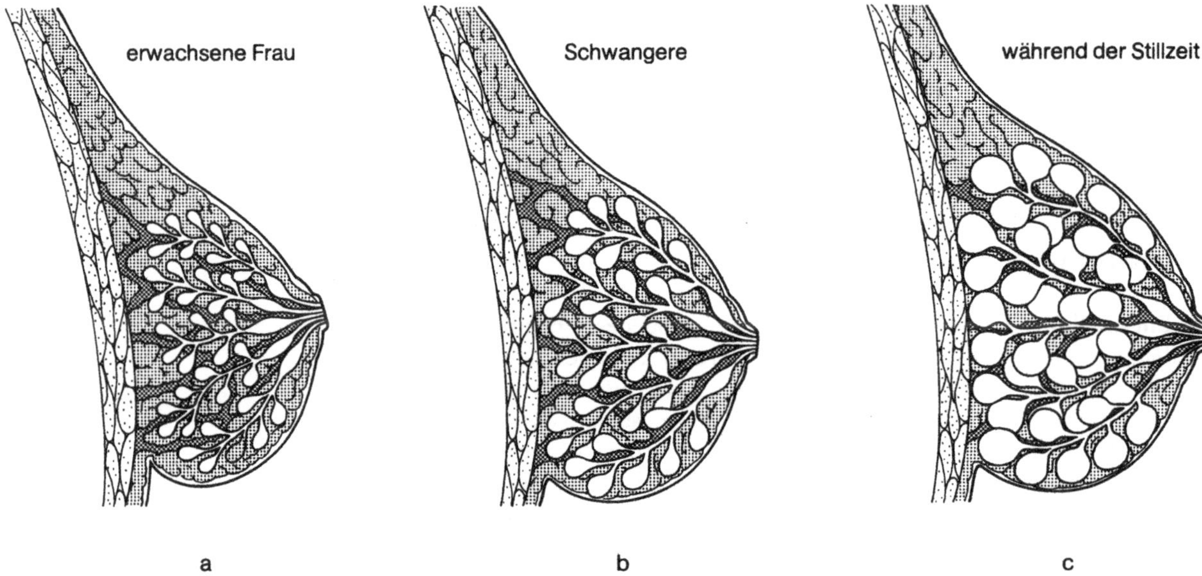

Abb. 16. Die Veränderungen der Brust während Schwangerschaft und Stillzeit: Bei der geschlechtsreifen Frau (a) nimmt das Drüsengewebe nur einen begrenzten Teil der Brust ein. Die nicht aktiven Drüsenläppchen sind klein. Bei der schwangeren Frau (b) breitet sich das Drüsengewebe durch Vergrößerung der Drüsenläppchen über die gesamte Brust aus, das Fettgewebe wird zurückgedrängt. Bei der stillenden Frau (c) beanspruchen die aktiven und jetzt maximal großen Drüsenläppchen fast die gesamte Brust, das Fettgewebe ist weitgehend verdrängt.

Besonders oberhalb der Brustwarze können in der Brusthaut Streifen (Striae) entstehen, wie man sie auch in der Bauchhaut um den Nabel herum häufig findet. Diese Streifen sind teilweise durch Überdehnung, teilweise durch hormonelle Veränderungen bedingt. Die hormonelle Komponente erkennt man am Auftreten dieser Streifen auch außerhalb überdehnter Bezirke, wie zum Beispiel an der Haut des Oberschenkels. Es handelt sich hierbei um eine individuelle Reaktion der Haut. Manche Frauen bekommen trotz gewaltiger Überdehnung von Bauch- und Brusthaut nicht die Andeutung eines Streifens, andere zeigen bei geringer Belastung der Haut bereits eine massive Streifenbildung. In beiden Fällen empfiehlt sich zur Hautpflege ein sanftes Babyöl. Ein Medikament, das die Entstehung dieser Streifen verhindern oder ihre Rückbildung bewirken kann, gibt es nicht.

Milchbildung

Die Milchbildung (Laktation) erfolgt auf Grund eines komplizierten Zusammenspiels verschiedener Vorgänge, das hier in vereinfachter Form dargestellt werden soll. Im Mittelpunkt des Geschehens steht das Saugen des Neugeborenen, das über mütterliche Reflexe Bildung und Ausscheidung der Milch steuert.

Milchbildungsreflex

Der Saugreiz führt im Gehirn der Mutter zur Freisetzung des Hormons Prolaktin, das die Drüsenbäumchen zur Milchbildung anregt. Je stärker der Saugreiz, um so mehr Prolaktin wird freigesetzt und um so mehr Milch wird gebildet. Der Saugreiz ist daher die Grundlage der Milchbildung.

Milchausscheidungsreflex

Durch den Saugreiz wird auch das Hormon Oxytozin freigesetzt, unter dessen Einfluß sich die zarten Muskelfasern um die Drüsenbäumchen und Milchgänge zusammenziehen und damit die Milch durch die Milch-

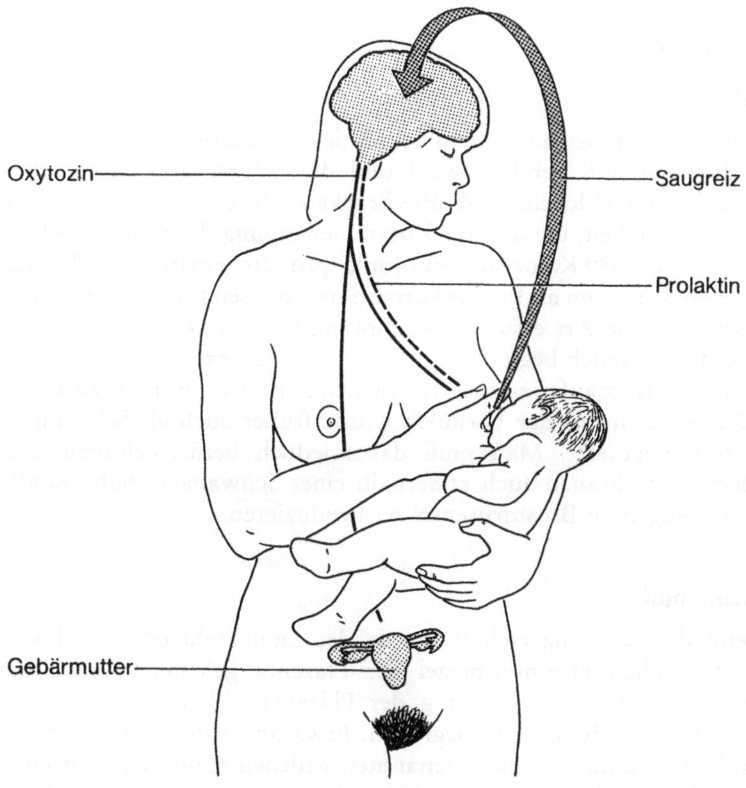

Abb. 17. Steuerung der Milchproduktion durch den Milchbildungsreflex und den Milchausscheidungsreflex: Der Saugreiz des Kindes setzt im Gehirn der Mutter das Hormon Prolaktin frei, das die Milchbildung anregt. Außerdem wird, ebenfalls durch den Saugreiz, im mütterlichen Gehirn das Hormon Oxytozin freigesetzt, das für die Ausscheidung der gebildeten Milch verantwortlich ist. Zusätzlich fördert Oxytozin die Rückbildung der Gebärmutter.

gänge nach außen pressen. Dieser Druck kann so stark werden, daß die Milch zur Brustwarze hinausspritzt. Die Saugkraft des Neugeborenen allein wäre nicht in der Lage, die Drüse zu entleeren.

Nachwehen

Oxytozin wirkt nicht nur auf die Muskelfasern in der Brust. Unter seinem Einfluß zieht sich auch die Muskulatur der Gebärmutter zusammen, es kommt zu den sogenannten „Nachwehen". Oxytozin ist das eigentliche wehenauslösende Hormon, das auch den Geburtsmechanismus in Gang gesetzt hat. Die Gebärmutterwirkung des Oxytozins spüren viele Mütter während des Stillens in Form krampfartiger Unterleibsschmerzen. Diese Nachwehen sind trotz ihrer Schmerzhaftigkeit eine sinnvolle Begleiterscheinung des Stillens, weil die Gebärmutter sich dadurch besser zusammenzieht (kontrahiert) und schneller zu ihrer normalen Größe zurückkehrt.

Abbildung 17 zeigt schematisch das Zusammenspiel der Reflexe für die Milchbildung, Milchausscheidung und die Rückbildung der Gebärmutter.

Muttermilch

Vormilch

Die Vormilch (Kolostrum) ist ein Sekret der Brustdrüse, das bereits vor dem Milcheinschuß gebildet wird und die „Durststrecke" zwischen Entbindung und Milcheinschuß überbrücken soll. Die Vormilch ist eine gelbliche Flüssigkeit, die in ihrer Zusammensetzung der späteren Milch ähnelt, aber nur 570 Kalorien (2300 Joule) pro Liter besitzt. Durch ihren besonderen Reichtum an Immunkörpern und weißen Blutkörperchen ist die Vormilch eine Art erste Schutzimpfung für das Neugeborene. Die Bildung der Vormilch beginnt bereits in der 4. Schwangerschaftswoche. Bei sanftem Druck auf die Brust tritt sie tropfenweise aus der Brustwarze aus. Dieser Nachweis der Vormilch wurde früher auch als Schwangerschaftstest eingesetzt. Man muß dabei jedoch berücksichtigen, daß geschlechtsreife Frauen auch außerhalb einer Schwangerschaft ständig kleinste Mengen an Brustdrüsensekret produzieren.

Milcheinschuß

Während der Schwangerschaft wurde das „milchbildende" Prolaktin durch die hohen Hormonspiegel der Plazenta gehemmt. Nach der Entbindung und der Ausstoßung der Plazenta fällt diese Hemmung weg, die Milchbildung kann beginnen. Etwa am dritten Tag nach der Entbindung kommt es zum sogenannten Milcheinschuß, der mit einer Anschwellung und Spannungszunahme der Brust einhergeht. Auch ein vorübergehender Anstieg der Körpertemperatur (leichtes Fieber) kann den Milcheinschuß begleiten. Auf der Brust sind oft erweiterte Venen als Zeichen der verstärkten Durchblutung zu erkennen. Der Milcheinschuß kann, wie sein Name schon sagt, als plötzliches Ereignis auftreten. Er kann aber auch, über viele Stunden verteilt, allmählich einsetzen.

Zusammensetzung der Muttermilch

Die eigentliche Milchbildung in den Drüsenläppchen besteht in der Synthese von **Milcheiweiß, Fett** und **Zucker.** Muttermilch ist eine weiße Flüssigkeit mit meist sichtbaren Fetttröpfchen und einem spezifischen Gewicht von 1031. Ihre Zusammensetzung ist Schwankungen unterworfen, die vor allem von der mütterlichen Ernährung abhängen.

Tabelle 1. Bestandteile der Muttermilch

Bestandteil	Durchschnittliche Menge in g/100 ml	Schwankungsbreite in g/100 ml
Eiweiß	1,5	0,7 – 2,0
Fett	4,5	1,3 – 2,8
Zucker	7,0	4,5 – 9,5

Der Nährwert der Muttermilch schwankt zwischen 45 und 120 Kalorien (188 bis 502 Joule). Der Durchschnittswert liegt bei 75 Kalorien (314 Joule) pro 100 ml*.
Angaben nach Pschyrembel, Klinisches Wörterbuch, 255. Auflage, S. 1110. Walter de Gruyter & Co., Berlin – New York 1985.

Ein wichtiger Unterschied zur Kuhmilch besteht in deren höherem Gehalt an Eiweiß (3,3 g/100 ml) und niedrigerem Gehalt an Zucker (4,8 g/100 ml). Obwohl Muttermilch und Kuhmilch den gleichen Fettgehalt besitzen, kann der Säugling auf Grund der unterschiedlichen Zusammensetzung das Fett in der Muttermilch besser verdauen. Muttermilch enthält deutlich mehr Milchzucker und kann deshalb dem Kind in seiner intensivsten Wachstumsphase mehr Energiebausteine liefern.

Muttermilch enthält außerdem **Salze, Vitamine, Spurenelemente, Hormone** und die sehr wichtigen **Immunkörper.** Dabei handelt es sich um Abwehrstoffe, die dem Kind in seinen ersten Lebensjahren bei der Überwindung von Infektionskrankheiten helfen und in ihrer Wirksamkeit von keinem Medikament ersetzt werden können. Die Immunkörper der Muttermilch können mit fast jeder Infektionskrankheit der Säuglingszeit fertig werden. Diese Abwehrstoffe hat die Mutter im Laufe ihres Lebens in der Auseinandersetzung mit den verschiedenen Erregern aufgebaut. Mit ihrer Milch gibt sie jetzt diesen wichtigen Schutz an ihren Säugling weiter.

Schutz gegen Allergien: Allergische Erkrankungen wie Heuschnupfen oder Asthma werden häufig von einem erkrankten Elternteil an das Kind weitergegeben. Dieses Risiko kann durch konsequentes Stillen über mindestens sechs Monate nachweislich vermindert werden. Viele allergiefördernde Stoffe werden mit der Nahrung aufgenommen. Bei alleiniger Brustfütterung scheidet diese Gefahrenquelle weitgehend aus.

* Die alte Maßeinheit des Brennwertes, die Kalorie, wird heute weitgehend durch die Einheit Joule ersetzt. Eine Kalorie entspricht 4,1855 Joule. Aus Gründen der Vereinfachung erfolgt die Umrechnung häufig mit dem Faktor 4, also 1 Kalorie = 4 Joule.
Strenggenommen handelt es sich bei den Maßeinheiten der Brennwerte um Kilokalorien bzw. um Kilojoule, also um 1000fach höhere Werte. Trotzdem hat sich bei Nahrungsmitteln die vereinfachte Angabe ohne die Vorsilbe „Kilo“ eingebürgert.

Wieviel Milch wird in der Brust gebildet?

Nach dem Milcheinschuß nimmt die Menge der gebildeten Milch kontinuierlich zu. Am dritten Tag, dem Tag des Milcheinschusses, werden etwa 100 Gramm gebildet. In den folgenden Tagen steigert sich die Menge dann um rund 50 Gramm pro Tag, jeweils bezogen auf beide Brüste: 4. Tag 150 Gramm, 5. Tag 200 Gramm usw. Am 11. Tag ist mit rund 500 Gramm Tagesmenge die maximale Milchproduktion erreicht, wobei diese Daten großen individuellen Schwankungen unterworfen sind.

Die stillende Mutter benötigt zur Herstellung von 100 Gramm Milch rund 80 Kalorien (320 Joule), dadurch liegt ihr eigener Bedarf während der Stillzeit bei etwa 2500 Kalorien (10 000 Joule) täglich.

Richtiges Stillen

Die richtige Stilltechnik ist entscheidend für eine erfolgreiche Brusternährung des Kindes. Hierzu ist für die erstmals Stillende eine entsprechende Unterweisung durch eine versierte Hilfe unumgänglich.

Die Stillende sollte bei der Fütterung eine bequeme Position einnehmen, denn nur eine „entspannte" Mutter kann erfolgreich stillen. Im Sitzen fördert eine Fußbank die Bequemlichkeit, im Liegen kann man sich mit Kissen ein komfortables Lager herrichten. Es ist wichtig, daß der Arm, der das Kind hält, eine bequeme Unterlage hat. Die Brustwarze wird zwischen die gespreizten Zeige- und Mittelfinger der freien Hand genommen und dabei gleichzeitig die umgebende Brust etwas zurückgehalten. So kann der Säugling die Warze mit seinen Lippen gut umschließen, ohne in seiner Atmung behindert zu sein.

Vorbereitung der Brustwarze auf das Stillen

Als unmittelbare Kontaktstelle zwischen Mutter und Kind kommt der Brustwarze beim Stillen eine zentrale Bedeutung zu. Gleichzeitig ist sie durch den ständigen Kontakt mit den Lippen des Säuglings und mit der Milch einer besonderen Belastung ausgesetzt. Ihre Fähigkeit, dieser Belastung standzuhalten und ihre Fähigkeit sich aufzurichten sind zwei wichtige Voraussetzungen für ein erfolgreiches Stillen. Auf beides kann man sich durch geeignete Maßnahmen während der Schwangerschaft vorbereiten.

In den letzten Wochen der Schwangerschaft kann man die Brustwarze durch mechanische Reize abhärten. Kneten mit den Fingerspitzen, Abreiben mit einem Frottiertuch oder Massieren mit einer weichen Bürste machen die Brustwarze widerstandsfähiger. Die Fähigkeit der Brustwarze, sich aufzurichten, kann man durch äußere Reize wie Reiben, Rollen oder Ziehen ebenfalls trainieren. Nähere Einzelheiten hierzu sind im Kapitel über die Pflege der Brust erläutert.

Stillbüstenhalter

Während der gesamten Stillperiode muß die Mutter einen speziellen BH (Still-BH) tragen, der die schwere Brust gut stützt. Dies ist deshalb so wichtig, weil ein Abknicken der Milchgänge beim Absinken der Brust zu erheblichen Komplikationen (Milchstau, Entzündungen) führen kann.

Wann sollte gestillt werden?

Der klassische Stundenplan des Stillens empfiehlt, dem Kind fünfmal täglich im Abstand von vier Stunden die Brust zu geben und nachts eine achtstündige Pause einzulegen. Von dieser strengen Regel ist man inzwischen weitgehend abgerückt und gibt statt dessen einem „Stillen nach Bedarf“ den Vorzug. Der wesentliche Grund dafür liegt im unregelmäßigen Nahrungsbedarf des Neugeborenen, der sich erst im zweiten bis dritten Lebensmonat auf einen gleichmäßigen Rhythmus einpendelt.

Säuglinge trinken am kräftigsten, wenn sie wach sind und wirklich Hunger haben. Sind sie dagegen noch schläfrig oder bereits vom Hungergeschrei erschöpft, läßt die Intensität ihres Trinkens nach, der Saugreiz und damit die Anregung zur Milchbildung werden geringer. Der Säugling trinkt, soviel er braucht, und er hört auf, wenn er genug hat. Deshalb besteht beim Stillen nach Bedarf keine Gefahr, daß das Kind zu dick wird. Unregelmäßigkeiten in der Gewichtskurve von Neugeborenen sind normal. So kann der Säugling in kurzer Zeit kräftig zunehmen und anschließend tagelang ein gleichmäßiges Gewicht zeigen. Für seine Entwicklung sind diese Schwankungen ohne Belang, da sie sich wieder ausgleichen. Sie sind jedoch ein Ausdruck seiner noch unregelmäßigen „inneren Uhr“, der ein Stillen nach Bedarf am besten gerecht wird.

Soll an eine oder beide Seiten angelegt werden?

Der Saugreiz ist die wichtigste Anregung für die Milchproduktion. Deshalb ist es in den ersten Tagen des Stillens sinnvoll, häufiger anzulegen und bei jeder Mahlzeit beide Seiten zu geben. Wenn sich die Milchproduktion nach dem „Gesetz von Angebot und Nachfrage“ erfolgreich eingependelt hat, reicht das einseitige Anlegen.

Wie lange soll angelegt werden?

Die Dauer des Anlegens richtet sich nach dem Durst des Kindes und nach dem Zustand der Brustwarzen. Normalerweise hat der Säugling nach 15 Minuten mehr als 90 Prozent der Milch aus einer Brust getrunken. Hat er dann immer noch Hunger, sollte ihm die andere Brust angeboten werden. An dieser „vollen“ Brust ist sein Hunger meist nach wenigen Minuten gestillt. Die Belastung für die Brustwarze nimmt mit der Dauer des Anlegens zu. Bei empfindlichen Warzen kann es deshalb notwendig werden, kürzer und dafür häufiger anzulegen.

Ein Säugling, der an der Brust ohne Probleme satt werden darf, wird dieser Art der Fütterung immer den Vorzug geben und damit wesentlich zum Stillerfolg beitragen. Muß er dagegen an einer fast leeren Brust erfolglos weitersaugen, kann er eine Abneigung gegen die Brust entwikkeln: Mutter und Kind werden nervös, der Stillerfolg ist gefährdet. Andererseits ist eine gelegentliche Unruhe des Säuglings noch kein Grund zur Sorge. Viele Mütter glauben dann fälschlicherweise, ihre Brust bilde zuwenig Milch, ihr Kind werde nicht satt und sei deshalb unzufrieden.

Wenn eine Mutter mit Stillproblemen nicht mehr allein zurechtkommt, sollte sie sich nicht scheuen, umgehend einen fachkundigen Rat einzuholen. Viele Frauen (Stillgruppen) sind gerne bereit, bei derartigen Problemen zu helfen. Entsprechende Adressen gibt es bei Kinderärzten oder in der Entbindungsklinik.

Wie lange sollte insgesamt gestillt werden?

Die Frage nach der Gesamtdauer der Stillzeit ist deshalb aktuell, da im Zuge steigender Umweltbelastung Nutzen und Risiken des Stillens immer wieder unterschiedlich beurteilt werden.

Die Senatskommission der Deutschen Forschungsgemeinschaft zur Prüfung von Rückständen in Lebensmitteln bemüht sich deshalb seit Anfang der siebziger Jahre, durch objektive Abwägung aller Argumente Empfehlungen zum Stillen zu erarbeiten. Dabei wird in ihrer letzten Mitteilung 1984 eindeutig festgestellt, daß der Nutzen des Stillens höher einzuschätzen sei als ein möglicherweise vorhandenes Gesundheitsrisiko durch die festgestellten Rückstände in der Muttermilch. Damit schließt sie sich den Empfehlungen der Ernährungskommission der Deutschen Gesellschaft für Kinderheilkunde und der European Society for Pediatric Gastroenterology and Nutrition (ESPGAN) an, den Säugling vier Monate lang voll zu stillen und danach in steigenden Mengen Beikost zu füttern. Die hohe Wertigkeit der Immunkörper in der Muttermilch, die dem Kind in den ersten Lebensjahren einen durch kein Medikament zu ersetzenden Schutz vor Infektionen bieten, ist dabei ausschlaggebend für diese Empfehlung.

Muttermilch/Milchfertignahrung

Der voll gestillte Säugling benötigt in den ersten vier Monaten keine zusätzliche Nahrung, da er über die Muttermilch alle notwendigen Nahrungsbestandteile erhält. Nach diesen vier Monaten kann auf eine Milchfertignahrung umgestellt werden. Es gibt drei große Gruppen von Milchfertignahrungen: Adaptierte, teiladaptierte und solche, die sich keiner der beiden Gruppen zuordnen lassen. Adaptierte Milchfertignahrungen wie z. B. Pre-Aptamil oder Pre-Milumil sind in ihrer Zusammensetzung weitgehend dem Vorbild der Muttermilch angeglichen. Sie eignen sich damit sowohl zum Zufüttern nach der Brustmahlzeit als auch zum Ersatz der Muttermilch. Die teiladaptierten Milchfertignahrungen wie z. B. Aptamil oder Milumil sind ebenfalls der Muttermilch in wichtigen Bestandteilen angenähert. Adaptierte und teiladaptierte Babynahrung kann bis zum Ende des Flaschenalters, d. h. bis etwa zum Ende des ersten Lebensjahres gegeben werden.

Kosmetische Aspekte des Stillens

Die kosmetischen Aspekte des Stillens werden von den starken Volumenschwankungen der Brust bestimmt. Die Dehnung der Brusthaut erfolgt zum Teil bereits während der Schwangerschaft, wenn die Brust an

Volumen zunimmt und der hohe Östrogenspiegel die Ausweitung der Haut begünstigt. Der Milcheinschuß führt schließlich zur maximalen Ausdehnung der Brustdrüse und damit zur größten Dehnung ihrer Haut.

Nach einer Stillperiode ist die Brust oft kleiner als vor der Schwangerschaft, so daß sich die Brust durch den zu weiten Hautmantel senkt und flach wird. Diese Entwicklung erfolgt nicht zwangsläufig, sondern sie ist ganz wesentlich von der individuellen Hautstruktur abhängig. Dabei ist der entscheidende Faktor die Elastizität der Haut, d. h. ihre Fähigkeit, sich trotz Überdehnung wieder auf ihre Ausgangsgröße zurückzubilden.

Anzeichen für eine schlechte Elastizität und damit für ungünstige Hautverhältnisse sind die Ausbildung breiter Narben nach Operationen, das Vorkommen von Zellulitis, Krampfadern oder Besenreisergefäßen sowie das frühzeitige Auftreten von Schwangerschaftsstreifen. Eine elastische Haut wird dagegen von Schwangerschaft und Stillen nicht deutlich sichtbar beeinflußt, die Brustform bleibt unverändert erhalten.

Kosmetische Präparate können die Haut nur in sehr geringem Maße beeinflussen, da die entscheidende Weichenstellung bereits lange vor der Schwangerschaft erfolgt ist. Allerdings ist es niemals „zu spät", um mit einer aktiven Haut- und Gewebepflege zu beginnen. Das Kapitel über die Pflege gibt hierzu nähere Erläuterungen und Anregungen.

Fremdsubstanzen in der Muttermilch

Viele Substanzen, die die Stillende zu sich nimmt, können in Abhängigkeit von ihren chemischen Eigenschaften in die Muttermilch übergehen und zu einer Belastung des kindlichen Organismus führen. Eine Substanz geht um so leichter in die Muttermilch über, je lockerer sie an das mütterliche Bluteiweiß gebunden ist, je leichter sie sich in Fett löst und je niedriger ihr Molekulargewicht ist.

Ein extremes Beispiel für die Rolle der Muttermilch bei chemischen Umbauprozessen ist das inzwischen in Deutschland verbotene Insektengift DDT (Dichlor-Diphenyl-Trichloräthan). Das aufgenommene DDT (z. B. über gespritzte Lebensmittel) wird im Fettgewebe des Körpers abgelagert. Dort bleibt es normalerweise bis zum Lebensende und kann je nach Konzentration durch Einwirkung auf die Zellteilung die Entstehung bösartiger Tumore begünstigen. Es gibt jedoch einen Weg, um den Körper wieder von diesem im Fettgewebe gespeicherten DDT zu befreien: das Stillen. Auf Grund seiner guten Fettlöslichkeit geht DDT beim Stillen in die Milch über. So kann der mütterliche Organismus zu Lasten der Muttermilch und damit zu Lasten des kindlichen Organismus DDT abbauen.

An dem Beispiel des DDT wird deutlich, daß eine schwangere oder stillende Frau den Gehalt an Insektengiften in ihrer Muttermilch nicht durch eine besondere Ernährungsweise herabsetzen kann; denn die Schadstoffe, die durch das Stillen freigesetzt werden, haben sich im Laufe des Lebens im Fettgewebe eingelagert und sind „einfach da". Nach dem Prinzip, jede unnötige Belastung zu vermeiden, sollte eine

Frau allerdings während der Stillperiode auf eine Abmagerungskur verzichten. Diese würde zu einem vermehrten Abbau von Fettgewebe führen und damit die Schadstoffanteile in der Milch erhöhen.

Die Konzentrationen an DDT, die „im Normalfall" in der Muttermilch entstehen, sind meist unbedenklich. Finden sich jedoch größere Mengen an DDT, muß auf eine Fütterung der Milch verzichtet werden. Eine solche Konsequenz ist für die Mutter natürlich deprimierend. Trotzdem wäre es in einem solchen Fall sinnvoll, die Milchbildung nicht abbrechen zu lassen. Die entstehende Milch sollte abgepumpt und verworfen werden, denn mit der Milchbildung wird DDT abgebaut und der mütterliche Organismus entlastet. Damit wächst gleichzeitig die Chance, das nächste Kind auf Grund der verminderten Schadstoffkonzentration im mütterlichen Körper stillen zu können.

Nur eine chemische Analyse kann über die Zusammensetzung der Muttermilch und über die Art möglicher Fremdstoffe eine Auskunft geben. Entsprechende Untersuchungen werden an medizinischen Untersuchungsämtern durchgeführt. Zu den harmlosen Fremdsubstanzen gehören die Säuren der Zitrusfrüchte, die mit der Muttermilch auf den Säugling übergehen und zu einem „wunden Po" führen können. Andere Fremdsubstanzen gefährden besonders häufig und nachhaltiger als Zitrussäuren die Qualität der Muttermilch:

Kaffee: Koffein geht in geringen Mengen in die Milch über. Bei maximal drei Tassen Kaffee über den Tag verteilt sind keine Reaktionen beim Kind zu erwarten. Das gleiche gilt für Tee.

Alkohol gelangt bei hoher Konzentration in die Muttermilch und hemmt die Milchbildung. Kleine Mengen an Alkohol (bis zu zwei Gläsern Wein oder Sekt) sind unbedenklich, sie können sogar die Milchbildung anregen.

Wenn die stillende Mutter raucht, gelangt **Nikotin** in hoher Konzentration in die Milch und damit zum Säugling. Nikotin verengt die Blutgefäße und verschlechtert damit die Sauerstoffversorgung bei Mutter und Kind. Bei mehr als sechs Zigaretten täglich ist deshalb vom Stillen abzuraten. Ab einer bestimmten Konzentration hemmt Nikotin die Milchbildung.

Die große Zahl unterschiedlich wirksamer **Schmerzmittel** macht eine pauschale Bewertung unmöglich. Viele dieser Mittel gehen dosisabhängig mit der Milch auf den Säugling über. Deshalb sollte vor jeder Einnahme ein Arzt befragt werden. Nach dem derzeitigen Wissensstand scheinen nur Präparate mit der Wirksubstanz Paracetamol für Schwangerschaft und Stillzeit unbedenklich zu sein.

Viele **Schlaf- und Beruhigungsmittel** gehen in die Muttermilch über und wirken auch beim Säugling. Ihre Wirkung ist dosisabhängig. Derartige Präparate sollten deshalb mit größter Zurückhaltung und nur nach ärztlichem Rat eingenommen werden.

Radioaktive Stoffe: Seit dem Reaktorunglück in Tschernobyl wird immer wieder die Frage nach der radioaktiven Belastung der Muttermilch gestellt. Der derzeitige Wissensstand erlaubt wegen des Fehlens entsprechender Erfahrungen keine absolute Aussage. Man weiß jedoch, daß die schädliche Wirkung radioaktiver Strahlen um so stärker ist, je intensiver und je länger sie einwirken können. Radioaktive Substanzen mit einer anhaltenden Wirksamkeit (lange Halbwertszeit) stellen deshalb vor allem für junge Menschen eine Gefahr dar. Je länger das noch vor einem Menschen liegende Leben, um so mehr Zeit haben die Strahlen, ihre schädliche Wirkung zu entfalten. Bevor zuverlässige Aussagen über die tatsächliche Gefährdung durch radioaktive Stoffe vorliegen, sollte man deshalb insbesondere Säuglingen jede vermeidbare Belastung ersparen und gegebenenfalls auf das Stillen verzichten. Diese Empfehlung ist dann hinfällig, wenn die Ernährung der Mutter mit sicher unbelasteten Nahrungsmitteln erfolgen kann oder sich die radioaktive Belastung der Muttermilch in tolerierbaren Grenzen hält.

Krankhafte Veränderungen der stillenden Brust

Eine Störung des Stillvorgangs kann ursächlich durch **angeborene Fehlbildungen** bedingt sein. Dazu gehören die seltene Amastie, ein völliges Fehlen der Brustdrüse, oder die Mikromastie, bei der die Brust nur in verkümmerter Form angelegt ist. Beim Poland-Syndrom findet sich eine einseitige Mikro- oder Amastie.

Die eingezogene Brustwarze (**„Schlupfwarze“**) ist für den Säugling ein Stillhindernis, da er keinen festen Schluß seiner Lippen mit der mütterlichen Brust herstellen kann. Mit einem Hütchen, das auf die Brustwarze gesetzt wird, kann dieser Defekt ausgeglichen werden. Gelegentlich gelingt es auch durch das bereits erwähnte Brustwarzentraining, die Warze zu einem stillfähigen Aufrichten zu erziehen.

Eine häufige Störung beim Stillen ist die mengenmäßig **ungenügende Milchbildung** (Hypogalaktie), für die in erster Linie ein ungenügender Saugreiz in Frage kommt. Ein mangelhaftes Saugvermögen des Kindes gibt es besonders bei Frühgeburten oder bei angeborenen Fehlbildungen wie Lippen-, Kiefer- und Gaumenspalten. Eine falsche Stilltechnik, psychologische Probleme oder ein Ablehnen der Brust durch den Säugling spielen oft auch eine Rolle. Weitere mögliche Ursachen können eine unvollständige Ausbildung der Drüse, eine Störung in der hormonellen Regulation oder auch Veränderungen der Brust durch vorausgegangene Operationen sein, wobei Narben und Verlagerungen des Drüsengewebes die Milchbildung hemmen.

Unter **Hypergalaktie** versteht man eine abnorm starke Milchproduktion, bei der die überschüssige Milch abgepumpt werden muß. Bei längerem Stillen stellt sich jedoch meistens ein Gleichgewicht zwischen Angebot und Nachfrage ein.

Milchträufeln ist das dauernde oder gelegentliche Nachlaufen von Milch außerhalb des Anlegens. Durch die intensive Befeuchtung der Haut kann es zu entzündlichen Veränderungen und Einrissen im Warzenbereich kommen.

Brustentzündung (Mastitis)

Zwei Faktoren sind für diese Krankheit von Bedeutung: Verletzungen im Bereich der Brustwarze und der Eintritt von Erregern durch diese Pforten. Dabei sind bereits Läsionen ausreichend, die mit dem bloßen

Auge nicht zu erkennen sind. Ein Milchstau begünstigt die Entzündung, da sich die Erreger in stehendem Sekret besser vermehren können. Brustentzündungen treten am häufigsten zwischen dem 8. und 12. Tag nach der Entbindung auf. Über Gewebsdefekte der Brustwarze können die Keime in das Bindegewebe zwischen den Drüsen eindringen und sich diffus ausbreiten. Dies ist die häufigste Form der Brustentzündung im Wochenbett. Die Keime können aber auch über die Milchgänge in die Brust eindringen und zu einer Entzündung der Milchgänge und dann der Drüsen führen. Meistens ist zunächst nur ein Drüsenbäumchen betroffen, erst bei fortschreitender Entzündung erkranken weitere Anteile der Brust. Gleichgültig, um welchen Infektionsweg es sich handelt, geht bei jeder fortschreitenden Mastitis die eine Form in die andere über. Die betroffenen Bereiche zeigen eine Schwellung und Rötung, die von Schmerzen und Fieber begleitet werden. Am häufigsten sind die äußeren Anteile der Brust betroffen. Als weitere Folge der Entzündung kann es durch Einschmelzen des betroffenen Gewebes zur Ausbildung eines Abszesses kommen.

Die Behandlung der Brustentzündung besteht in der Bekämpfung der Infektion durch Antibiotika. Als begleitende Maßnahme wird die Brust durch Hochbinden ruhiggestellt und mit Alkoholumschlägen gekühlt. Da eine weitere Drüsentätigkeit der Entzündung Vorschub leisten und den Säugling durch die mit Erregern versetzte Milch gefährden würde, muß die Milchbildung medikamentös unterbunden werden. Diesen Vorgang nennt man Abstillen (siehe unten). Wenn sich in der Brust ein Abszeß gebildet hat, muß dieser chirurgisch eröffnet und der Eiter nach außen abgeleitet werden. Nur so kann die Gefahr einer Blutvergiftung abgewendet werden.

Abstillen

Unter Abstillen versteht man die Beendigung der Milchbildung. Dabei unterscheidet man ein natürliches und ein medikamentöses Abstillen.

Das natürliche Abstillen besteht darin, das Anlegen des Säuglings einzuschränken. Dadurch wird der wesentliche Reiz zur Milchbildung – die Ausschüttung des Hormons Prolaktin durch den Saugreiz des Kindes – vermindert und die Milchbildung gedrosselt. Diese „sanfte" Art des Abstillens ist für Mutter und Kind gleichermaßen von Vorteil: für die Mutter, weil die Brust sich allmählich zurückbilden kann, für das Kind, weil der Stillkontakt nicht abrupt abreißt. Deshalb sollte man die Brustfütterung auch nur schrittweise einschränken: Zunächst wird eine Woche lang nur eine Mahlzeit täglich durch die Flasche ersetzt. In der nächsten Woche wird die zweite und eine Woche später die dritte Brustmahlzeit ersetzt usw., bis man alle Mahlzeiten von der Brust auf die Flasche umgestellt hat. Das abendliche Anlegen gilt als besonders wichtig für die Mutter-Kind-Beziehung, so daß man sich diese letzte Mahlzeit des Tages bis zum Schluß für die Brustfütterung aufheben sollte.

Das medikamentöse Abstillen wird in ein primäres und ein sekundäres Abstillen unterschieden.

Ein primäres Abstillen ist die medikamentöse Unterbindung des Milcheinschusses. Diese Art des Abstillens wird dann gewählt, wenn man bereits bei der Entbindung weiß, daß eine Milchbildung oder die dadurch bedingten Veränderungen der Brust unerwünscht sind:

- bei einer Totgeburt
- wenn früher bereits eine Brustentzündung auftrat
- nach Operationen an der Brust, bei denen eine Milchbildung bzw. die damit verbundene Größenzunahme der Brust vermieden werden soll
- bei schweren Allgemein- oder Infektionskrankheiten der Mutter
- bei der Einnahme von Drogen oder schadstoffreichen Medikamenten durch die Mutter
- bei einer nikotinabhängigen Mutter
- bei Ablehnung des Stillens durch die Mutter

Ein sekundäres Abstillen wird dann durchgeführt, wenn bei bereits begonnenem Stillen die Milchbildung wieder unterbunden werden muß:

- beim Auftreten einer Brustentzündung
- bei Veränderungen an der Brustwarze (Schlupfwarze, Verletzungen durch das Kind), die durch andere Hilfen (Hütchen) nicht überwunden werden können
- bei mütterlicher Resignation durch Stillprobleme
- bei anderen Gründen, die zu einer abrupten Beendigung der Stillperiode zwingen

Für das medikamentöse Abstillen gibt es zwei Wege:

- Gabe von hochdosiertem Östrogen

Diese Methode ist vorwiegend zum primären Abstillen geeignet. Das Östrogen wird als einmalige Injektion oder Tablette unmittelbar nach der Geburt verabreicht. Falls es trotzdem zum Milcheinschuß kommt, muß die Therapie wiederholt werden. Diese hormonelle Art des Abstillens ist mit den typischen Nebenwirkungen und Gefahren einer hochdosierten Östrogengabe behaftet: Bei Allgemeinerkrankungen wie hohem Blutdruck, Diabetes mellitus, Lebererkrankungen oder Krampfadern kann das Grundleiden verstärkt werden. Im Fall von Krampfadern besteht bei dieser Art des Abstillens sogar die Gefahr einer Lungenembolie. Neben den möglichen Nebenwirkungen hat das hormonelle Abstillen noch eine weitere unangenehme Konsequenz für die Patientin: Sie darf nur wenig trinken, weil bei dieser Art des Abstillens eine Einschränkung der Flüssigkeitszufuhr unumgänglich ist. Aus diesen Gründen kann das hormonelle Abstillen heute nicht mehr empfohlen werden – insbesondere auch deshalb nicht, weil es inzwischen eine weitaus günstigere Methode gibt.

- Gabe von sogenannten Prolaktin-Hemmern

Diese Präparate unterdrücken die Milchbildung direkt über eine Hemmung des Hormons Prolaktin. Sie können zu jeden Zeitpunkt gegeben werden und sind daher zum primären wie auch zum sekundären Abstillen geeignet.

Üblicherweise werden bei dieser Art des Abstillens zwei Wochen lang täglich zwei Tabletten eingenommen, eine Beschränkung der Flüssigkeitszufuhr ist nicht erforderlich. Wenn die Brust zum Zeitpunkt des Abstillens vergrößert ist, empfiehlt sich bis zum Abklingen der Milchbildung das Tragen eines stützenden Büstenhalters. Dies beugt auf der einen Seite Komplikationen durch abgeknickte Milchgänge vor, auf der anderen Seite entlastet es die durch das erhöhte Brustgewicht strapazierte Haut.

Kapitel 4
Form und Größe der Brust: Veränderungen und Abweichungen

Die Brüste sind ein wichtiger Teil des weiblichen Erscheinungsbildes. Sie beeinflussen Ausstrahlung, Anziehungskraft und Selbstbewußtsein der Frau. Dieses „Sinnbild der Weiblichkeit" wird durch Mode, Medien und Werbung dem Zeitgeist entsprechend hervorgehoben. Der anziehende und Emotionen auslösende Charakter der weiblichen Brust ist jedoch nicht nur ein Kunstprodukt unserer Zeit, sondern ein uraltes Stück menschlichen Körperbewußtseins, wie wir es mit unterschiedlichen Akzenten in allen kulturellen Epochen finden.

Auch wenn jede Frau nur für sich selbst entscheiden kann, ob ihr ihre Brust gefällt oder nicht, so ist ihr Urteil doch unterschwellig von äußeren Einflüssen wie der Ansicht ihres Partners oder dem Körperbewußtsein ihrer Umgebung abhängig. Dieses erlebt seit den siebziger Jahren im Kulturkreis der westlichen Welt eine besondere Blüte und behauptet sich seither mit unterschiedlichen Strömungen wie Jogging, Body-Building, Aerobic oder Stretching. Es ist zugleich ein Bewußtsein, das Fitness und Ästhetik zu Kriterien des Erfolges macht und demzufolge die natürlichen Veränderungen des Alters nur ungern akzeptiert.

Altersbedingte Veränderungen der Brust

Bereits vor dem Einsetzen der ersten Menstruation beginnt die Entwicklung der weiblichen Brust als einer Knospe, die in den folgenden Jahren unter hormonellem Einfluß zu einer stillfähigen Brust ausreift. Mit etwa zwanzig Jahren hat die Brust ihre größte Festigkeit, zu diesem Zeitpunkt ist der Anteil des stützenden Bindegewebes am größten. Bis zum dreißigsten Lebensjahr nimmt das Drüsengewebe weiter an Volumen zu und verdrängt dabei stabilisierendes Bindegewebe. Die Brust wird weicher, ihre Rundung nimmt ab und sie beginnt sich zu senken. Nach dem dreißigsten Lebensjahr bilden sich Drüsenkörper und Bindegewebe allmählich zurück, der freiwerdende Raum wird zum Teil von Fettgewebe ausgefüllt. Da jedoch nicht alle entstehenden Lücken durch Fett ersetzt werden, wird die Brust kontinuierlich kleiner. Nach den Wechseljahren beschleunigt sich dieser Schrumpfungsprozeß auf Grund der fehlenden hormonellen Stimulation. Das Drüsengewebe bildet sich weitgehend zurück, gleichzeitig nehmen Binde- und Fettgewebe ab, die Brust verliert immer mehr an Volumen. Auch der Hautmantel wird durch die altersbedingte Faltenbildung kleiner. Diese Schrumpfung der äußeren Hülle hält jedoch mit der Abnahme des Volumens nicht Schritt, so daß immer weniger Brust von relativ viel Haut umkleidet wird. Durch dieses Mißverhältnis zwischen Haut und Volumen erschlafft die Brust, ihre

Wölbung geht verloren, sie senkt sich und liegt schließlich dem Brustkorb flach auf. Als Endzustand dieser Entwicklung findet sich bei sehr alten Frauen ein fast leerer, faltiger Hautsack, in dem lediglich hinter der Brustwarze noch kleinste Anteile des früheren Drüsen- und Bindegewebes nachweisbar sind. Das Fettgewebe ist meist völlig verschwunden.

Ästhetische Kriterien für das Erscheinungsbild der weiblichen Brust

Da die ästhetische Bewertung der weiblichen Brust vielen subjektiven Kriterien unterliegt, muß sich eine entsprechende Betrachtung auf die derzeitige Anschauung der westlichen Kultur beschränken. Zwei Kriterien bestimmen danach den ästhetischen Aspekt der weiblichen Brust: die **Wölbung der Brust** und der **Sitz der Brustwarze.**

Diese beiden Kriterien hängen wiederum von drei anderen Faktoren ab:

- Gewebeanteile in der Brust

Je größer der Anteil an Bindegewebe, um so fester und runder ist die Brust. Im Verhältnis zu den übrigen Geweben ist um das zwanzigste Lebensjahr herum der Anteil des Bindegewebes am größten. Danach nimmt das Bindegewebe ab, und die Brust wird weicher.

- Gewicht der Brust

Zwischen dem Gewicht und der Entstehung einer schlaffen Brust besteht eine direkte Beziehung. Je mehr Gewicht die Brust nach unten zieht, um so eher wird sie erschlaffen. Je kleiner und leichter sie ist, um so länger behält sie ihre ursprüngliche Form.

- Hautbeschaffenheit der Brust

Auch hier besteht eine direkte Beziehung: Je elastischer die Haut, um so später werden sich die natürlichen Alterserscheinungen einstellen. Dies gilt auch für eine große und schwere Brust, der eine elastische Haut einen ausreichenden Halt gewährt. Auf der anderen Seite kann bei wenig belastbarer Haut bereits das Gewicht einer normal großen Brust zur frühzeitigen Erschlaffung führen. Der größten Belastung ist die Brusthaut dann ausgesetzt, wenn sie sich nach vorausgegangener Überdehnung wieder dem zurückgehenden Brustvolumen anpassen muß. Dies ist besonders nach Beendigung einer Stillperiode oder nach einer erfolgreichen Reduktionsdiät der Fall, wenn die in der Brust abgebauten Fettreserven zu einer entsprechenden Verkleinerung des Brustumfangs geführt haben. Nur wenn es der Elastizität der Haut gelingt, sich der Verkleinerung des Brustvolumens anzupassen, kann die Erschlaffung der Brust vermieden werden.

Schlaffe Brust (Mastoptose)

Der Zustand des „Hängens“ wird im Griechischen „Ptose“ genannt, deshalb spricht der Arzt bei der erschlafften Brust von einer „Mastoptose“ oder von einer „ptotischen Brust“. Die Begriffe „Erschlaffung“

und „Ptose“ haben also bezüglich der weiblichen Brust dieselbe Bedeutung. Auf die populäre Bezeichnung „Hängebusen“ wird in diesem Text verzichtet.

Die ptotische Brust ist eine unvermeidliche Folge des natürlichen Alterns, sie unterscheidet sich nur durch ihren Schweregrad und den Zeitpunkt ihres Auftretens. Das Ausmaß der Ptose wird hierbei vom Gewicht der Brust und der Beschaffenheit der sie umgebenden Haut bestimmt. Je schwerer die Brust und je schwächer die sie umgebende Haut sind, um so früher und ausgeprägter wird sich eine Ptose einstellen. Mit zunehmender Ptose zieht das Gewicht der Brust stärker nach unten, die Erschlaffung der Brust beschleunigt sich (Abb. 18).

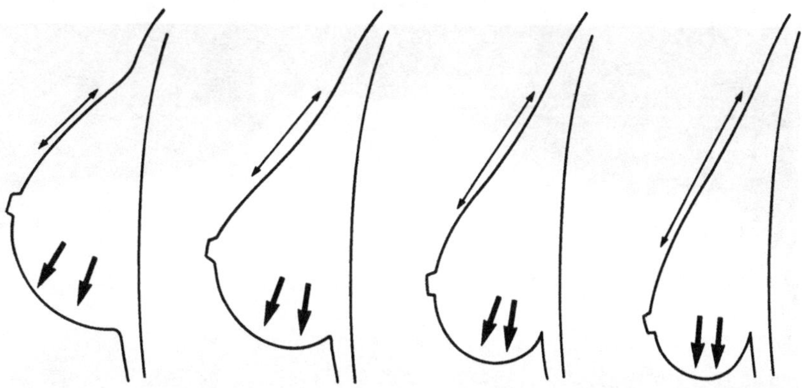

Abb. 18. Schematische Darstellung der Entstehung einer schlaffen Brust: Mit zunehmender Ptose verstärkt sich der Druck des Brustgewichtes auf die Haut unterhalb der Brustwarze, gleichzeitig nimmt die Zugwirkung auf die Haut oberhalb der Brustwarze zu. Dadurch wird verständlich, daß sich Dehnungsstreifen immer nur oberhalb der Brustwarze finden.

Bei der schlaffen Brust unterscheidet man eine **Ptose ohne Volumenverlust** von einer **Ptose mit Volumenverlust**. Ersteres bezeichnet ein Absinken der Brust ohne Verkleinerung. Diese Art der Ptose findet man vorwiegend vor dem 30. Lebensjahr. Bei der Ptose mit Volumenverlust kommt zum Absinken der Brust eine Verkleinerung hinzu. Diese Art der Ptose findet man vorwiegend nach dem 30. Lebensjahr, wenn sich die Gewebe in der Brust allmählich zurückbilden. Unabhängig vom Alter kann sich die Erschlaffung mit Verkleinerung auch nach langen und wiederholten Stillperioden oder bei schweren Allgemeinerkrankungen einstellen.

Eine ptotische Brust beruht in erster Linie auf einem zu schwachen Gewebe, das vom Gewicht der Brust nach unten gezogen und gedehnt wird. Je größer und je schwerer die Brust, um so eher gibt das Gewebe nach und um so früher wird die Brust erschlaffen. Maßnahmen zur Vermeidung der Ptose haben wegen des ursächlich vorliegenden schwachen Gewebes nur begrenzten Erfolg. Ausmaß und zeitliche Entwicklung der Erschlaffung lassen sich jedoch beeinflussen. Entscheidend sind dabei die Entlastung der Haut durch einen gut stützenden BH und die Stärkung des Gewebes mit durchblutungsfördernden Maßnahmen. Auch ein Kräftigungstraining des Brustmuskels durch Gymnastik oder Schwimmen ist dazu hilfreich.

Zu große Brust (Makromastie)

Die Makromastie ist nicht nur ein ästhetisches, sondern auch ein medizinisches Problem, da die falsche Gewichtsverteilung durch die zu schwere Brust die körpereigene Statik stört. Daraus entwickeln sich früher oder später Haltungsschäden mit Wirbelsäulenveränderungen und entsprechenden Beschwerden sowie chronische Hautveränderungen auf den Schultern (Abb. 19). Diese Komplikationen sind häufig der Brustgröße proportional. Je größer und je schwerer die Brust, um so stärker sind die Beschwerden und um so früher treten sie auf.

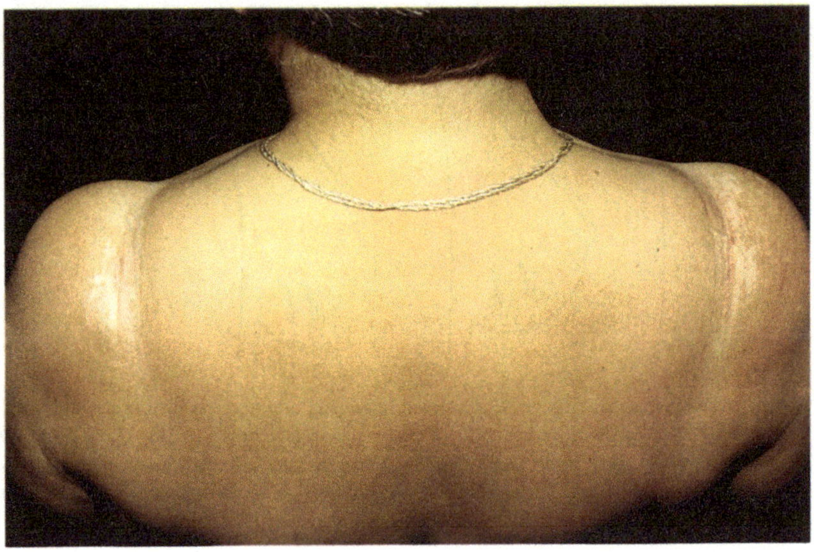

Abb. 19. Schulternarben durch BH-Träger bei einer Patientin mit Makromastie: Das Gewicht der großen Brust überträgt sich auf die Schulterträger des Büstenhalters und führt dort durch Druck zu chronischen Hautveränderungen im Sinne einer Narbenbildung. Nicht selten kommt es in diesem Bereich zu einer verstärkten Verhornung der Haut.

Die Makromastie bringt auch psychische Probleme mit sich, die oft bereits in der Pubertät beginnen. Geht diese Zeit der Geschlechtsreifung „normalerweise“ schon mit Phasen der Verunsicherung einher, so schränken die psychischen Belastungen der übergroßen Brust das tägliche Leben zusätzlich ein: Wenn beispielsweise die betroffene Frau oder das Mädchen wegen der Größe der Brust Schwimmbäder oder sportliche Aktivitäten meiden oder in der Auswahl ihrer Kleidung starken Einschränkungen unterworfen sind, verstärkt dieses Außenseiterdasein wiederum den Leidensdruck. Im Verhältnis zum Partner können Konflikte entstehen, wenn dieser beginnt, die Brust der Frau abzulehnen. Auch die grundsätzliche Haltung dem anderen Geschlecht gegenüber kann problematisch werden, wenn die Frau erlebt, daß Männer ihre Bekanntschaft vor allem wegen ihrer übergroßen Brust suchen und an einer Beziehung zu ihr selbst weniger interessiert sind.

Zu kleine Brust (Mikromastie)

Die zu kleine Brust ist ein Paradebeispiel für die Fragwürdigkeit von Schönheitsidealen. Sachlich betrachtet liegt die Problematik lediglich darin, daß ein Körperteil seine allgemein akzeptierte Mindestgröße nicht erreicht. Eine zu kleine Brust verursacht keine körperlichen Beschwerden. Jedoch kann für die Betroffene damit ein Leidensdruck verknüpft sein, der manchmal ein Leben lang nicht bewältigt wird. Minderwertigkeitsgefühle, Ablehnung weiblicher Attribute, Schwierigkeiten bei der eigenen Identitätsfindung, Depressionen und Beziehungsprobleme sind typische Begleitkomplikationen, die sich im Zusammenhang mit der Mikromastie einstellen können.

Junge Frauen mit kleinen Brüsten haben häufig Bedenken, ob sie stillen können. Tatsächlich ist jedoch selbst bei sehr kleinen Brüsten fast immer ein zum Stillen ausreichender Drüsenkörper vorhanden.

Bei der zu kleinen Brust unterscheidet man eine **angeborene Mikromastie** von einer erworbenen. Bei der angeborenen Mikromastie bleibt die Entwicklung zu einer normal großen Brust aus. Dies führt bei den betroffenen Mädchen besonders in der spätpubertären Phase zu starken seelischen Belastungen, wenn die sich entwickelnde Brust als Zeichen des Frau-Werdens bei gleichaltrigen Freundinnen und den ersten männlichen Freunden besondere Aufmerksamkeit erfährt. Die **erworbene Mikromastie** bezeichnet einen frühzeitigen Volumenverlust der Brust, für den besonders lange und wiederholte Stillperioden eine wichtige Rolle spielen. Aber auch schwere Erkrankungen und starke Gewichtsabnahmen können diesen Prozeß vorzeitig in Gang setzen.

Anomalien und Fehlbildungen

Die Brüste der Frau weisen bezüglich Größe und Form beider Seiten häufig Unterschiede auf. Diese **Asymmetrie** ist jedoch selten so ausgeprägt, daß aus kosmetischen Gründen eine korrigierende Operation gewünscht wird. Massive Asymmetrien (Abb. 20) sind angeboren und können körperliche und psychische Beschwerden verursachen. In diesen Fällen ist eine operative Korrektur sinnvoll und wird auch in aller Regel von der Krankenkasse übernommen.

Beim **Poland-Syndrom** handelt es sich um eine angeborene Fehlbildung, bei der neben Veränderungen an den Händen auch eine schädigung im Bereich der Brust vorliegt: auf einer Seite ist der große Brustmuskel nicht angelegt. Diese Fehlbildung wird meist vom Fehlen der Brustdrüse und der Brustwarze der entsprechenden Seite begleitet.

Zu den Fehlbildungen zählt auch das **Vorkommen überzähliger Brustdrüsen** oder Brustwarzen. Diese sind meist in verkümmerter Form angelegt und finden sich entlang der sogenannten Milchleiste. Bei dieser Milchleiste handelt es sich um einen Hautstrang, der sich noch beim Embryo bis auf die Anlage der späteren Drüse zurückbildet. Wenn diese Rückbildung unvollständig ist oder unterbleibt, kommt es zum Auftreten überzähliger Brustdrüsen oder Brustwarzen, die sich dann meist unterhalb der Brust finden (Abb. 21).

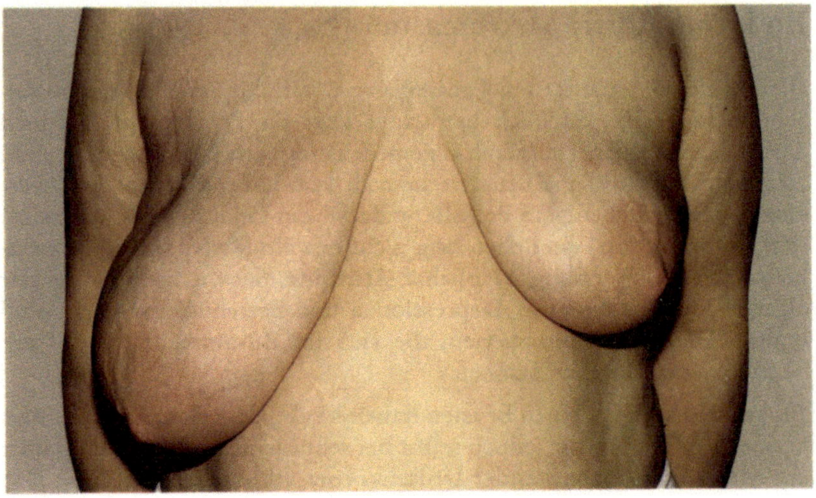

Abb. 20. Angeborene Asymmetrie der Brüste bei einer 46jährigen Frau: Die Brüste selbst sind nicht krankhaft verändert. Die ausgeprägte kosmetische Behinderung durch eine solche Asymmetrie besitzt jedoch für die betroffene Patientin einen ernstzunehmenden Krankheitswert.

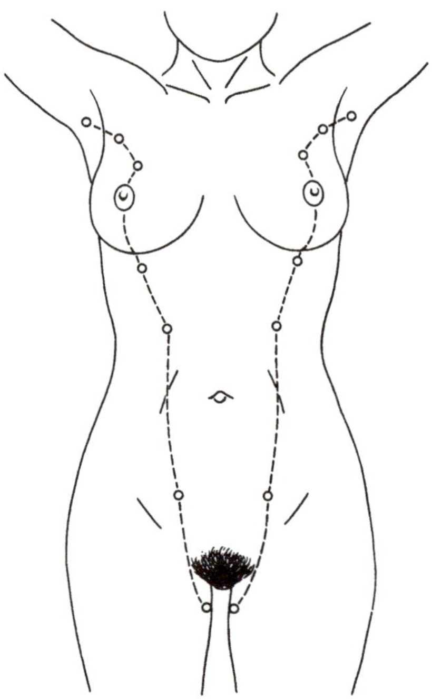

Abb. 21. Verlauf der beiden Milchleisten: Die eingezeichneten Punkte markieren das mögliche Vorkommen überzähliger Brustwarzen.

Übergroße Brustwarze und Warzenhof

Brustwarze und Warzenhof (Areola) zeigen eine große Variationsbreite in Größe und Pigmentierung. So gibt es Brustwarzen von der Größe einer Fingerkuppe und Warzenhöfe, die großflächig über die Brust reichen. Abbildung 22 zeigt einen großen Warzenhof mit mehreren Brustwarzen, auf denen jeweils einzelne Milchgänge enden.

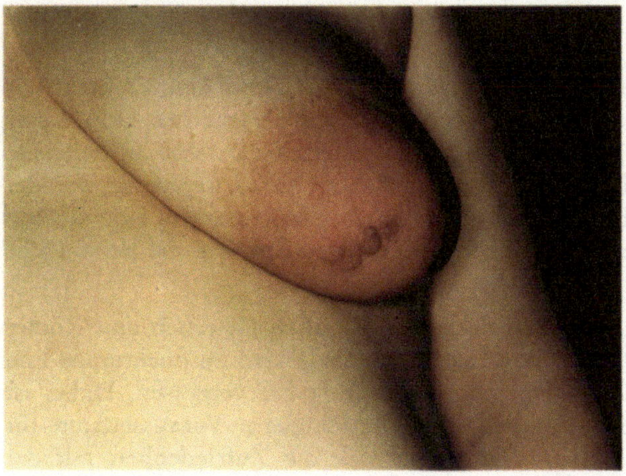

Abb. 22. Übergroßer Warzenhof, auf dem mehrere Milchgänge in getrennten Brustwarzen enden.

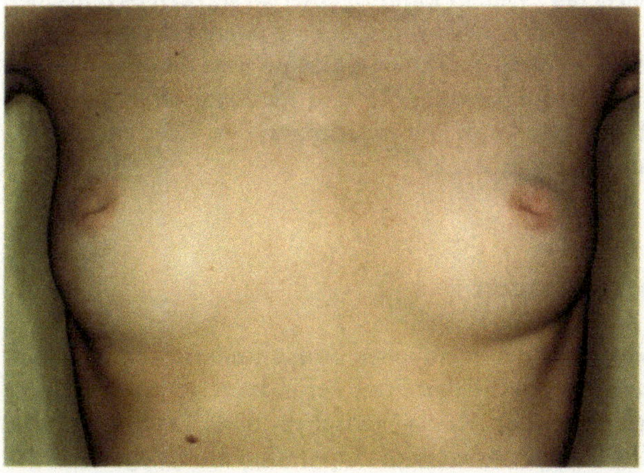

Abb. 23. Beidseitige angeborene Schlupfwarzen, die auf zu kurzen Milchgängen beruhen.

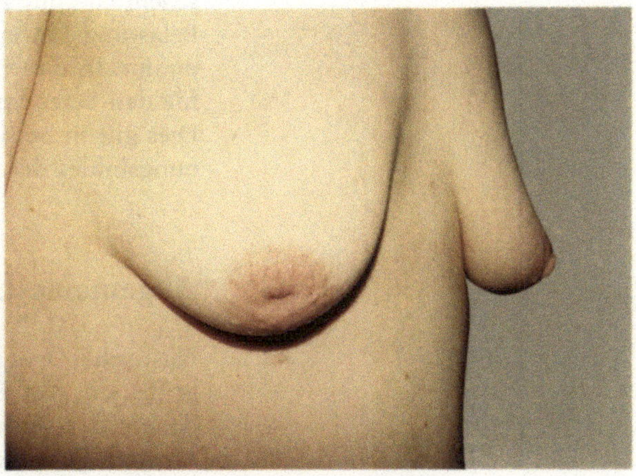

Abb. 24. Einseitige erworbene Schlupfwarze: Ein hinter der Brustwarze gelegener Tumor zieht die Brustwarze nach innen.

Eine häufige Abweichung ist die **eingezogene Brustwarze** („Schlupfwarze"), die einseitig oder beidseitig vorkommen und sich besonders beim Stillen als Hindernis erweisen kann. Angeborene Schlupfwarzen kommen vorwiegend beidseitig vor, sie beruhen auf zu kurzen Milchgängen, die die Brustwarze nach innen ziehen (Abb. 23). Eine einseitige Schlupfwarze, die erst nach Ausreifung der Brust auftritt, erfordert grundsätzlich eine medizinische Abklärung, da dieser Befund von einem hinter der Brustwarze liegenden Tumor verursacht werden kann (Abb. 24).

Kapitel 5
Plastische Operationen an der weiblichen Brust

Mit dem Begriff „plastische Operationen“ bezeichnet man Eingriffe zur Wiederherstellung oder Verbesserung der Körperstruktur. Sinn dieser Operationen ist es, funktionelle oder ästhetische Defekte zu beheben. Das Wort „Schönheitsoperation“ ist dafür ebenso unpräzise wie der Begriff „kosmetische Operation“, da beide Bezeichnungen eine nur auf Äußerlichkeiten gerichtete Indikation unterstellen und die persönliche Problematik der Patientin nicht berücksichtigen.

Die Einheit von Körper und Seele, für die alten Griechen und Römer ein untrennbares Prinzip ärztlichen Handelns, wird im nüchternen und automatisierten Medizinbetrieb unserer Zeit oft vergessen. Dabei ist das „seelische Gleichgewicht“ eine unabdingbare Voraussetzung für menschliches Wohlbefinden, zu dem auch die Zufriedenheit mit der äußeren Erscheinung gehört. Auch wenn das Empfinden für körperliche Ästhetik letztlich auf einem willkürlichen Schönheitsideal beruht, so ist es doch aus dem Gesamtkomplex „Gesundheit“ nicht wegzudenken: Ein scheinbar „nur äußerlicher“ Defekt kann zu einer so starken psychischen Belastung führen, daß er den Charakter einer echten Erkrankung annimmt. In diesem Fall ist die plastische Operation eine Maßnahme, die für den betroffenen Patienten notwendig und medizinisch sinnvoll ist. Dies gilt in besonderem Maße für Veränderungen des äußeren Erscheinungsbildes der weiblichen Brust.

Allgemeine Überlegungen

Plastische Operationen an der weiblichen Brust sind risikoreiche Eingriffe, die das Erscheinungsbild der Frau verändern. Je nach Eingriff dauert der Aufenthalt in der Klinik zwischen drei Tagen und drei Wochen. Je mehr Gewebe der Brust in die Operation einbezogen werden muß, um so aufwendiger ist der Eingriff und um so länger dauert der Krankenhausaufenthalt. Nach der Entlassung aus der Klinik ist die Patientin bis zu vier Wochen arbeitsunfähig. Danach ist in den meisten Fällen noch eine besondere körperliche Schonung und eine spezielle Pflege der Brust notwendig. In seltenen Fällen kann das Ergebnis nach einer Operation ungünstiger sein als vorher.

Jede Frau, die sich mit dem Gedanken an eine plastische Brustoperation trägt, sollte sich in Ruhe überlegen, wo ihre wirklichen Motive für den Eingriff liegen. Sie sollte ihre Absicht mit ihrem Partner besprechen, aber die Entscheidung nur für sich treffen, d. h., die Beziehung zu einem Partner sollte nie der ausschlaggebende Grund für einen plastischen Eingriff sein. Dies gilt besonders dann, wenn er die Operation wünscht oder gar verlangt. Eine gefährdete Beziehung kann durch einen plastischen Eingriff nicht verbessert werden.

Wenn die Frau sich für den Eingriff entschieden hat, sollte sie sich in einem Gespräch mit einem plastischen Chirurgen (evtl. auch mit einem Gynäkologen) über die Einzelheiten einer solchen Operation informieren. Dabei ist es durchaus zweckmäßig, vor einer endgültigen Entscheidung noch die Meinung eines zweiten Arztes einzuholen. Ein verantwortungsbewußter Arzt wird nur dann zu dem Eingriff raten, wenn er sicher ist, daß er seiner Patientin damit hilft. Eine zusätzliche Informationsmöglichkeit aus erster Hand ist auch das Gespräch mit einer bereits operierten Patientin. Eine gute Klinik wird solche Kontakte gerne vermitteln.

Die Möglichkeiten der plastischen Chirurgie werden oft überschätzt – im gleichen Maße, wie ihre Risiken unterschätzt werden. Deshalb ist vor jeder plastischen Operation eine umfassende Aufklärung der Patientin notwendig. Diese schließt auch die Demonstration von Bildmaterial ein. Dabei handelt es sich um Bilder, die vor und nach plastischen Eingriffen von jeder Patientin aufgenommen werden*. Sie stellen wichtige Unterlagen für die Krankenakte dar und sind gleichzeitig Beleg für die operative Leistungsfähigkeit einer Klinik. Als realistisches Dokument operativer Ergebnisse sind diese Bilder daher besonders geeignet, um eine überzogene Erwartungshaltung auf das „Machbare" zu korrigieren.

Darüber hinaus sollte die Patientin, bevor sie ihre Entscheidung fällt, über einige Besonderheiten nach plastischen Brustoperationen aufgeklärt werden: Manche plastischen Brustoperationen verhindern ein späteres Stillen, da Operationsnarben innerhalb der Brust die Funktion des milchbildenden Systems beeinflussen können. Auch ist nach der Operation eine besondere Brustpflege notwendig. So muß nach den meisten Eingriffen über Wochen bis Monate ein straff sitzender BH getragen werden, um die Nähte zu entlasten und der Entstehung häßlicher Narben vorzubeugen.

Die Notwendigkeit einer detaillierten Aufklärung vor plastischen Operationen ergibt sich auch aus der Rechtsprechung, die heute bei sogenannten „Kunstfehlerprozessen" strenge Maßstäbe an die ärztliche Aufklärung legt. Nach dem derzeitigen Stand der Rechtsprechung trägt der Arzt die Beweislast, daß er seine Patientin ausreichend über den Eingriff und seine Risiken einschließlich der Möglichkeit eines Mißerfolges aufgeklärt hat.

Risiken

Plastische Operationen sind keine lebenswichtigen Eingriffe. Deshalb sind Nutzen und Risiko für die Patientin besonders sorgfältig gegeneinander abzuwägen.

* Bei Brustoperationen wird der Oberkörper von vorn und von der Seite unter Aussparung des Kopfes abgebildet, so daß die Anonymität der Patientin gewahrt bleibt.

Narkoserisiko

Plastische Eingriffe an der Brust werden in Vollnarkose durchgeführt, das entstehende Narkoserisiko ist eng mit dem Allgemeinzustand der Patientin verknüpft. Bereits bestehende organische Erkrankungen sowie Kreislauf- und Stoffwechselstörungen können das Risiko beträchtlich erhöhen.

Blutungsrisiko

Auf Grund ihrer vielen und unregelmäßig verlaufenden Blutgefäße birgt die weibliche Brust ein erhöhtes Blutungsrisiko. Dabei sind Blutungen während der Operation unproblematisch, da sie sofort versorgt werden können. Entwickelt sich jedoch nach der Operation ein Bluterguß, so kann dieser durch Druck die Nähte belasten oder eine Entzündung begünstigen. Das plastische Ergebnis wird dadurch gefährdet.

Wundheilungsstörung

Plastische Operationen an der weiblichen Brust sind Eingriffe in einem großen und an Fettgewebe reichen Wundgebiet. Dadurch ergibt sich ein erhöhtes Infektionsrisiko mit der Gefahr der Wundheilungsstörung. Diese Gefahr besteht auch bei Belastungen der Naht durch zuviel Spannung oder durch Druck von innen (Bluterguß).

Ungleichmäßiges Ergebnis

Das gleichzeitige Operieren an beiden Brüsten, oft durch zwei verschiedene Operateure, beinhaltet das Risiko eines ungleichmäßigen Ergebnisses. Auch unterschiedliche Durchblutungs- und Gewebeverhältnisse der beiden Seiten können zu einer Differenz führen.

Häßliche Narben

Mechanische Einflüsse von innen und außen können Anlaß zur Ausbildung breiter und häßlicher Narben sein. Daneben gibt es noch die individuelle Anlage zu einer überschießenden Narbenbildung. Dabei entstehen unabhängig von einer mechanischen Ursache wulstige und gerötete Narben, die sich schwer behandeln lassen. Frühestens nach einem Jahr kann man die Narbe operativ entfernen und damit das Ergebnis verbessern. Ein sanfter Druck auf das Wundgebiet (zum Beispiel durch den BH) kann der Entstehung überschießender Narben entgegenwirken. Die Zweckmäßigkeit einer Nachbestrahlung zur Behandlung überschießender Narben ist umstritten.

Durchblutungsstörung der Brustwarze

Wird die Brustwarze bei der Operation verlagert, kann es zu vorübergehenden oder dauerhaften Durchblutungsstörungen der Brustwarze kommen, die zu einem Verlust der Sensibilität oder gar zu einem Absterben der Brustwarze führen können. Im letztgenannten Fall überwächst die Haut der Umgebung den Defekt. Nach Abschluß der Heilung findet sich an Stelle der ehemaligen Brustwarze unpigmentiertes Narbengewebe. Ein solcher Defekt läßt sich später operativ durch Rekonstruktion von Brustwarze und Warzenhof beheben.

Gefühlsstörungen

Auf Grund der unvermeidlichen Verletzung von Hautnerven kann es zu einem vorübergehenden oder in seltenen Fällen dauerhaften Taubheitsgefühl im Bereich der Haut und der Brustwarze kommen. Bei manchen Brustoperationen können besondere Nervenverbindungen auf der Innenseite des Oberarmes zu Schmerzempfindungen führen.

Operationsprinzipien bei plastischen Brustoperationen

Das Hauptziel jeder plastischen Brustoperation ist die Wiederherstellung einer natürlich aussehenden Brust, die in ihrer Größe zum Körper und in ihrer Form zum Alter der Frau paßt. Hautschnitte und damit die späteren Narben werden dorthin gelegt, wo sie möglichst wenig zu sehen sind und wo eine gute Heilung zu erwarten ist. Die Zone zwischen den Brüsten, das Dekolleté, wird von der Schnittführung soweit wie möglich ausgenommen: zum einen, weil dieser Bereich optisch besonders dominiert (ausgeschnittene Kleider, Bikini); zum anderen, weil gerade hier in der Nähe des Brustbeins am häufigsten überschießende Narben auftreten.

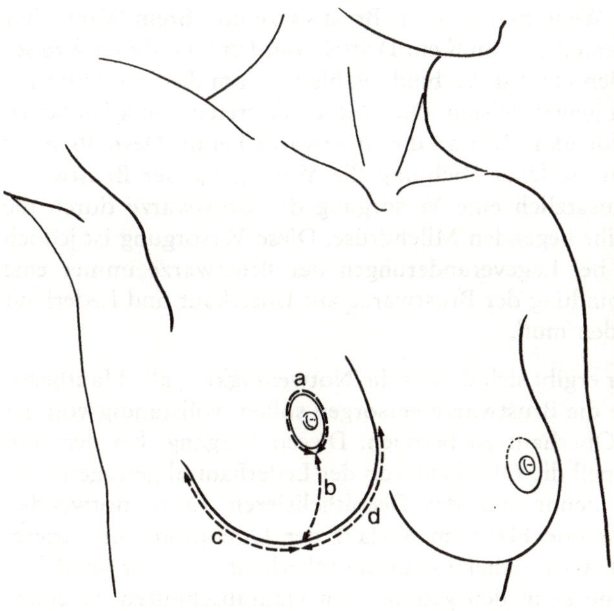

Abb. 25. Die vier typischen Narbenorte nach plastischen Brustoperationen: Narbe um die Brustwarze (a), sogenannte Stegnarbe (b), äußerer Narbenanteil der unteren Umschlagfalte (c), innerer Narbenanteil der unteren Umschlagfalte (d).

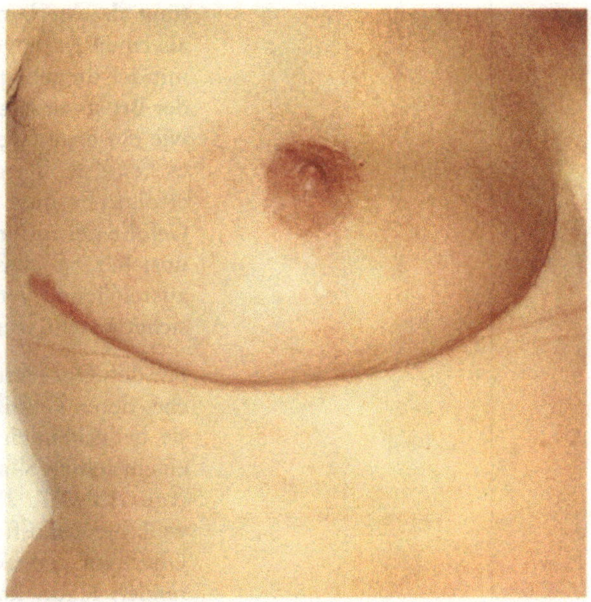

Abb. 26. Die vier typischen Narben zwei Jahre nach einer Brustverkleinerung: Die Narbe um den Warzenhof und die Stegnarbe sind kaum noch zu erkennen. Die Narbe in der unteren Umschlagfalte zeigt dagegen die typischen Probleme: im äußeren Anteil wurde sie breit, im inneren etwas wulstig.

Die Abbildungen 25 und 26 zeigen die vier typischen Orte, an denen bei plastischen Brustoperationen die **Schnitte** und damit die späteren **Narben** gelegt werden. Dabei gibt es sowohl Eingriffe, bei denen man mit einem dieser Schnitte auskommt, als auch andere, bei denen alle Schnitte notwendig sind.

Die Narbe um die Brustwarze (a) heilt meistens gut. Auf Grund der natürlichen Unebenheiten und des dunklen Pigments kann diese Narbe bei geeigneter Technik bis zur Unsichtbarkeit verschwinden. Die sogenannte Stegnarbe (b) liegt in einem Bereich mit guter Heilungstendenz. Voraussetzung hierfür ist, daß die Haut nicht unter Spannung steht und daß von innen kein Druck auf die Naht ausgeübt wird. Der äußere Anteil der unteren Umschlagnarbe (c) gehört zum problematischen Bereich, da hier die Narben trotz entsprechender Maßnahmen oft breit werden. Der innere Anteil der unteren Umschlagnarbe (d) reicht bis in das Dekolleté und ist deshalb für den ästhetischen Aspekt besonders bedeutsam. Die Heilungstendenz ist im inneren Bereich zwar besser als im äußeren, jedoch ist innen die Gefahr einer überschießenden Narbenbildung am größten.

Viele plastische Brustoperationen gehen mit einer **Lageveränderung der Brustwarze** nach oben einher, bei der unabhängig von der jeweiligen Operationstechnik folgendes beachtet werden muß:

Die Brustwarze darf nur dann verlagert werden, wenn ihre Blutversorgung gewährleistet ist. Diese Versorgung erfolgt durch die Gefäße des Unterhautfettgewebes und der Lederhaut, d. h., die Brustwarze muß eine ausreichend breite Verbindung mit Unterhaut und Lederhaut behalten, um nicht nach der Verlagerung wegen unzureichender Durchblutung abzusterben. Wenn man sich die Brustwarze mit ihrem Warzenhof als einen Kreis vorstellt, so muß ein Drittel vom Umfang dieses Kreises mit der umgebenden Haut in Verbindung bleiben, um die Durchblutung der Brustwarze zu gewährleisten. Die Blutgefäße treten von allen Seiten wie ein enger werdendes Netz an die Brustwarze heran. Deshalb spielt es keine Rolle, aus welcher Richtung die Versorgung der Brustwarze erfolgt. Es gibt zusätzlich eine Versorgung der Brustwarze durch die Gefäße der unter ihr liegenden Milchdrüse. Diese Versorgung ist jedoch unsicher, so daß bei Lageveränderungen der Brustwarze immer eine ausreichende Verbindung der Brustwarze mit Unterhaut und Lederhaut sichergestellt werden muß.

Für den Operateur ergibt sich daraus die Notwendigkeit, alle Hautbereiche, deren Gefäße die Brustwarze versorgen sollen, vollständig von der sie bedeckenden Oberhaut zu befreien. Diesen Vorgang, bei dem mit einem feinen Skalpell die Oberhaut von der Lederhaut abgetragen wird (vgl. Abb. 27, 2), nennt man das **Deepithelisieren**. Er ist notwendig, weil die gefäßführende Haut im Verlauf der Operation mit anderer Oberhaut gedeckt wird. Beließe man die Oberhaut über der gefäßführenden Haut, käme es in den gedoppelten Hautabschnitten zu einem Weiterwachsen der Oberhaut in der Tiefe und damit zu unkontrollierten Wucherungen, den sogenannten Epithelzysten. Daher ist das oft großflächige Deepithelisieren ein fester Bestandteil aller plastischen Operationen, bei denen die Lage der Brustwarze verändert wird. Besonders bei großen Flächen unterhalb der Brustwarze stellt das Abpräparieren der

Oberhaut einen zeitintensiven Vorgang dar, der sich jedoch günstig auf die spätere Stabilität der Brust auswirkt: Durch die Verdoppelung der Lederhaut zwischen der unteren Umschlagfalte und der Brustwarze wird die Brust an dieser kritischen Stelle wie durch ein inneres Mieder zusätzlich gestützt.

Anzeichnen der Umschneidungsfigur: Die Form der Brust läßt sich nur im Stehen beurteilen, die Operation erfolgt jedoch im Liegen oder in halbsitzender Position. Aus diesem Grund ist es notwendig, daß die Schnitte bereits vor dem Eingriff auf die Haut der stehenden Patientin aufgezeichnet werden. Nur dadurch kann man sicherstellen, daß die späteren Narben richtig verlaufen und die Brust nach der Operation an der gewünschten Stelle „sitzt". Daher wird ein erfahrener Operateur auch bei kleinen Eingriffen nicht darauf verzichten, vor der Operation seine Umschneidungsfigur durch Markierungen auf die Brust der stehenden Patientin zu übertragen.

Muß dagegen ein einzelner Befund (Knoten) aus der Brust entfernt werden, so wird dieser bei der Patientin in der gleichen Position eingezeichnet, in der die spätere Operation erfolgt. Dadurch wird das Wiederauffinden des Befundes erleichtert.

Operationen bei erschlaffter Brust

Operationen zur Korrektur einer erschlafften Brust werden als Bruststraffung oder Lifting (engl. to lift = anheben) bezeichnet. Sie haben unabhängig von der jeweiligen Operationstechnik das Ziel, durch Anheben der Brüste und der Brustwarzen wieder ein ästhetisch ansprechendes Bild zu schaffen. Die Ursache für die erschlaffte Brust liegt in einem Mißverhältnis zwischen Haut und Brustumfang: Auf Grund eines zu großen Hautmantels kommt es zu einem Absinken und damit zu einer Abflachung der Brust. Durch die Verkleinerung des Hautmantels wird die erschlaffte Brust wieder gerundet, sie wirkt größer und voller. Zur Verkleinerung des Hautmantels gibt es inzwischen zahlreiche Methoden, die aber im wesentlichen auf zwei Grundtechniken beruhen.

Methode nach Strömbeck

Diese Methode ist für eine erschlaffte Brust geeignet, bei der dieser Zustand sehr ausgeprägt ist, so daß viel Haut entfernt werden muß. Die entsprechende Umschneidungsfigur zur Entfernung der überschüssigen Haut hat hierbei die Form eines Schlüssellochs. Die Basis der Figur ruht auf der unteren Umschlagfalte, die Spitze auf dem neuen Ort der Brustwarze. Die bei dieser Methode entstehende Narbe ähnelt einem Anker, dessen Arme in der unteren Umschlagfalte liegen und dessen oberer Ring die Brustwarze umschließt. Die Darstellungen in Abbildung 27 erklären das Vorgehen bei dieser Technik. Die Abbildung 28 zeigt eine Patientin vor und ein Jahr nach der Operation, die nach der Methode von Strömbeck durchgeführt wurde.

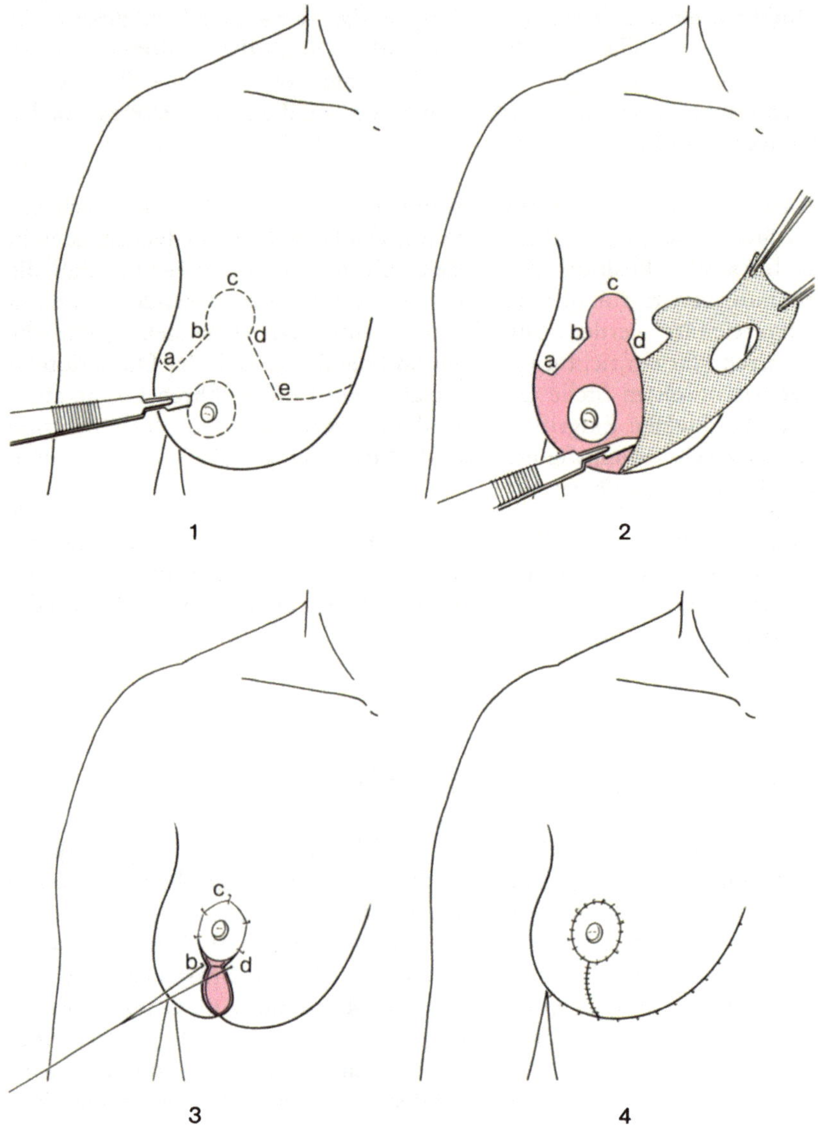

Abb. 27. Hauptschritte bei dem operativen Vorgehen nach Strömbeck: (1) Bei der stehenden Patientin wurde vor der Operation die schlüssellochförmige Umschneidungsfigur (gestrichelte Linie) eingezeichnet. Die eigentliche Operation beginnt mit der Umschneidung der Brustwarze. (2) Die gesamte Oberhaut wird innerhalb der Umschneidungsfigur abpräpariert (deepithelisiert), so daß die Brustwarze jetzt auf dem schlüssellochförmigen Areal freigelegter Lederhaut sitzt. (3) Eigentliche Straffung der Brust: Die deepithelisierten Hautbezirke werden so zusammengefügt, daß Punkt b und d unter der Brustwarze, Punkt a und Punkt e auf der unteren Umschlagfalte zusammengefügt werden. Punkt c verändert seine Lage nicht: Er bleibt in der Mittellinie und stellt den oberen Pol des neuen Brustwarzenortes dar. (4) Nach vollendetem Wundverschluß ist die Brustwarze an ihrem neuen, weiter oben gelegenen Platz, die Brust wieder gerundet. Die Narbe in der unteren Umschlagfalte ist durch das natürliche Hängen der Brust kaum zu sehen.

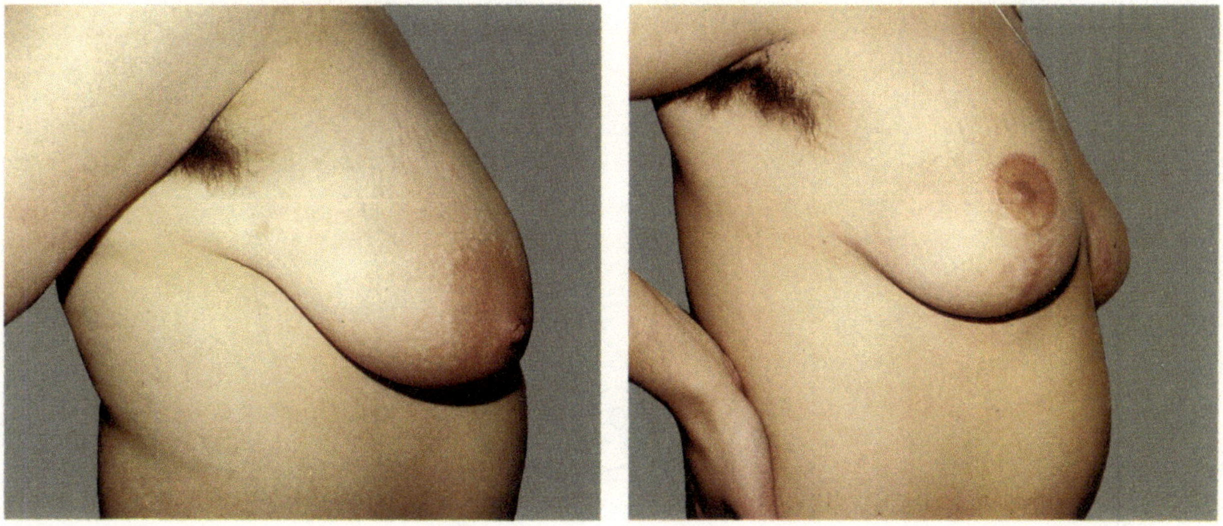

a b

Abb. 28. Patientin (23 Jahre) vor und nach einer Bruststraffung nach der Technik von Strömbeck: Das linke Bild vor der Operation zeigt die abgesunkene normal große Brust mit überproportional großen Warzenhöfen. Ein Jahr nach der Operation (rechtes Bild) sind die Brüste gleichmäßig gerundet, die verkleinerten Warzenhöfe sind der Brustgröße angepaßt. Die Schwäche der Lederhaut zeigt sich in einer relativ breiten Narbenbildung.

Methode nach Pitanguy

Diese Methode ist für eine gering erschlaffte Brust geeignet, bei der nur wenig Haut entfernt werden muß. Deshalb ist hier eine spindelförmige Umschneidungsfigur ausreichend. Die Darstellungen in Abbildung 29 erläutern das Vorgehen bei dieser Technik. Der untere Pol (a) der Umschneidungsfigur liegt auf der unteren Umschlagfalte, ihr oberer am Oberrand des neuen Brustwarzenortes (c).

Entsprechend der kleineren Schnittfigur entsteht auch eine kleinere Narbe. Sie verläuft um die Brustwarze und von deren tiefstem Punkt zur unteren Umschlagfalte. Abbildung 30 zeigt das Ergebnis einer Bruststraffung nach dieser Methode bei einer Patientin, die von Pitanguy selbst operiert wurde.

Verhaltensmaßregeln nach einer Bruststraffung

Die Ursache für die Erschlaffung der Brust liegt in einer Schwäche der Haut. Eine Operation kann die Folgen – Absinken und Abflachung der Brust – korrigieren, die Schwäche der Haut läßt sich jedoch nicht beheben.

Die wichtigste Empfehlung nach einer Bruststraffung ist deshalb das konsequente Tragen eines BHs, der die Brust gut von unten stützt und damit die Haut entlastet. Je größer und je schwerer die Brust, um so wichtiger ist diese Maßnahme. Im Liegen ist das Tragen des BHs nicht notwendig, da in dieser Position das Hauptgewicht auf dem Brustkorb liegt.

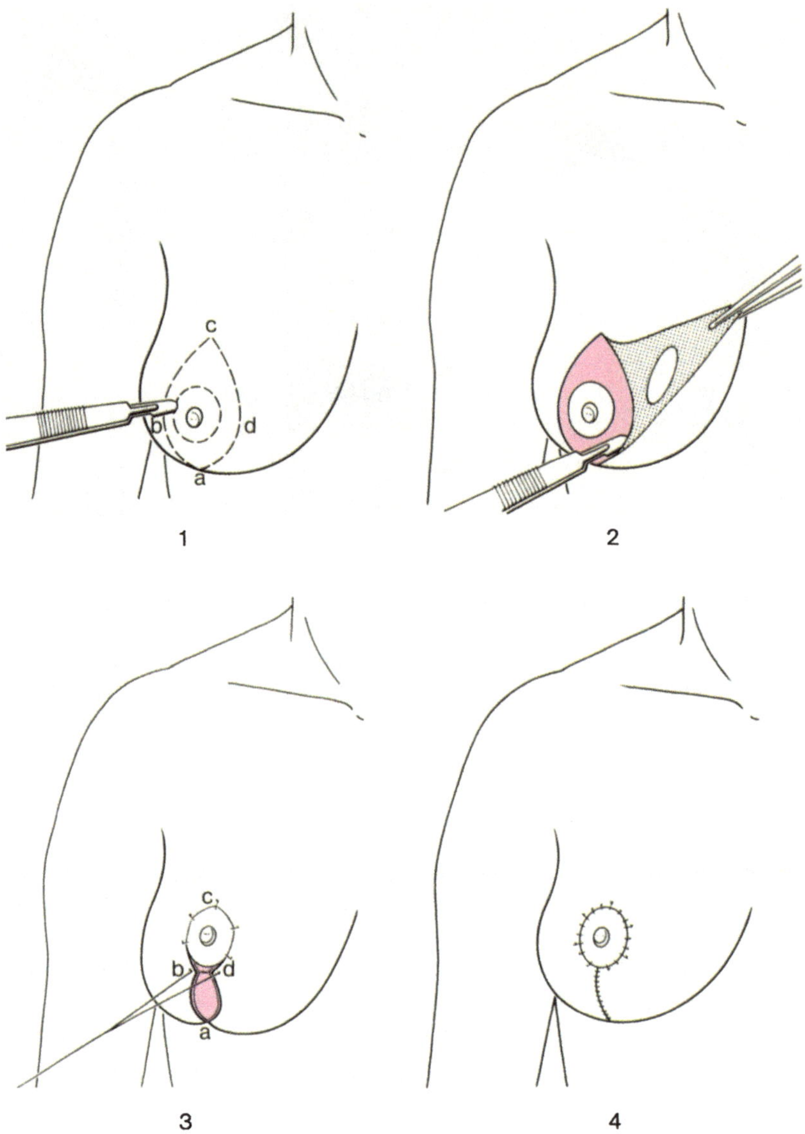

Abb. 29. Hauptschritte bei dem operativen Vorgehen nach Pitanguy: (1) Die gestrichelte Linie zeigt die spindelförmige Umschneidungsfigur. Die Operation beginnt mit der Umschneidung der Brustwarze. (2) Die Oberhaut innerhalb der Umschneidungsfigur wird abpräpariert (deepithelisiert), so daß die Brustwarze von freigelegter Lederhaut umgeben ist. (3) Gegenüberliegende Hautränder werden aneinandergenäht. (4) Die Brust ist gestrafft und die Brustwarze nach oben verlagert.

Wenn eine Frau noch ein Kind haben und stillen möchte, so sollte sie dies vor einer geplanten Bruststraffung mit dem Arzt besprechen. Bei nicht zu großen Brüsten kann man so operieren, daß ein späteres Stillen möglich ist. Sind die Brüste jedoch so groß, daß eine Einbeziehung von Drüsengewebe in den Eingriff unvermeidlich ist, so muß die Operation entweder verschoben oder auf ein späteres Stillen verzichtet werden.

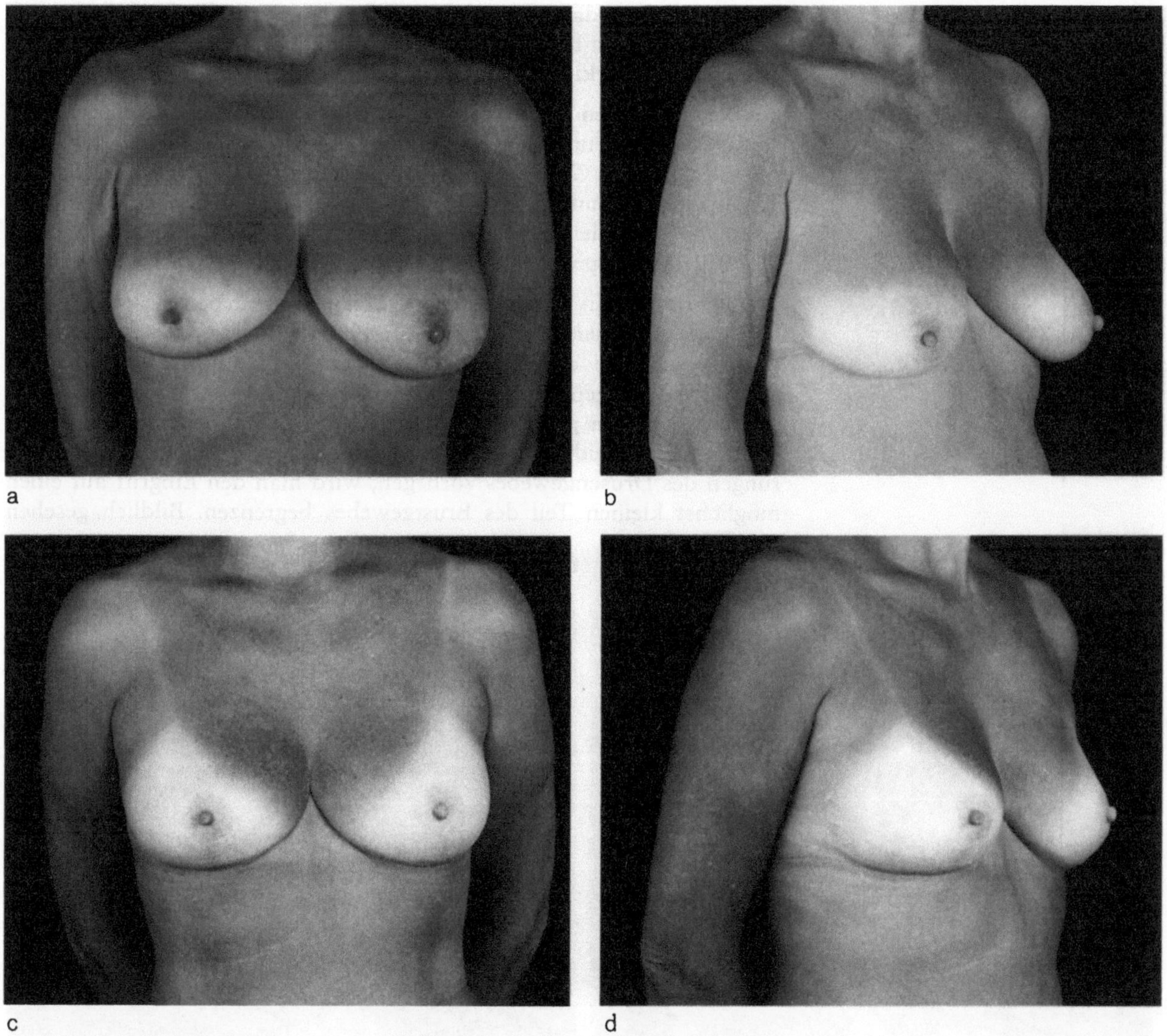

Abb. 30. Bruststraffung bei einer 40jährigen Patientin mit Ptose und Asymmetrie nach der Methode von Pitanguy: Vor (a, b) und 3 Jahre nach der Operation (c, d) durch Professor Pitanguy. (Mit freundlicher Genehmigung von Prof. Dr. med. I. Pitanguy, Rio de Janeiro.)

Operationen bei zu großer Brust

Die zu große Brust (Makromastie) stellt nicht nur ein ästhetisches, sondern auch ein medizinisches Problem dar: Das Gewicht der übergroßen Brust führt über eine ungleichmäßige Belastung des Körpers fast zwangsläufig zu Veränderungen der Wirbelsäule, zu Haltungsschäden und zu orthopädischen Beschwerden. Je größer und je schwerer die Brust, um so stärker ist die Belastung für die Wirbelsäule und um so unausweichlicher stellen sich entsprechende Beschwerden ein. Aus diesem Grund ist es sinnvoll, durch rechtzeitige Verkleinerung der Brust möglichen Veränderungen zuvorzukommen. Der richtige Zeitpunkt hierfür liegt um das zwanzigste Lebensjahr, wenn die Brust ausgereift ist. In besonderen Fällen kann es notwendig werden, bei noch jüngeren Mädchen die Verkleinerung durchzuführen.

Bei der operativen Verkleinerung der Brust wird überschüssiges Brustgewebe entfernt und der Hautmantel entsprechend der neuen Größe gestrafft. Je nach Größe des Hautmantels erfolgt die Straffung nach der Technik von Strömbeck oder von Pitanguy, so daß die typischen Narben entstehen. Für die eigentliche Verkleinerung – die Entfernung überschüssigen Brustgewebes – gibt es dagegen zahlreiche Möglichkeiten.

Die Brust besteht bekanntlich aus drei verschiedenen Geweben: dem Drüsengewebe, dem Bindegewebe und dem Fettgewebe. Welches dieser drei Gewebe bei der Verkleinerung der Brust hauptsächlich in den Eingriff einbezogen wird, hängt von der Operationstechnik und insbesondere von dem jeweiligen Befund ab. Auch das Alter der Patientin kann die Entscheidung beeinflussen. Wenn keine krankhaften Veränderungen des Drüsengewebes vorliegen, wird man den Eingriff auf einen möglichst kleinen Teil des Brustgewebes begrenzen. Bildlich gesehen

a

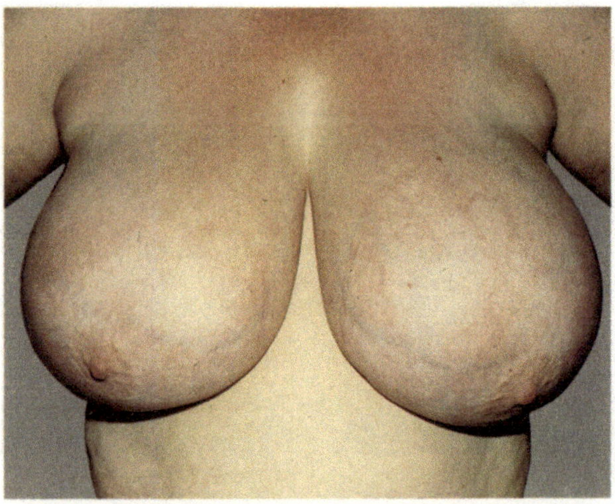

b

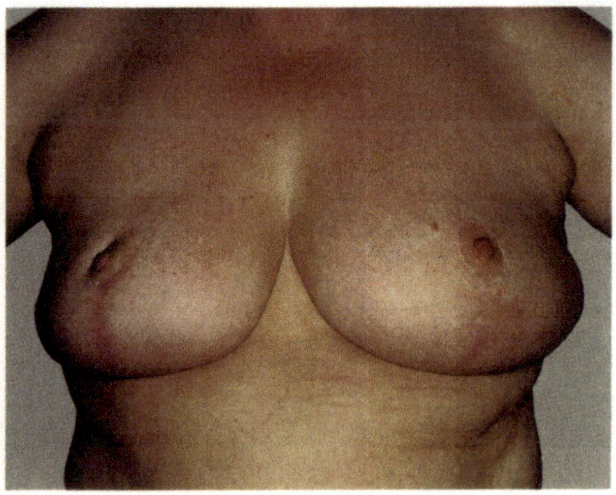

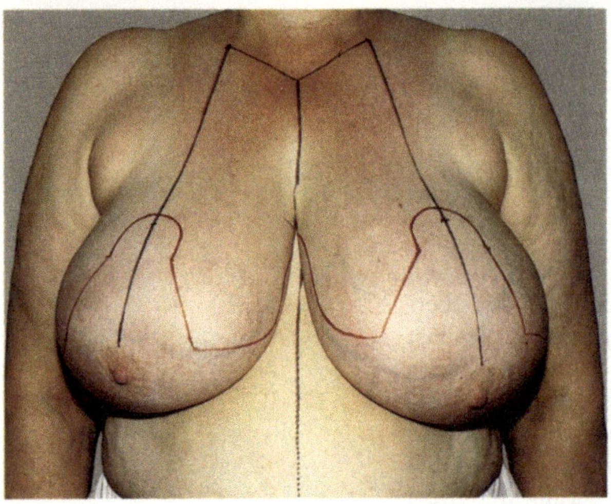

c

Abb. 31. 44jährige Patientin vor (Bild a) und nach einer Brustverkleinerung: Die sehr großen Brüste haben durch die Gewebebelastung eine deutlich sichtbare Venenzeichnung. Trotzdem hat die stabile Lederhaut eine Streifenbildung verhindert. Bild b zeigt die Patientin ein Jahr nach der Operation. Die Narben in der unteren Umschlagfalte sind verborgen, die Stegnarbe dagegen ist deutlich zu erkennen. Die Brüste sind nicht ganz gleichmäßig groß, die Brustwarze links blickt nach außen; bereits kleinste Unregelmäßigkeiten des verbleibenden Brustgewebes führen zu solchen Erscheinungen an der Oberfläche. Bild c zeigt die entsprechende Umschneidungsfigur mit den wichtigsten Linien: Die schwarzen Linien zwischen Schlüsselbein und Brustwarze sind die Brustwarzen-Verschiebe-Linien. Auf dieser Linie muß die Brustwarze nach oben bewegt werden, um später am richtigen Ort (obere Rundung der roten Markierung) zu sitzen. Die roten Linien umgrenzen den Hautbezirk, der vollständig entfernt werden muß.

kann man sich die Brust dabei als eine Halbkugel vorstellen, aus der ein keilförmiges Stück herausgeschnitten und der Rest wieder zu einer harmonischen und runden Form zusammengefügt wird. Bei dieser Technik werden alle Gewebe entsprechend ihrem Anteil entfernt. Der Keil wird dabei aus dem Bereich zwischen der unteren Umschlagfalte und der Brustwarze entnommen; seine Spitze zeigt zur Brustwarze. Natürlich erfordert die Wiederherstellung einer harmonisch runden Brust nach der Entfernung des keilförmigen Stückes noch zusätzliche Maßnahmen am Brustgewebe. Die Beschreibung dieser komplizierten Schritte würde jedoch den Rahmen dieses Buches sprengen. Abbildung 31 zeigt eine Patientin, bei der auf jeder Seite rund 1000 g Brustgewebe entfernt wurden, vor und nach einer Brustverkleinerung mit der Umschneidungsfigur nach Strömbeck.

Eine andere Art des operativen Vorgehens wird gewählt, wenn neben der Makromastie noch krankhafte Veränderungen des Drüsengewebes bestehen. In diesem Fall kann man die Brust durch gezielte Entfernung des Drüsengewebes verkleinern. Diesen Eingriff nennt man „subkutane Reduktionsmastektomie“, er verbindet in sinnvoller Weise die Verkleinerung der Brust mit der Entfernung des Drüsenkörpers. Da der Drüsenkörper über die ganze Brust reicht, müssen bei dieser Operation alle Bereiche der Brust in den Eingriff einbezogen werden. Die Straffung des Hautmantels erfolgt nach der Technik von Strömbeck, so daß auch hier die typische ankerförmige Narbe entsteht. Abbildung 74 auf Seite 162 zeigt eine 58jährige Patientin vor und nach einer solchen Operation.

Operationen bei zu kleiner Brust

Vergrößerung heißt im Lateinischen „Augmentation“, deshalb spricht der Arzt bei Eingriffen, die auf eine Verbesserung der äußeren Form durch Vergrößerung zielen, von „ästhetischer Augmentation“. Die Indikation für diesen Eingriff ist die zu kleine Brust, wobei das subjektive Empfinden der betroffenen Frau ausschlaggebend ist.

Grundsätzlich erfolgt die **ästhetische Augmentation** durch operatives Einlegen (Implantation) einer Prothese in die Brust, wobei zwei Orte (Abb. 32) in Frage kommen:

- zwischen Drüse und Muskel (präpektoral)
- zwischen Muskel und Rippen (subpektoral)

Da die ästhetische Augmentation in erster Linie auf eine Verbesserung des äußeren Erscheinungsbildes zielt, werden möglichst diskrete Narben angestrebt. Der entsprechende Schnitt muß etwa 5 Zentimeter lang sein, damit die Prothese eingeführt werden kann. Für die Schnittführung gibt es 4 Möglichkeiten (Abb. 33):

1. in der Achselhöhle
2. in der unteren Umschlagfalte
3. im Warzenhof
4. in der seitlichen Umschlagfalte

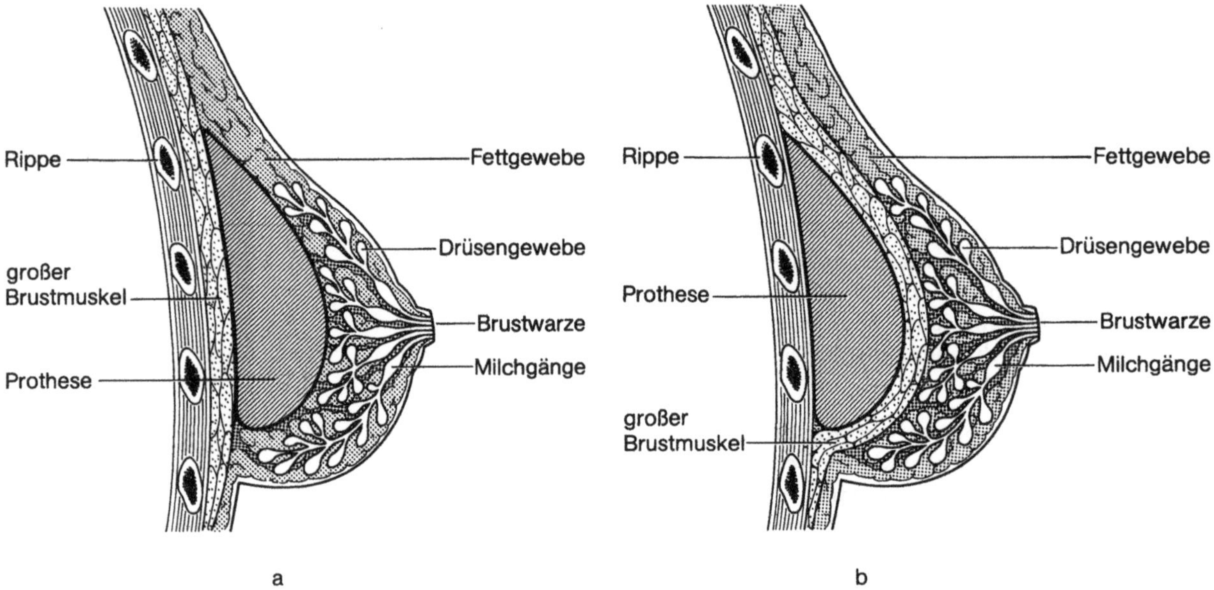

Abb. 32. Prothesenorte bei der ästhetischen Augmentation: zwischen Drüse und Muskel (a), zwischen Muskel und Rippen (b).

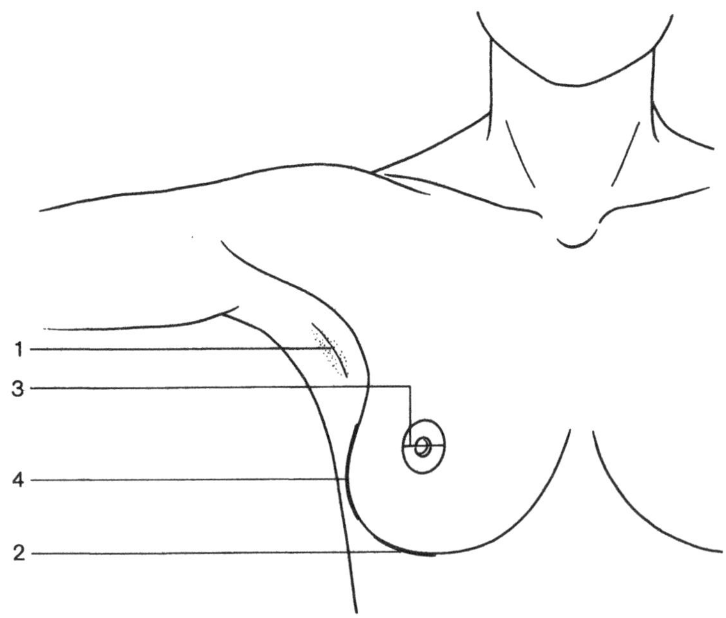

Abb. 33. Schnittführungen bei der ästhetischen Augmentation: Der kosmetisch günstigste Zugang ist der Weg über die Achselhöhle (1). Bei einer ptotischen Brust kann auch die Narbe in der unteren Umschlagfalte (2) weitgehend verborgen bleiben. Der Zugang durch den Warzenhof (3) verletzt zwangsläufig das hinter der Brustwarze gelegene Drüsengewebe. Der Schnitt in der seitlichen Umschlagfalte (4) gewährt dem operierenden Arzt die beste Übersicht.

Die Wahl der Schnittführung hängt von der speziellen Situation der Patientin und von der bevorzugten Technik des Operateurs ab. Am kosmetisch günstigsten liegt die Narbe in der Achselhöhle, bei erschlafften Brüsten bietet auch die untere Umschlagfalte einen diskreten Zugang. Der Weg von der Seite wird vor allem dann gewählt, wenn man die Prothese unter den Muskel legen möchte. Dieser Zugang gewährt dem operierenden Arzt zwar die beste Übersicht, er hinterläßt jedoch eine deutlich sichtbare Narbe.

Das Einlegen der **Prothese zwischen Muskel und Drüse** ist normalerweise der günstigere Ort, da hier nur wenig Blutgefäße verlaufen und die entsprechende „Prothesentasche" leichter zu präparieren ist. Da der Muskel bei dieser Position praktisch „unberührt" bleibt, kann er keinen Schaden nehmen, spätere Bewegungseinschränkungen treten nicht auf, muskelbedingte Formveränderungen der Brust sind ausgeschlossen. Abbildung 34 zeigt eine ästhetische Augmentation durch präpektorale

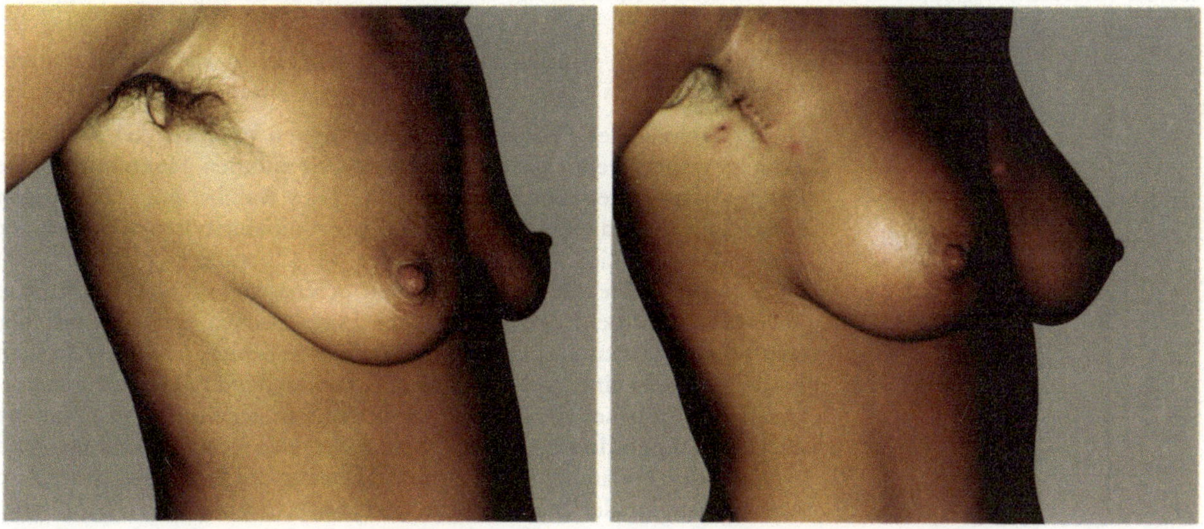

Abb. 34. Ästhetische Augmentation durch präpektorale Protheseneinlage über einen Achselhöhlenschnitt.

Protheseneinlage über einen Achselhöhlenschnitt. Bei der 33jährigen Patientin hatten wiederholte und langandauernde Stillperioden zu einem zunehmenden Volumenverlust (erworbene Mikromastie) und dem Bild einer schlaffen Brust (Abb. 34 links) geführt. Im Gegensatz zu einer echten Ptose besitzt diese Patientin jedoch eine stabile Haut, die Brustwarze blickt nach oben (bei der ptotischen Brust nach unten). Zehn Tage nach dem Eingriff (Abb. 34 rechts) gibt die weich sitzende Prothese der Brust wieder Fülle, die sanfte Ptose verleiht der Brust ein natürliches und altersentsprechendes Aussehen. Unmittelbar nach Entfernung der Wundfäden ist die Narbe, die fast vollständig im Bereich der behaarten Achselhöhle liegt, noch gut zu erkennen. Die verstärkte Schweißproduktion dieser Körperregion macht eine leichte Reaktion der Narbe (Rötung) fast unvermeidlich. Die drei geröteten Punkte seitlich hinter der Narbe stammen von der Drainage, über die in den ersten beiden Tagen nach der Operation das Wundsekret abgesaugt wurde: Durch die

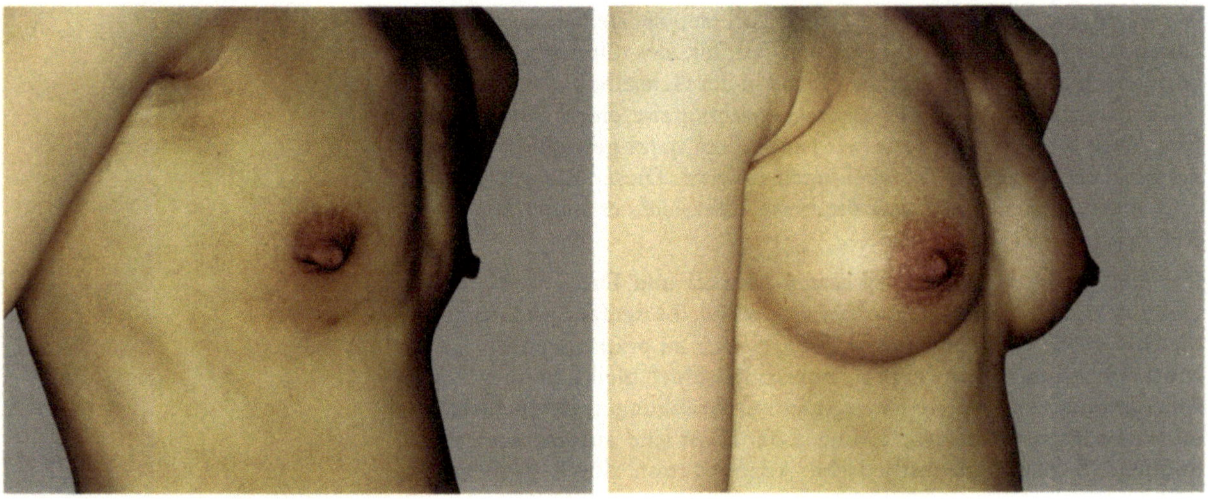

Abb. 35. Ästhetische Augmentation durch subpektorale Protheseneinlage über einen Achselhöhlenschnitt.

größere Öffnung wurde der Schlauch ausgeleitet, die beiden Punkte sind die Stichkanäle des Fadens, mit dem die Drainage befestigt wurde.

Die Plazierung der **Prothese zwischen Rippen und Muskel** wird nur dann gewählt, wenn auf Grund eines sehr dünnen Hautmantels die Prothese besser gepolstert werden muß. Dies war bei einer 27jährigen Patientin notwendig (Abb. 35), die unter einem angeborenen Fehlen der Brust (Amastie) litt. Auf dem Bild vor der Operation (Abb. 35 links) erkennt man, wie die vorspringenden Schlüsselbeine und die Furche über dem Brustbein den ungünstigen kosmetischen Eindruck bei der sehr schlanken Patientin noch verstärken. Die Schultern sind weit nach vorne gezogen, eine typische Haltung, hinter der Frauen mit entsprechenden Problemen ihre Brust zu verstecken suchen. Sechs Monate nach der Operation (Abb. 35 rechts) hat sich das Erscheinungsbild grundlegend gewandelt. Die straffe Einbettung der Prothesen unter dem Muskel verleiht der Brust eine ansprechende und natürliche Rundung, die knöchernen Strukturen des Brustkorbs fallen neben der nunmehr dominierenden Brust kaum noch auf. Die Schulterhaltung orientiert sich bereits etwas nach hinten: die Patientin sieht keinen Grund mehr, ihre Brust zu verstecken.

Bei den implantierten Prothesen handelt es sich heute durchweg um Silikonprothesen. Kapitel 18 informiert ausführlich über diese Art des Gewebeersatzes und seine besondere Problematik.

Operationen bei Anomalien und Fehlbildungen

Die häufigste Anomalie ist die **Asymmetrie**, wobei die linke Brust meist größer ist. Nur in seltenen Fällen ist der Unterschied so ausgeprägt, daß die Patientin eine Korrektur wünscht. Das operative Vorgehen richtet sich dann nach der „schöneren" bzw. nach der „normalen" Brust, an die die andere durch Vergrößerung, Verkleinerung oder Straffung angeglichen wird.

Beim **Poland-Syndrom**, bei dem eine Brust nicht angelegt ist, entspricht das operative Vorgehen der ästhetischen Augmentation. Lediglich bei sehr straffer Haut, wenn das sofortige Einlegen einer ausreichend großen Prothese nicht möglich ist, muß zwischenzeitlich über einen „Hautexpander" eine entsprechende Hauttasche gebildet werden. Nähere Einzelheiten zu dieser Technik werden im Kapitel über den Wiederaufbau der Brust beschrieben.

Überzählige Brustdrüsen oder -warzen werden operativ entfernt, wenn sie aus kosmetischen Gründen stören oder wenn sie tumoröse Veränderungen aufweisen.

Schlupfwarzen können nur dann dauerhaft korrigiert werden, wenn man die hinter der Brustwarze endenden Milchgänge durchtrennt; denn der Zug der verkürzten Milchgänge gilt als wesentliche Ursache der eingezogenen Brustwarzen. Der dazu notwendige Schnitt kann sowohl quer über Warze und Warzenhof gelegt werden als auch in die obere Pigmentgrenze des Warzenhofs. Nach einer Durchtrennung der Milchgänge ist ein späteres Stillen nicht mehr möglich. Das Risiko einer Zystenbildung ist geringgradig erhöht.

Kapitel 6
Gutartige Erkrankungen der Brust

Tumoröse Veränderungen

Der medizinische Begriff „Tumor" bezeichnet eine begrenzte Gewebevergrößerung, ohne irgendwelche Aussagen über weitere Eigenschaften des Befundes zu treffen. Das Wort „Tumor" wird also sowohl für gutartige als auch für bösartige Befunde gebraucht. Die Bezeichnung „bösartiger Tumor" entspricht dem Begriff „Krebs". Im Deutschen werden für „Tumor" häufig die Begriffe „Geschwulst" oder „Knoten" gebraucht.

Die meisten Tumore der weiblichen Brust sind gutartig. Jedes Gewebe der weiblichen Brust – Drüsengewebe, Bindegewebe und Fettgewebe – kann sich zu einem Tumor umwandeln. Entsprechend ihrer Entstehung unterscheidet man zwei Arten: **Solide Tumore** bestehen aus massiven Zellverbänden, **Zysten** sind flüssigkeitsgefüllte Hohlräume.

Gutartige Tumore des Fettgewebes (Lipome)

Hierbei handelt es sich um örtlich begrenzte Wucherungen von Fettgewebszellen, sogenannte **Lipome**. Diese verursachen nur selten Beschwerden und fallen nur in einer fettarmen Brust als Tumor auf. Erst wenn sie eine bestimmte Größe überschreiten (etwa die Größe einer Pflaume), kann man sie als weichen, glattbegrenzten Widerstand in der Brust tasten. Dabei können sie die darüberliegende Haut vorwölben.

Gutartige Tumore des Bindegewebes (Fibrome)

Gutartige Tumore des Bindegewebes nennt man **Fibrome**. Sie kommen in allen Größen vor und können hart wie Knorpel werden. Fibrome finden sich häufig im oberen, äußeren Quadranten der Brust und können zyklusabhängige Beschwerden bereiten. Wenn ein Fibrom zusätzlich Anteile von Drüsengewebe enthält, spricht man von einem **Fibroadenom**. Das Fibrom geht nach allen Seiten in das Bindegewebe der Brust über, es besitzt keine richtige Grenze. Demgegenüber ist das Fibroadenom durch eine Kapsel deutlich vom übrigen Brustgewebe getrennt.

Zysten

Die Brustdrüse produziert bei der geschlechtsreifen Frau auch außerhalb der Schwangerschaft kleinste Mengen an Flüssigkeit (Sekret), die normalerweise unbemerkt über die Brustwarze abfließen oder noch innerhalb der Brust vom Körper wieder aufgenommen (resorbiert) werden. Wenn diese Flüssigkeit nicht abfließen kann, zum Beispiel durch einen Verschluß im Milchgang, kommt es vor dem Hindernis zu einem Stau.

Es entsteht eine ballonartige Schwellung, die sogenannte Zyste. Im Gegensatz zu soliden Tumoren können Zysten innerhalb weniger Tage entstehen. Sie können einzeln oder vermehrt auftreten, letzteres vorwiegend bei der fibrozystischen Mastopathie, einer chronischen Erkrankung der weiblichen Brust (siehe Seite 66).

Nicht-tumoröse Veränderungen

Im Gegensatz zu den tumorösen lassen sich bei den nicht-tumorösen Veränderungen der Brust keine isolierten Knoten nachweisen. Es besteht lediglich eine diffuse bis strangartige Verdichtung des Brustgewebes. Nicht-tumoröse Veränderungen der Brust fallen deshalb vor allem durch Beschwerden auf, die sich vorwiegend in Form von Druck- und Spannungsschmerzen bemerkbar machen. Diese Beschwerden können bereits auftreten, bevor die Veränderungen durch ärztliche Untersuchungen (Tastbefund, Mammographie) nachweisbar sind.

Mastopathie

Der Begriff „Mastopathie" bedeutet wörtlich übersetzt „kranke Brust" und gibt damit bereits einen Hinweis auf die Häufigkeit dieser Erkrankung. Da die Mastopathie in sehr leichten bis hin zu sehr schwerwiegenden Krankheitsbildern auftreten kann und Patientinnen meist nur bei

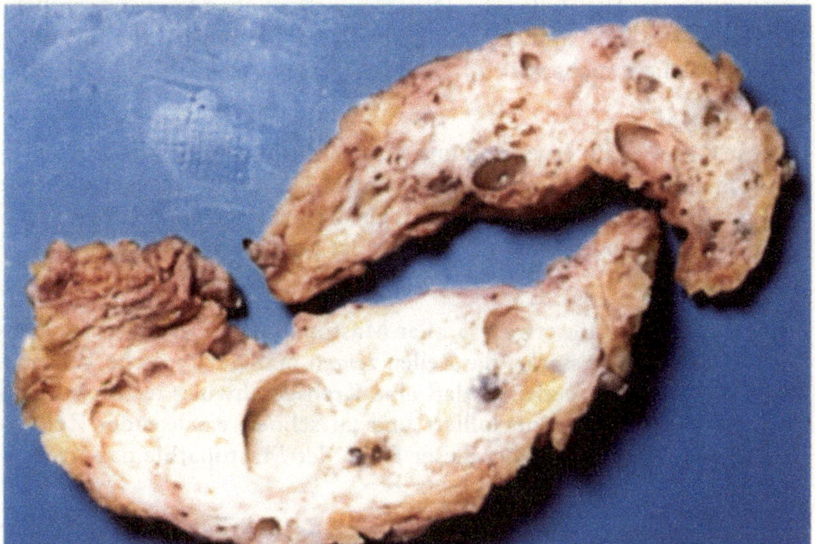

Abb. 36. Fibrozystische Mastopathie (Operationspräparat): An der Schnittfläche des knapp handtellergroßen Präparates erkennt man die weißlichen Mastopathiezonen, lediglich in den Randbezirken findet sich unauffälliges Fettgewebe. Die rundlichen Aussparungen sind angeschnittene Zysten, die mittlere hat den Durchmesser eines Fünfmarkstückes. (Sammlung Prof. Dr. med. F. Stein, Pathologisches Institut des Rudolf-Virchow-Krankenhauses, Berlin-Wedding.)

Beschwerden ihren Arzt aufsuchen, fehlen absolute Zahlen über die Häufigkeit dieser Erkrankung. Man darf aber auf Grund von Erfahrungswerten davon ausgehen, daß rund **ein Drittel aller Frauen** eine Veränderung ihrer Brust im Sinn einer Mastopathie aufweist.

Die Mastopathie ist eine **chronische Veränderung des Brustgewebes,** der nach dem heutigen Stand der Wissenschaft ein **hormonelles Ungleichgewicht** zugrunde liegt: bei einem Übergewicht von Östrogen kommt es zu einem relativen Mangel an Gestagen. Die Mastopathie kann ein- oder doppelseitig auftreten, sie kann die ganze Brust oder nur einen begrenzten Abschnitt betreffen. In der Praxis sind fast immer beide Brüste betroffen – nicht selten mit unterschiedlichem Schweregrad.

Bei der Mastopathie handelt es sich um ein verstärktes Wachstum (Proliferation) von Bindegewebe und Drüsengewebe. Beim Bindegewebe kommt es zur Ausbildung von derben, teils knotigen, teils strangartigen Strukturen. Die Veränderungen des Drüsengewebes machen sich vorwiegend in der Entstehung von Zysten bemerkbar. Die Mastopathie liegt meist als **Wucherung von Bindegewebe und Drüsengewebe** vor (Abb. 36). Man spricht in diesen Fällen von „fibrozystischer" Mastopathie. Der Begriff „fibro" steht dabei für eine gutartige Wucherung des Bindegewebes. Wenn die Mastopathie auf das Bindegewebe beschränkt ist, spricht man von einer „fibrösen" Mastopathie. Eine isolierte Mastopathie des Drüsengewebes gibt es nicht.

Nach PRECHTEL unterscheidet man bei der Mastopathie **drei Schweregrade:**

- **Prechtel I**

Dies ist die einfachste und mit rund drei Vierteln aller Mastopathien die häufigste Form. Die Zellen des Drüsengewebes haben keine wesentliche Wachstumstendenz und zeigen keine Veränderungen. Ein erhöhtes Krebsrisiko liegt nicht vor.

- **Prechtel II**

In diese Gruppe fällt etwa ein Fünftel aller Mastopathien. Sie unterscheiden sich dadurch von der ersten Gruppe, daß das Drüsengewebe eine mäßige Wachstumstendenz aufweist. Die Zellen zeigen noch keine atypischen Veränderungen. Das Krebsrisiko ist gering erhöht.

- **Prechtel III**

Diese Gruppe umfaßt etwa 5% aller Mastopathien. Die Wachstumstendenz ist deutlich verstärkt, die Zellen zeigen mäßige atypische Veränderungen. Wenn man bedenkt, daß eine Krebsgeschwulst letztlich nichts anderes ist als ein unkontrolliert und zu schnell wachsender Zellverband, versteht man, daß bei dieser Form der Mastopathie das Krebsrisiko deutlich erhöht ist.

Für die **Beziehung von Mastopathie und Krebsrisiko** ergibt sich nach PRECHTEL, daß rund 70% aller Frauen mit Mastopathie kein erhöhtes Krebsrisiko aufweisen. Bei 21% ist dieses Risiko leicht und bei 9% deutlich erhöht.

Diagnose: Der Verdacht auf eine Mastopathie ergibt sich aus typischen **Druck- und Spannungsschmerzen,** die gehäuft vor dem Einsetzen der Monatsblutung auftreten. Diese Beschwerden vor der Periode werden auch unter dem Begriff „Mastodynie“ erfaßt. Der dabei am häufigsten betroffene Bereich der Brust ist der obere äußere Quadrant. Der Verdacht auf eine Mastopathie erhärtet sich durch den **Tastbefund,** wenn der untersuchende Arzt die unregelmäßigen und derben Veränderungen in der Brust feststellt. Die **Röntgenuntersuchung der Brust** (Mammographie) kann ausgeprägte Befunde an typischen Veränderungen erkennen. Dazu zählen Mastopathiezonen, die eine auffällig dichte Struktur, eine unregelmäßige Begrenzung oder Kalkablagerungen aufweisen. In diesen Fällen ist zur Sicherung der Diagnose und zur Klassifizierung der Mastopathie die **operative Gewebeentnahme** angezeigt. Das Ergebnis der mikroskopischen Untersuchung wird entsprechend der Einteilung nach PRECHTEL eingestuft.

Weitere Maßnahmen und Behandlung richten sich nach der jeweiligen Gruppeneinstufung der Mastopathie.

Gehört die Mastopathie der Gruppe Prechtel I an, so sind außer den üblichen Vorsorgeuntersuchungen (monatliche Selbstuntersuchung und jährliche Untersuchung durch den Frauenarzt, vergleiche Tabelle 2, S. 98) keine weiteren Maßnahmen erforderlich.

Bei einer Einstufung in die Gruppe Prechtel II sollte die Brust in jährlichen Abständen durch den Tastbefund und in zweijährigen Abständen durch die Mammographie kontrolliert werden. Wenn die Brust sich im Tastbefund nicht ausreichend sicher beurteilen läßt, sind jährliche Mammographien angezeigt. Für Kontrollen in kürzeren Intervallen können zusätzlich Ultraschall und Thermographie eingesetzt werden. Da die Mastopathie der Gruppe Prechtel II bereits ein erhöhtes Krebsrisiko aufweist, sollten verdächtige Befunde frühzeitig **operativ** abgeklärt werden.

Bei einer Zugehörigkeit zur Gruppe Prechtel III ist das Krebsrisiko deutlich erhöht. Deshalb raten einige Fachleute dazu, unter Erhaltung des natürlichen Hautmantels und der Brustwarze das Drüsengewebe in beiden Brüsten zu entfernen. In Anbetracht der Größe des Eingriffes und der möglichen Beschwerden nach der Operation ist diese Empfehlung jedoch umstritten. Vor einem derartigen Eingriff sollten deshalb alle Argumente für und gegen eine Operation sorgfältig abgewogen werden. Es ist insbesondere unumgänglich, daß die Patientin über die möglichen körperlichen und psychischen Probleme nach einem solchen Eingriff umfassend aufgeklärt wird.

Die **nicht-operative Behandlung** (konservative Therapie) der Mastopathie zielt auf eine Linderung der Beschwerden durch Verbesserung der hormonellen Situation. Dabei wird durch Zufuhr von Gestagen das Ungleichgewicht zwischen den beiden Hormonen Östrogen und Gestagen ausgeglichen. Diese **Hormonbehandlung** kann auf zwei Wegen erfolgen:

- Zufuhr von Gestagen in Tablettenform
- Zufuhr von Gestagen als Gel, das auf die Brust aufgetragen wird

Die hormonelle Behandlung der Mastopathie ist dann sinnvoll, wenn die Beschwerden im Vordergrund stehen und kein Anhalt für eine schwerwiegendere Veränderung (Prechtel II oder III) vorliegt. Die ausgewogene Dosierung der vorliegenden Präparate erübrigt ebenso wie bei der Antibaby-Pille die Bestimmung der individuellen Hormonspiegel.

Entzündung der Brust (Mastitis)

Eine **Mastitis** außerhalb des Wochenbettes (siehe Kapitel 3) ist selten. Sie tritt dann auf, wenn gestautes Drüsensekret durch Bakterien von außen (über die Brustwarze) infiziert wird. Der entzündete Bereich ist zunächst klein, bei Beginn der Beschwerden oft nicht größer als eine Münze (Abb. 37 a). Die entsprechende Stelle ist gerötet, schmerzhaft und fühlt sich warm an. Fieber stellt sich oft erst nach Einsetzen der Beschwerden ein. Ohne Behandlung nimmt der **Entzündungsherd** an Größe zu (Abb. 37 b). Der zunächst derbe Befund wird zunehmend weicher und schließlich zu einer flüssigkeitsgefüllten Höhle. Diese Veränderung beruht auf der Wirkung der weißen Blutkörperchen, die Bakterien und entzündlich verändertes Gewebe abbauen und schließlich zu Eiter einschmelzen. Wenn der Entzündungsherd zu Eiter und damit flüssig geworden ist („eingeschmolzen"), spricht man von einem **Abszeß**. Ein Abszeß muß grundsätzlich operativ eröffnet werden. Der Eiter kann dann nach außen abfließen und die Beschwerden klingen meist schlagartig ab. Ein unbehandelter Abszeß kann dagegen in das Blutgefäßsystem einbrechen und über eine allgemeine Blutvergiftung (Sepsis) zu einem lebensbedrohlichen Krankheitsbild werden. Kleine, symptomlose Abszesse machen sich oft erst dadurch bemerkbar, daß sie sich einen Weg durch die Haut suchen. Diese Gänge, durch die der Eiter nach außen entweicht, nennt man **Fisteln**.

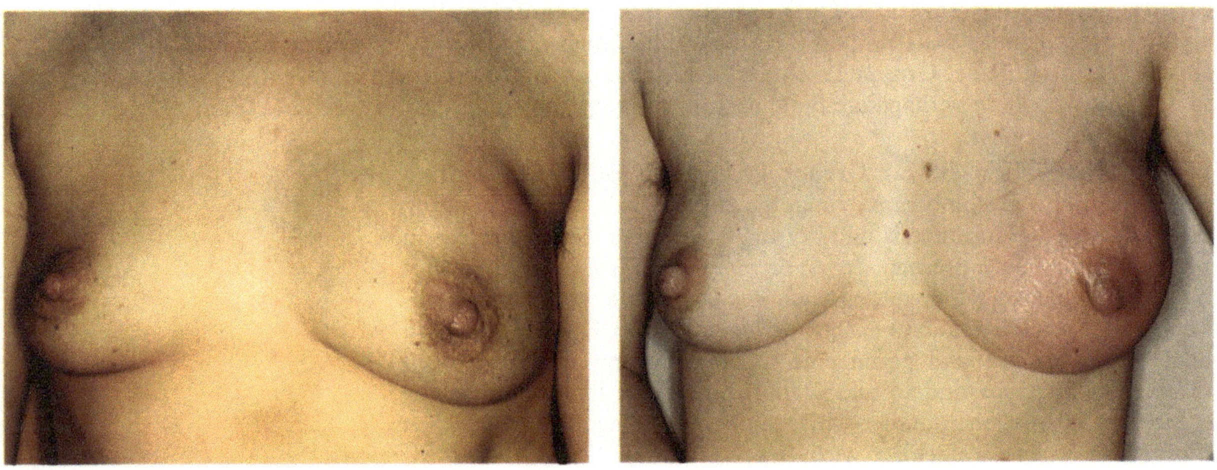

Abb. 37. Beginnende (a) und fortgeschrittene (b) Mastitis bei zwei verschiedenen Patientinnen: Die Mastitis beginnt zunächst in einem kleinen Bezirk der Brust (a), der durch Schmerzen und eine Rötung der darüberliegenden Haut auffällt. Durch eine sofort einsetzende medikamentöse Behandlung läßt sich die beginnende Mastitis heilen. Im fortgeschrittenen Stadium haben die endzündlichen Veränderungen den Großteil der Brust erfaßt (b), es hat sich eine eitergefüllte Höhle (Abszeß) gebildet. In diesem Fall ist eine medikamentöse Behandlung nicht mehr ausreichend, hier muß die Eiterhöhle operativ eröffnet werden.

Wiederholte Entzündungen können bei einer krankhaften Erweiterung der Milchgänge auftreten, die Krankheitserregern das Eindringen und die Ausbreitung in der Brust erleichtern.

Eine Form des Brustkrebs, das „inflammatorische" Mammakarzinom, sieht an der Hautoberfläche ebenfalls wie eine Entzündung aus. Deshalb muß bei jeder vermeintlichen Entzündung außerhalb des Wochenbettes diese Erkrankung durch entsprechende Untersuchungen ausgeschlossen werden.

Operationen zur Entfernung und Beurteilung begrenzter Gewebeveränderungen (einzelner Knoten) der Brust

In Anbetracht der Häufigkeit des Brustkrebs sollte man jeden verdächtigen Befund solange als möglicherweise bösartig ansehen, bis man das Gegenteil bewiesen hat. Da dieser Beweis nur mikroskopisch möglich ist, muß man konsequenterweise jeden verdächtigen Befund operativ entfernen. Dabei gilt das Kriterium „verdächtig" für jeden tastbaren Befund, der sich durch andere Untersuchungen (Mammographie, Ultraschall) nicht als sicher gutartig erweist.

Die operative Entfernung eines einzelnen Befundes aus der Brust stellt einen relativ kleinen Eingriff dar, der bei geeigneter Operationstechnik das Allgemeinbefinden der Patientin nur gering beeinträchtigt und an der Brust kaum Spuren hinterläßt.

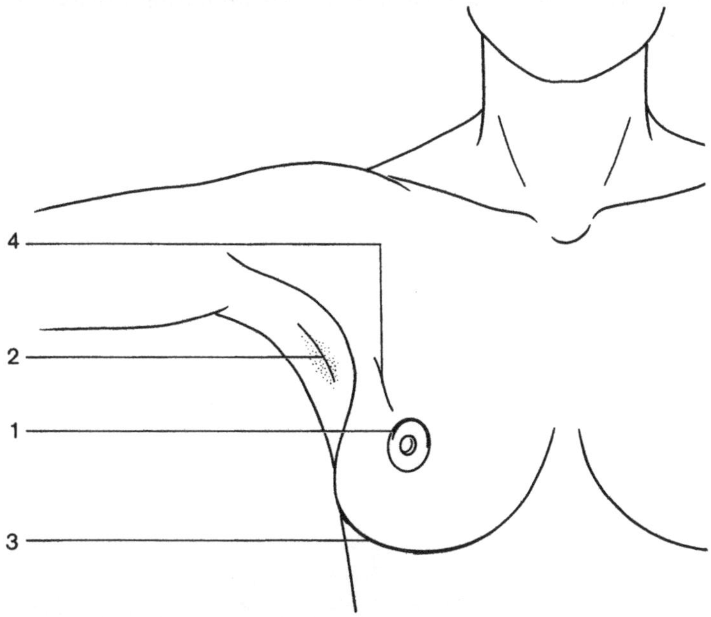

Abb. 38. Hautschnitte zur Entfernung einzelner Befunde aus der Brust: oberer Areolarandschnitt (1); Schnitt in der Achselhöhle (2); Schnitt in der unteren Umschlagfalte (3); Radiärschnitt (4).

Operationstechnik

Der operierende Arzt muß bei der Schnittführung zur Entfernung eines einzelnen Befundes aus der Brust (Abb. 38) verschiedene Gesichtspunkte berücksichtigen:

- Der Schnitt sollte so liegen, daß er für den Fall eines weiterführenden Eingriffs (bei einem bösartigen Befund) innerhalb des neuen, größeren Schnittes liegt. Damit verhindert man eine zweifache Narbenbildung, die nicht nur kosmetisch ungünstig ist, sondern auch das Risiko einer Wundheilungsstörung erhöht.
- Der Schnitt sollte einen guten Zugang zu dem Befund erlauben, damit unbeteiligtes Gewebe geschont wird.

- Der Schnitt sollte an einer Stelle liegen, an der die spätere Narbe so wenig wie möglich auffällt.
- Der Schnitt sollte so liegen, daß er eine nachfolgende größere Operation nicht behindert.

Ein häufig angewandter Zugang zur Entfernung einzelner Befunde ist der sogenannte „Areolarandschnitt“. Man versteht darunter einen Hautschnitt durch den Rand des Warzenhofes, der aus zwei Gründen vorteilhaft ist: Durch die zentrale Lage sind die meisten Bereiche der Brust gut zu erreichen und die Narbe wird später von der Unregelmäßigkeit und dem Pigment des Warzenhofs verborgen. Trotz der zahlreichen Möglichkeiten eines „Areolarandschnittes“ sollte der Arzt den oberen Zugang bevorzugen. Ein Schnitt am Unterrand des Warzenhofs durchtrennt die Blutgefäße, denen bei plastischen Brustoperationen eine besondere Bedeutung zukommt. Über den äußeren unteren Quadranten gelangen außerdem die wesentlichen Nervenbahnen zur Brustwarze, so daß ein Schnitt in diesem Bereich die nervöse Versorgung der Brustwarze gefährden kann.

Kapitel 7
Brustkrebs

Der medizinische Fachausdruck für den Brustkrebs lautet **Mammakarzinom**, ein Begriff, der auch in diesem Buch gebraucht werden soll. Das Mammakarzinom ist der häufigste Krebs der Frau. Für die Bundesrepublik Deutschland bedeutet dies in den nüchternen Zahlen der Statistiker: jede 15. Frau erkrankt im Laufe ihres Lebens an diesem Krebsleiden, jedes Jahr kommen über 20000 Frauen hinzu, im Jahre 1980 verstarben in der Bundesrepublik Deutschland 12248 Frauen an Brustkrebs. Noch erschreckender sind diese Zahlen für die USA. Für das Jahr 1984 weist die amerikanische Krebsgesellschaft („American Cancer Society") folgende Zahlen aus: 8% aller Amerikanerinnen erkranken im Laufe ihres Lebens an Brustkrebs, 1984 wurden 114000 Neuerkrankungen diagnostiziert, Brustkrebs ist die häufigste Krebstodesursache bei Frauen, in der Altersklasse zwischen 35 und 54 Jahren die häufigste Todesursache überhaupt.

Was ist Brustkrebs?

Brustkrebs entsteht durch ein unkontrolliertes, überschießendes Wachstum von Zellen der Milchgänge oder des Drüsengewebes. Auf Grund der exzentrischen Lage der Brustdrüse finden sich Mammakarzinome am häufigsten im oberen äußeren Quadranten (Abb. 39). Neben dem örtlich begrenzten Tumorwachstum geht die Hauptgefahr des Mamma-

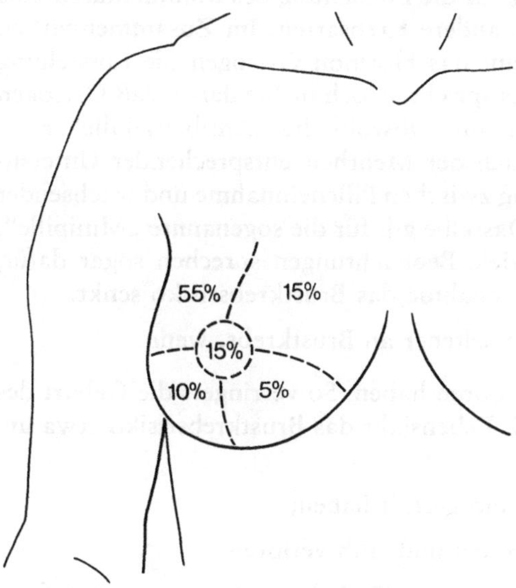

Abb. 39. Häufigkeit des Mammakarzinoms in den vier Quadranten und im Warzenhof: Über die Hälfte aller Mammakarzinome entsteht im oberen äußeren Quadranten, dagegen nur 20% in den beiden inneren Quadranten. Entsprechend dem Lymphabflußgebiet (siehe auch Abb. 10) ist bei rund 80% aller Mammakarzinome für den Fall einer Tumorabsiedelung eine Beteiligung der Achsellymphknoten zu erwarten.

karzinoms von der Metastasenbildung aus. Darunter versteht man die Entstehung von Tochtertumoren an anderen Stellen des Körpers, an denen sich abgesiedelte Krebszellen auf dem Weg über Lymphbahnen oder Blutgefäße niedergelassen haben. Je kleiner der eigentliche Tumor, um so geringer ist die Gefahr der Metastasenbildung.

Die Problematik der Metastasenbildung ist bei fast allen Krebsarten gleich: Ein einzelner Tumor, der noch keine Zellen gestreut, also noch nicht zur Metastasenbildung geführt hat, kann durch eine Operation geheilt werden. Bei einem Tumor, der bereits metastasiert hat, ist die alleinige Operation jedoch nicht mehr ausreichend.

Brustkrebs ist sehr häufig. Er ist die zahlenmäßig bedeutendste Bedrohung für das Leben der Frau überhaupt. Deshalb vergessen Sie nie:

Brustkrebs ist heilbar – er muß nur rechtzeitig erkannt werden!

Brustkrebs kann operiert und geheilt werden, ohne daß die Brust geopfert werden muß, vorausgesetzt der Arzt hat Gelegenheit, rechtzeitig einzugreifen.

Jede einseitige Veränderung der Brust gehört sofort in ärztliche Behandlung!

Brustkrebs verursacht *keine* Beschwerden. Wer bei Veränderungen der Brust auf das Symptom „Schmerz“ wartet, spielt mit seinem Leben!

Wie entsteht Brustkrebs?

Eine befriedigende Erklärung für die Entstehung des Mammakarzinoms gibt es ebensowenig wie für andere Krebsarten. Im Zusammenwirken mit anderen Faktoren scheint das Hormon Östrogen die Entstehung dieser Krebsart zu fördern. Es spricht jedoch nichts dafür, daß Östrogen allein Brustkrebs auslösen kann. Obwohl die „Antibaby-Pille“ auch Östrogen enthält, besteht nach der Mehrheit entsprechender Untersuchungen kein Zusammenhang zwischen Pilleneinnahme und wachsender Häufigkeit des Brustkrebs. Dasselbe gilt für die sogenannte „Minipille“, die nur Gestagen enthält. Viele Beobachtungen sprechen sogar dafür, daß eine regelmäßige Pilleneinnahme das Brustkrebsrisiko senkt.

Außerdem erkranken Frauen seltener an Brustkrebs, wenn:

- sie früh ihr erstes Kind geboren haben. So verringert die Geburt des ersten Kindes vor dem 20. Lebensjahr das Brustkrebsrisiko etwa um die Hälfte;
- sie viele Kinder geboren und gestillt haben;
- sie ihre Periode spät bekamen und früh verloren;
- ihnen beide Eierstöcke vor dem 40. Lebensjahr operativ entfernt wurden.

Der letzte Punkt ist jedoch in seiner vermeintlichen „Schutzwirkung“ mit Vorsicht zu betrachten. Ein vorzeitiger und plötzlicher Verlust der Eierstockfunktion wirkt sich auf den Gesamtorganismus der Frau eher nachteilig aus. Mit dem schlagartigen Einsetzen der Symptome der späten Wechseljahre kommt es zu einer erhöhten Knochenbrüchigkeit (Osteoporose), die Gefäße verkalken schneller (Arteriosklerose), das Risiko des Herzinfarktes steigt an. Störungen des Nervensystems und des psychischen Wohlbefindens werden ebenso begünstigt wie der allgemeine Alterungsprozeß.

Zu den allgemeinen Risikofaktoren für Brustkrebs zählen:

- Auftreten von Brustkrebs in der Familie (Mutter, Großmutter oder Schwester)
- Mastopathie vom Typ Prechtel III
- Häufige Zyklen ohne Eisprung (anovulatorische Zyklen)
- frühe Menarche (erste Periode)
- späte Menopause (letzte Periode)

Außerdem scheinen eine zu fettreiche Ernährung, Übergewicht und Diabetes mellitus (Zuckerkrankheit) das Entstehen des Mammakarzinoms zu begünstigen.

Einteilung des Mammakarzinoms

Zur Schaffung internationaler Vergleichswerte einigte man sich bei der Klassifizierung von Krebserkrankungen weltweit auf das sogenannte **TNM-Schema**, wobei den einzelnen Buchstaben die folgende Bedeutung zukommt:

T bezeichnet die Größe des Tumors, gemessen am größten Durchmesser

N bezieht sich auf die zugehörigen Lymphknoten (lat. Nodi lymphatici)

M bezieht sich auf eventuelle Metastasen

Für das Mammakarzinom ergibt sich dabei folgende Klassifikation:

T0 kein Tumor nachweisbar

Tis Tumor ohne Verletzung des Nachbargewebes („carcinoma in situ“)

T1 Tumor maximal 2 cm im Durchmesser

T2 Tumor im Durchmesser zwischen 2 und 5 cm

T3 Tumor über 5 cm im Durchmesser

T4 Tumor ist (bei beliebiger Größe) mit der Haut oder mit dem Muskel verwachsen.

N0 Lymphknoten der entsprechenden Seite ist frei von Tumorzellen.

N1 Ein oder mehrere Lymphknoten enthalten Tumorzellen, sind aber nicht miteinander verbacken.

N2 Mindestens zwei Lymphknoten enthalten Tumorzellen und sind miteinander verbacken.

M0 Keine Metastasen

M1 Nachgewiesene Metastasen

Ein fehlender Nachweis wird durch den Buchstaben „0“ gekennzeichnet und kommt besonders bei dem Kriterium „M“ für Metastasen zur Anwendung. Da Metastasen erst ab einer Größe von 0,5 cm feststellbar sind, bedeutet die Klassifikation „M0“, daß man zwar keine Metastasen nachweisen konnte, daß man aber das Vorliegen kleiner Metastasen nicht ausschließen kann.

Die Klassifikation nach dem TNM-Schema kann vor der Operation durch die üblichen Untersuchungen (Tastbefund, Mammographie) erfolgen; sie ist jedoch zwangsläufig ungenau. So kann man zwar einen vergrößerten Lymphknoten tasten; ob diese Vergrößerung aber auf einer Ansammlung von Tumorzellen beruht, können nur mikroskopische Analysen ergeben. Da der Zustand der Lymphknoten für die Planung einer möglichen Nachbehandlung jedoch von entscheidender Bedeutung ist, überläßt man die Klassifikation dem Pathologen. Er untersucht das bei der Operation entfernte Gewebe und kann dann zu der Tumorgröße „T“ und dem Lymphknotenstatus „N“ eine Aussage treffen. Um die Sicherheit dieser Aussage auch in den ärztlichen Unterlagen zu dokumentieren, wird der Klassifizierung durch den Pathologen ein kleines „p“ vorausgestellt. So könnte also die Klassifikation eines Mammakarzinoms lauten:

pT1 N0 M0.

Dies wäre zugleich der günstigste Befund, den es bei einem Mammakarzinom gibt: Der Tumor ist nicht größer als zwei Zentimeter, die Lymphknoten sind frei, Metastasen bestehen nicht. Bei diesem Befund liegt im übrigen die statistische Wahrscheinlichkeit für eine vollständige Heilung bei 90 bis 100%.

Ein Kriterium wird der Klassifikation nach dem TNM-Schema stets hinzugefügt:

Malignitätsgrad „G“

Man bewertet damit die Bösartigkeit eines Tumors in drei Kategorien:

G 1 ist die günstigste Form. Der Tumor wächst relativ langsam und geordnet, die typischen Strukturen der Drüse sind gut zu erkennen.

G 2 ist die Zwischenform. Der Tumor zeigt eine mittlere Wachstumsgeschwindigkeit, die typischen Strukturen der Drüse sind noch zu erkennen.

G 3 Der Tumor wächst schnell und ungeordnet, die typischen Strukturen der Drüsenzellen sind nicht mehr zu erkennen, der Tumor ist „entdifferenziert“.

Die Wachstumsgeschwindigkeit eines Tumors erkennt der Pathologe an den Zellkernen: Wachstum ist Zellteilung – und Zellteilung ist Kernteilung. Deshalb finden sich in einem langsam wachsenden Tumor nur wenige, in einem schnell wachsenden dagegen viele Kernteilungsfiguren.

Die Begriffe differenziert und entdifferenziert haben bei der Bewertung durch den Pathologen eine direkte Beziehung zum Grad der Bösartigkeit eines Tumors: Differenziertes Tumorgewebe entspricht seinem „Muttergewebe", in diesem Fall dem Drüsengewebe. Dies ist ein gutes Zeichen, da der Tumor relativ geordnet und damit weniger aggressiv wächst. Entdifferenziertes oder undifferenziertes Tumorgewebe hat jede Ähnlichkeit mit seinem „Muttergewebe" verloren. Es wächst ungeordnet und aggressiv.

Für die Beurteilung des Wachstumsverhaltens eines Tumors ist weiterhin wesentlich, ob der Tumor in benachbartes Gewebe eindringt oder nicht. Dieses Verhalten bezeichnet man mit den lateinischen Begriffen invasiv (eindringend) bzw. nicht invasiv (nicht eindringend).

Pathologie

Pathologie ist die Lehre von den Krankheiten. Sie stützt sich besonders auf die mikroskopische Untersuchung der erkrankten Gewebe. Die gesamte Pathologie des Mammakarzinoms würde vom Umfang her den Rahmen dieses Buches sprengen. Deshalb sollen hier nur die wesentlichen Gesichtspunkte, die für das Verständnis dieser Krebsart notwendig sind, dargestellt werden.

Brustkrebs kann nur aus den Zellen der Milchgänge oder der Drüsenbäumchen entstehen. Dabei handelt es sich um sogenannte **Epithelzellen**, die in den Milchgängen aus einer, in den Drüsenbäumchen aus mehreren Zellschichten bestehen. Vom übrigen Gewebe werden diese Epithelzellen durch eine **Basalmembran** abgegrenzt (Abb. 40). Eine intakte Basalmembran wirkt wie eine undurchlässige Haut, die krankhafte Veränderungen innerhalb der Drüsenläppchen oder Milchgänge vom übrigen Gewebe

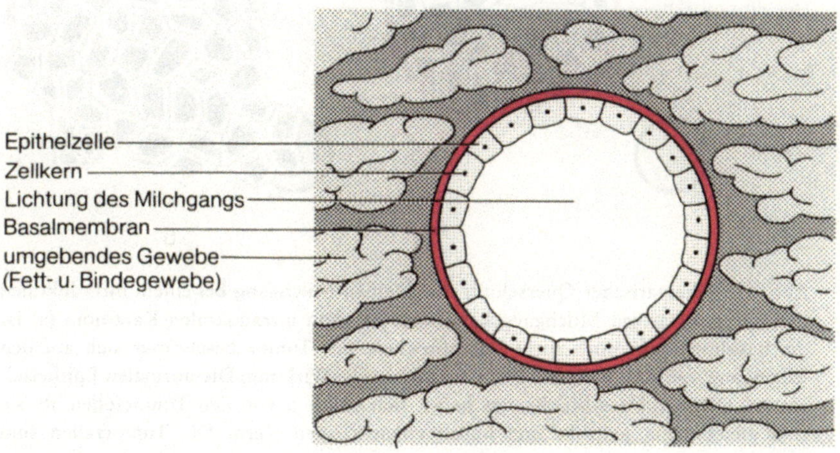

Abb. 40. Schematischer Querschnitt durch einen normalen Milchgang: Die Epithelzellen sind gleichmäßig groß und besitzen einen im Verhältnis zur Zellgröße kleinen Zellkern.

fernhält. Das entscheidende Kriterium, das einen Tumor zu einer bösartigen Geschwulst werden läßt, ist das Durchbrechen der Basalmembran. Dann erst können die Tumorzellen in die Lymph- und Blutgefäße gelangen und sich im Körper ausbreiten. Solange sie noch innerhalb der Basalmembran wachsen, besteht für den Gesamtorganismus keine unmittelbare Gefahr. Beim Brustkrebs stellt der Pathologe dann die Diagnose „invasives Mammakarzinom", wenn die Krebszellen die Basalmembran des Milchganges bzw. des Drüsenbäumchens durchbrochen haben.

Das lateinische Wort für den Milchgang lautet „ductus", für das Drüsenläppchen „lobulus". Da von seltenen Ausnahmen abgesehen das Mammakarzinom nur aus einer dieser beiden Strukturen hervorgehen kann, unterscheidet man ein duktales Karzinom (Milchgangskarzinom) und ein lobuläres Karzinom (Karzinom des Drüsenläppchens).

Duktales Karzinom

Ein duktales Karzinom ist ein Brustkrebs, der vom Milchgang ausgeht. Mit rund 85% ist das duktale Karzinom der mit Abstand häufigste Brustkrebs.

Entsprechend den vorausgegangenen Erläuterungen muß man eine „invasive" von einer „nichtinvasiven" Form (Abb. 41) unterscheiden. Die „nichtinvasive" Form hat die Basalmembran noch nicht durchbrochen und beschränkt sich auf den Raum innerhalb des Milchgangs. Deshalb spricht man bei dieser Form auch von einem „intraduktalen Karzinom".

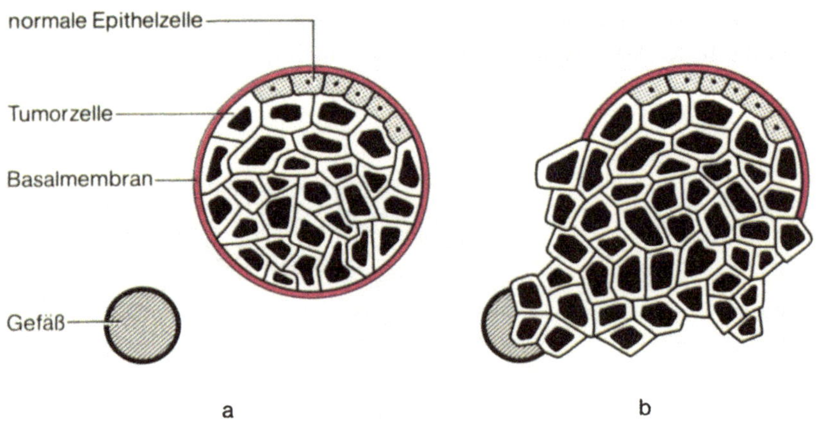

Abb. 41. Schematischer Querschnitt durch einen Milchgang bei einem intraduktalen und einem invasiven Milchgangskarzinom: Bei dem intraduktalen Karzinom (a) ist die Basalmembran noch nicht durchbrochen, der Tumor beschränkt sich auf den Milchgang selbst, er hat noch keine zerstörerische Wirkung. Die normalen Epithelzellen am Oberrand des Milchgangs heben sich deutlich von den Tumorzellen ab: sie sind gleichmäßig geformt und haben einen kleinen Kern. Die Tumorzellen sind dagegen unregelmäßig und besitzen einen großen Kern. Das invasive Karzinom (b) hat die Basalmembran durchbrochen und wächst zerstörend in das umgebende Gewebe ein. Mit dem Einbruch in das Gefäß (Lymph- oder Blutgefäß) können sich die Tumorzellen im ganzen Körper ausbreiten.

Es besteht zwar aus Krebszellen, ist aber im eigentlichen Sinn noch nicht „bösartig“, da es weder das Nachbargewebe angreift noch Metastasen bildet.

Lobuläres Karzinom

Ein lobuläres Karzinom geht vom Drüsenläppchen aus. Es kommt mit rund 15% aller Mammakarzinome deutlich seltener vor als das Milchgangskarzinom. Auch hier unterscheidet man die „invasive“ von der „nichtinvasiven“ Form. Letztere bezeichnet man in der Fachsprache als „Carcinoma lobulare in situ“. Das Attribut „in situ“ bedeutet dabei „am Platz“. Es besagt, daß die Krebszellen die Basalmembran noch nicht durchbrochen und damit noch keine zerstörerische Wirkung haben.

Symptomatik

Mit Ausnahme von zwei seltenen Formen (Morbus Paget und inflammatorisches Mammakarzinom, siehe S. 78 f.) zeigt der Brustkrebs nur ein einziges Frühsymptom: die **Ausbildung einer Gewebeverdichtung** (= Tumor) in der Brust. Bei einer normal großen Brust muß man davon ausgehen, daß ein Tumor erst ab einem Durchmesser von 0,5 cm zu tasten ist. Auch die Untersuchungen mit Röntgenstrahlen (Mammographie) und Ultraschall sind normalerweise nicht in der Lage, Befunde unterhalb dieser Größe zu erkennen.

Natürlich gibt es Bedingungen, die eine Früherkennung begünstigen oder erschweren:

- Je kleiner und je weicher die Brust, um so eher kann man einen Knoten auch unterhalb der 0,5 cm-Grenze erkennen.

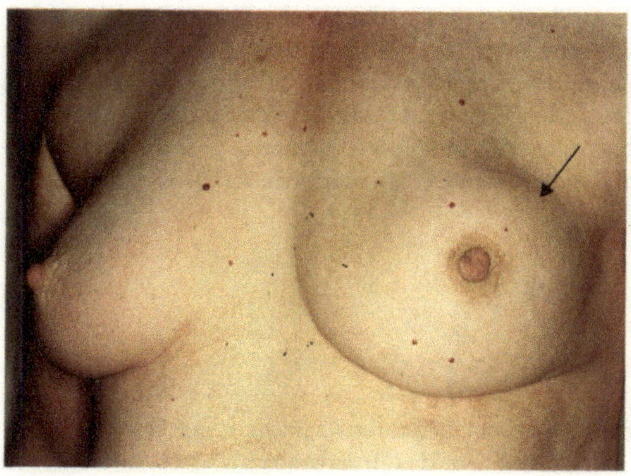

Abb. 42. Tumor über der Brustwarze (Pfeil), der die Haut deutlich vorwölbt. Der Vergleich mit der glatten Kontur der Gegenseite läßt den Befund noch deutlicher werden. Es handelte sich um ein Mammakarzinom von 3,4 cm Durchmesser.

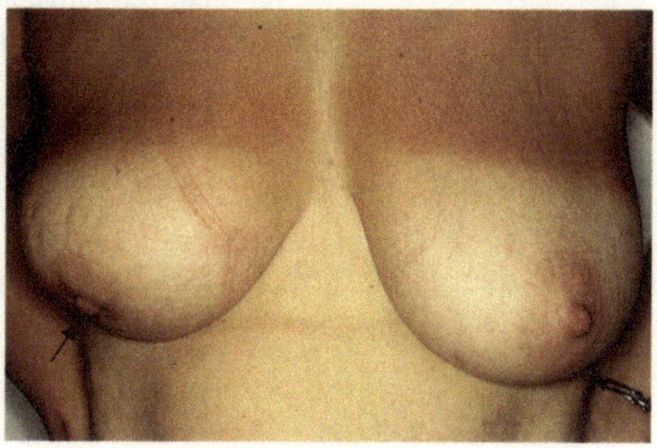

Abb. 43. Tumor hinter der Brustwarze, der im Vergleich zur Gegenseite in einer deutlichen Einziehung (Pfeil) sichtbar wird. In diesem Fall handelte es sich um ein Mammakarzinom von 3,6 cm Durchmesser.

- Je größer und je fester (Mastopathie!) die Brust, um so schwieriger ist es, einen isolierten Knoten herauszutasten, auch wenn er deutlich größer als 0,5 cm ist.

Schmerz ist ein Symptom des fortgeschrittenen Mammakarzinoms. Der beidseitige, zyklusabhängige Schmerz der Mastodynie hat damit nichts zu tun. Trotzdem gehört jede Schmerzsymptomatik der Brust in ärztliche Betreuung, damit ihre Ursache zuverlässig festgestellt werden kann.

Einseitige Veränderungen der Brustform sind hochgradig verdächtig auf einen Tumor, wobei zwei Erscheinungen im Vordergrund stehen:

- Die Haut ist durch einen unter ihr liegenden Tumor vorgewölbt (Abb. 42).
- Die Haut ist durch Narbenstränge oder durch Schrumpfung in der Umgebung eines Tumors eingezogen (Abb. 43).

Lymphknotenschwellung in der Achselhöhle: Wie bereits zuvor erklärt, fangen Lymphknoten Tumorzellen auf und vergrößern sich dadurch. Die wichtigste „Auffangstation" für Tumorzellen aus der Brust sind die Lymphknoten in der Achselhöhle. Bei bösartigen oder entzündlichen Veränderungen der Brust kommt es praktisch immer zu einer Reaktion dieser Lymphknoten. In seltenen Fällen ist ein Mammakarzinom in der Brust so schwer zu diagnostizieren, daß die Schwellung der axillären Lymphknoten das erste Symptom darstellt.

Unter **Multizentrizität** versteht man die gleichzeitige Neubildung von Krebszellen an mehreren Stellen einer Brust. Man erklärt dieses Phänomen mit den kanalartigen Verbindungen über die Milchgänge, die den Tumorzellen die Ausbreitung in der Brust erleichtern. Dieses versprengte Vorkommen von Tumorzellen findet sich besonders bei den nichtinvasiven Formen des Brustkrebs. So kommt das intraduktale Karzinom mit einer Häufigkeit von 35% multizentrisch vor, das lobuläre Carcinoma in situ sogar in 70% der Fälle.

Unter **Bilateralität** versteht man das Vorkommen bösartiger Tumore in beiden Brüsten. Dieses Phänomen ist seltener als das der Multizentrizität. Das intraduktale Karzinom wird in rund 10% der Fälle auf beiden Seiten gefunden, beim lobulären Carcinoma in situ liegt diese Zahl zwischen 30 und 35%. Die Bilateralität erklärt man mit den weitgehend identischen Gewebestrukturen in beiden Brüsten, auf die tumorfördernde Einflüsse in gleicher Weise einwirken können.

Sonderformen

Morbus Paget

Der lateinische Begriff „Morbus" bedeutet Krankheit, der Name „Paget" steht für den Arzt, der diese Form des Brustkrebs als erster beschrieben hat. Beim Morbus Paget handelt es sich um ein Milchgangskarzinom, das sehr früh in die Haut der Brustwarze und des Warzenhofes einwächst. Aus diesem Grund erscheint beim Morbus Paget die Hautveränderung, bevor der eigentliche Tumor tastbar ist.

Dieser ungewöhnliche Verlauf – die Hauterscheinung ist vor dem Tumor nachweisbar – führt leider dazu, daß fast die Hälfte aller Fälle von Morbus Paget falsch behandelt wird: Auf Grund der Hautveränderungen – Rötung, Schuppung, Juckreiz – wird der Morbus Paget häufig als Ekzem, also als eine chronisch-entzündliche Hauterkrankung fehlgedeutet und falsch behandelt. Die Folge davon ist ein verzögerter Beginn der richtigen Behandlung. Jede Hautveränderung im Bereich der Brustwarze gehört deshalb in die Betreuung eines Arztes, der sich mit Veränderungen der weiblichen Brust auskennt!

Inflammatorisches Mammakarzinom

Das aus dem Lateinischen abgeleitete Wort „inflammatorisch" bedeutet entzündlich und steht für die vordergründige Symptomatik dieses seltenen Befundes, der 1% aller Mammakarzinome ausmacht. Man bezeichnet das Krankheitsbild auch als „Mastitis carcinomatosa", weil es die wesentlichen Symptome der Brustentzündung aufweist: Der betreffende Hautabschnitt der Brust ist gerötet und verdickt, es bestehen Schmerzen. Da sowohl ein Tumor als auch eine Entzündung beim Abtasten der Brust einen festen Widerstand bieten können, ist man bei der Diagnose des inflammatorischen Mammakarzinoms auf die Röntgenuntersuchung (Mammographie) angewiesen.

Es muß jedoch angemerkt werden, daß eine unauffällige Mammographie das Vorliegen einer bösartigen Veränderung nicht 100%ig ausschließt. Daher kann bei Verdacht auf Morbus Paget oder auf inflammatorisches Mammakarzinom nur die operative Gewebeentnahme mit mikroskopischer Untersuchung endgültigen Aufschluß über die Art der Erkrankung geben!

Wachstumsverhalten

Wie bereits erklärt, sind die Geschwindigkeit und die Art der Differenzierung (Ähnlichkeit mit dem Muttergewebe) wichtige Kriterien für das Wachstumsverhalten des Mammakarzinoms und damit für den Verlauf der Krankheit.

Die **Wachstumsgeschwindigkeit** zeigt dabei von Befund zu Befund sehr starke Unterschiede. Die mittlere Tumorverdopplungszeit bei einem Mammakarzinom liegt bei etwa 180 Tagen, d. h. nach dieser Zeit hat sich die Zellzahl des Karzinoms verdoppelt. Da ein Tumor von 1 cm Durchmesser bereits einige hunderttausend Zellen aufweist, muß er bereits seit vielen Jahren bestehen. Ehe ein Knoten durch den Tastbefund oder die Röntgenaufnahme erkennbar wird, hat er eine sehr lange Wachstumsphase hinter sich.

Auch kleine Tumore – Befunde von einem Durchmesser unter 2 cm – können bereits Krebszellen streuen. Diese wenigen Zellen werden jedoch häufig von den körpereigenen Abwehrmechanismen unschädlich gemacht. An diese „Selbstheilungskraft" des Organismus knüpfen Therapieversuche mit dem Ziel an, bei einer Krebserkrankung die Abwehrkräfte des Menschen zu stärken und ihn selbst mit der Krankheit fertig werden zu lassen. Dies ist als alleinige Behandlung jedoch nicht ausreichend. Die Stärkung körpereigener Abwehrkräfte kann bei einer Krebserkrankung immer nur eine sinnvolle *Ergänzung* der Therapie sein.

Krankheitsverlauf

Zu spät oder unzureichend behandelter Brustkrebs äußert sich in zwei Schwerpunkten der Symptomatik: dem Lokalbefund mit einem fortschreitenden Tumorwachstum an der befallenen Brust und der Metastasierung mit einer Ausbreitung der Tumorzellen im Körper.

Lokalbefund

Das weiterwachsende Mammakarzinom zeigt einen typischen Verlauf: Der größer werdende Tumor bricht durch die Haut (Abb.44), das sich ausbreitende Tumorgewebe zerstört die Brust.

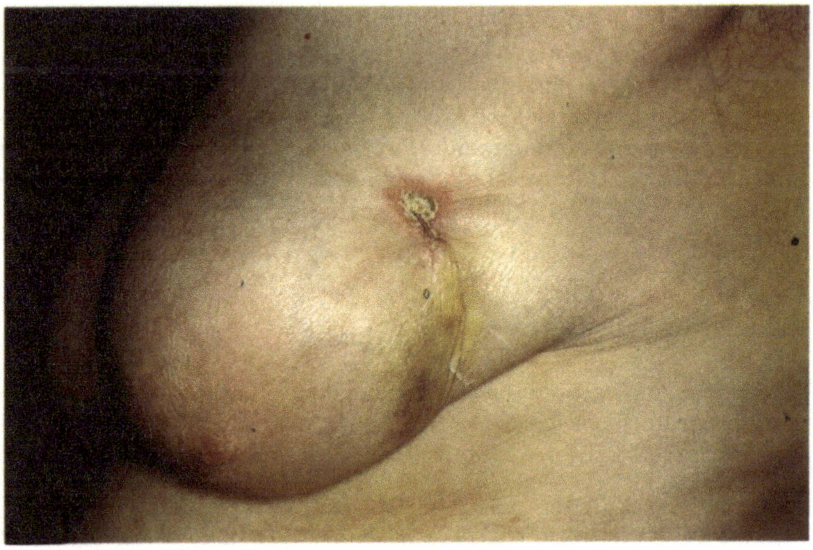

Abb. 44. Tumor mit Durchbruch durch die Haut bei einer 65jährigen Patientin. In der Umgebung des pfenniggroßen Defektes ist die Haut von dem dahinter liegenden 4,2 cm großen Mammakarzinom eingezogen.

Metastasierung

Wie bei den meisten Krebsarten wird auch beim Mammakarzinom das Leben der Patientin nicht von dem Lokalbefund – dem Tumor in der Brust –, sondern von den Metastasen bedroht. Das sind versprengte Tumorzellen, die an anderen Stellen des Körpers ihr zerstörerisches Wachstum fortsetzen.

Am häufigsten metastasiert das Mammakarzinom in Knochen, Lunge und Leber, danach folgen in abnehmender Häufigkeit Nebenniere, Haut und Eierstöcke (Abb. 45). Während Tumorabsiedelungen in Lunge und Leber kaum Schmerzen bereiten, können Metastasen in den Knochen (Abb. 46) massive Beschwerden verursachen. Am häufigsten treten die Knochenmetastasen in der Wirbelsäule auf, danach folgen Beckenknochen, Rippen und die körpernahen Anteile des Oberarm- und des Oberschenkelknochens sowie der Schädelknochen. Eine Komplikation bei Knochenmetastasen ist die sogenannte „Spontanfraktur“. Darunter versteht man einen Knochenbruch ohne äußere Einwirkung, der auf einer Zerstörung des Knochens durch die Metastasen beruht.

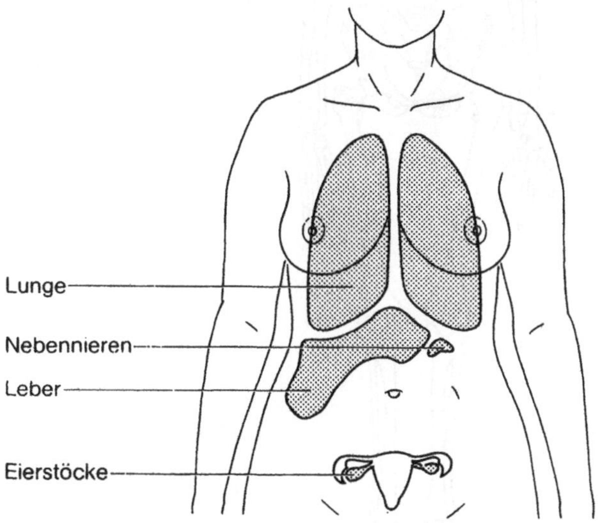

Abb. 45. Weichteilmetastasen beim Mammakarzinom (dunkel): Die häufigsten Weichteilmetastasen finden sich in Lunge und Leber, danach folgen Nebenniere und Eierstöcke.

Der Tod im **Spätstadium des Mammakarzinoms** tritt wie bei anderen Krebserkrankungen durch die Überlagerung mehrerer Krankheitsbilder ein. Im Vordergrund steht eine massive Schwächung des Gesamtorganismus, der sich im Kampf gegen den Tumor so lange auszehrt, bis seine Abwehrkräfte erschöpft sind. Blutungen in das Tumorgewebe führen über den Blutverlust zu einer weiteren Schwächung. Im Bereich des Tumors und der Metastasen können die Blutgefäße das zu schnell wachsende bösartige Gewebe nicht mehr ausreichend ernähren, so daß Teile des Tumors absterben und zerfallen. Die Summierung dieser Krankheitssymptome verursacht eine zunehmende Schwächung der schwerkranken Patientin. Sie kann das Bett nicht mehr verlassen, die liegende Stellung verhindert eine ausreichend tiefe Atmung. Daraus resultiert häufig eine Lungenentzündung, der der entkräftete Organismus dann nichts mehr entgegenzusetzen hat.

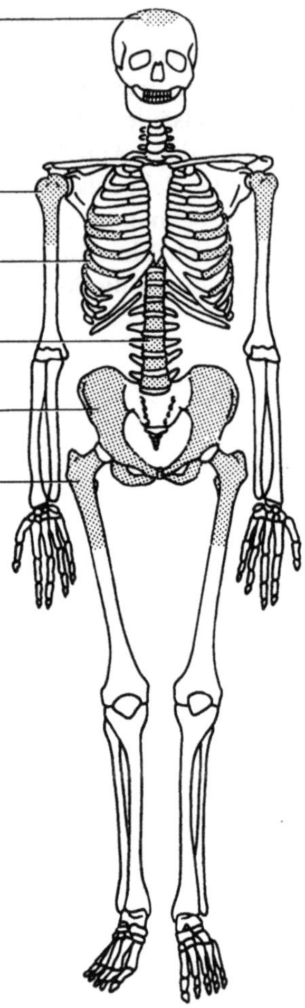

Abb. 46. Knochenmetastasen beim Mammakarzinom (dunkel): In der Reihenfolge abnehmender Häufigkeit finden sich beim Mammakarzinom Knochenmetastasen in Wirbelsäule, Becken, Rippen, Oberarm, Oberschenkel und Schädel. Am Oberarm und Oberschenkel sind besonders die körpernahen Abschnitte betroffen.

Vorsorge

Bedeutung der Früherkennung

Die Häufigkeit des Brustkrebs und die Abhängigkeit des Behandlungserfolges von der Größe des Tumors zwingen dazu, das Schwergewicht der Bemühungen auf eine möglichst frühzeitige Erkennung dieser Erkrankung zu legen. Je früher Brustkrebs erkannt wird, d. h. je kleiner der Tumor noch ist, um so geringer sind die Gefahren, die von ihm ausgehen.

Brustkrebs ist heilbar – auch ohne daß die Brust geopfert werden muß –, wenn man sich an wenige Grundsätze hält:

- Einmal im Jahr zur Vorsorgeuntersuchung!
- Einmal im Monat Selbstuntersuchung der Brust!
- Beim Auftreten einer Veränderung *sofort* zum Arzt!

Warten Sie nicht ab, wenn Sie eine Veränderung Ihrer Brust bemerken! Der Arzt kann beurteilen, ob ein Befund krebsverdächtig ist oder nicht. Es gibt viele diagnostische Möglichkeiten, die die Art der Veränderung erkennen lassen. In den meisten Fällen reicht die Untersuchung durch den Arzt und eine Röntgenaufnahme der Brust (Mammographie) aus. Eine Operation ist nur selten notwendig.

Selbstuntersuchung der Brust

Aus zwei Gründen sollte jede Frau ihre Brust regelmäßig selbst untersuchen:

- Das jährliche Intervall der Vorsorgeuntersuchung ist für die besonders krebsgefährdete Brust zu lang.
- Die Frau bekommt ein Gefühl für ihre Brust und kann dadurch etwaige Veränderungen früher erkennen.

Die Brust sollte einmal monatlich, etwa am 7. Tag nach der Menstruation, untersucht werden. Dieser Termin ist sinnvoll, weil zu diesem Zeitpunkt die zyklusabhängigen Verdichtungen in der Brust am geringsten sind. Ungünstig ist dagegen der Zeitpunkt vor Einsetzen der Menstruation, weil hier am häufigsten die zyklusabhängigen Knotenbildungen auftreten. Am 7. Tag nach Abklingen der Periode sind solche Veränderungen verschwunden, die Bedingungen zur Selbstuntersuchung oder für die Untersuchung durch den Arzt sind am günstigsten.

Eine feuchte Hautoberfläche verbessert die Gleitfähigkeit und erleichtert das Abtasten. Deshalb empfiehlt es sich, die Untersuchung in der Badewanne oder nach dem Eincremen der Haut durchzuführen. Es ist wichtig, daß *alle* Abschnitte der Brust in die Untersuchung mit einbezogen werden. Das Einhalten einer bestimmten Reihenfolge zur Durchführung der monatlichen Untersuchung erleichtert dies:

- Beginnen Sie die Untersuchung mit der Betrachtung.

Der Arzt nennt das „Inspektion". Besehen Sie Form und Oberfläche Ihrer Brüste bei gleichmäßig herabhängenden Armen vor dem Spiegel. Heben Sie dann beide Arme nach oben. Achten Sie auf Veränderungen der äußeren Form, auf Vorwölbungen oder Einziehungen. Achten Sie auf Hautveränderungen wie Rötung, Schwellung oder das Auftreten neuer Blutgefäße.

- Führen Sie dann die eigentliche Tastuntersuchung (Abb. 47) durch.

Tasten Sie jeden der vier Quadranten einzeln ab. Bewegen sie dabei das Gewebe in der Brust zwischen seiner Unterlage, dem Muskel, und seiner äußeren Hülle, der Haut. Vergleichen Sie die Struktur beider Brüste miteinander.

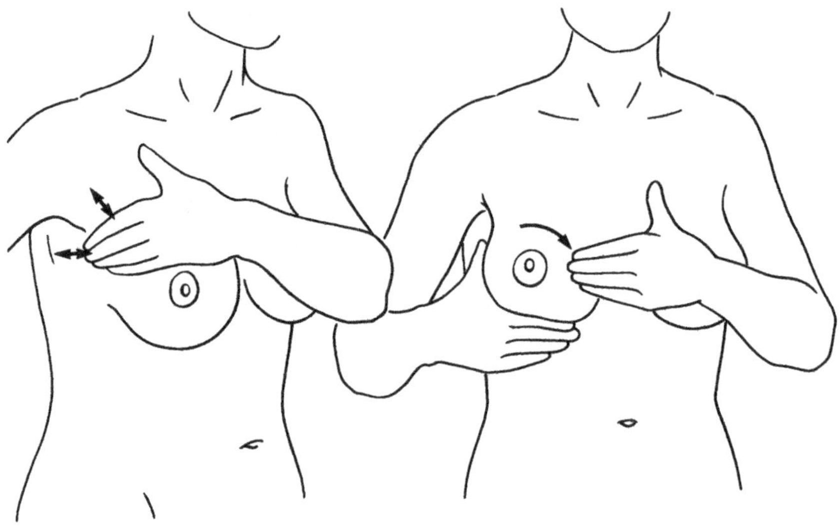

Abb. 47. Selbstuntersuchung der Brust: Bei der Beurteilung des am meisten gefährdeten oberen äußeren Quadranten (a) ist die Unterscheidung zwischen dem großen Brustmuskel und dem darüberliegenden Drüsengewebe wichtig. Da der Muskel sich zur Achselhöhle hin strangartig verjüngt, kann er gelegentlich mit einem Knoten verwechselt werden. Durch Anspannen läßt sich der Muskel jedoch gut erkennen, er bietet dann einen strangartigen, unbeweglichen Widerstand. Dagegen können Veränderungen der Drüse zwischen Muskel und Haut hin und her bewegt werden. Für die Beurteilung der inneren Quadranten (b) spielt der Brustmuskel keine Rolle, da er hier eine gleichmäßig flache Unterlage bildet. Tastbare Veränderungen in diesem Bereich sind deshalb immer der Brust selbst zuzuordnen.

Untersuchen Sie ihre Brust zunächst im Sitzen und dann im Liegen. Die beiden unteren Quadranten lassen sich am besten im Liegen untersuchen, weil das Gewebe dem Muskel dann gleichmäßig aufliegt. Das Gewebe im oberen äußeren Quadranten ist meist am dichtesten und kann strangartig bis in die Achselhöhle reichen.

Tasten Sie das Gewebe hinter der Brustwarze nach Verdichtungen ab und prüfen Sie durch sanften Druck, ob aus der Brustwarze Flüssigkeit austritt.

Tasten Sie nach den Lymphknoten in der Achselhöhle. Legen Sie dabei den Arm entspannt an den Körper, denn bei erhobenem oder abgewinkeltem Arm verschwinden die Lymphknoten in die Tiefe der Achselhöhle und entziehen sich der Untersuchung. Lymphknoten liegen hoch in der Achselhöhle an der Außenwand des Brustkorbs (nicht am Arm!). Sie sind bei normaler Größe nicht zu fühlen. Erst wenn sie etwa die Größe einer Bohne annehmen, kann man sie ertasten. Auch gesunde Frauen haben häufig vergrößerte Achsellymphknoten. Ein tastbarer Lymphknoten ist deshalb kein Grund zur Beunruhigung, wohl aber ein Grund, den Arzt aufzusuchen.

Wenn Sie mit den Strukturen in Ihrer Brust nicht zurechtkommen – wenden Sie sich an Ihren Frauenarzt bzw. an Ihre Frauenärztin. Sie werden Ihnen erklären, was Sie an *Ihrer* Brust ertasten können. Wenn Sie eine Veränderung feststellen – gehen Sie *sofort* zu Ihrem Arzt!

Kapitel 8
Untersuchungen bei Veränderungen der Brust

Erhebung der Vorgeschichte

Das griechische Wort „**Anamnese**" bezeichnet die medizinische Vorgeschichte des Patienten: Angaben zu früheren Erkrankungen, Unfällen oder anderen Beeinträchtigungen der Gesundheit. Jedes erste Gespräch zwischen Arzt und Patient beginnt mit der Erhebung der Anamnese, denn sie erlaubt dem Arzt Rückschlüsse auf die aktuelle Erkrankung.

Auch bei Veränderungen der weiblichen Brust kann die Vorgeschichte wichtige Hinweise liefern:

- Wann war die letzte Regelblutung?

Die hormonelle Situation hat Einfluß auf die Gewebestruktur der Brust. Deshalb ist für den Arzt die Kenntnis des Zykluszeitpunktes wichtig. Vor Beginn der Periode kommt es häufig zu knotigen Verdickungen in der Brust. Diese oft schmerzhaften Veränderungen haben eine hormonelle Ursache und klingen nach der Periode wieder ab. Der günstigste Zeitpunkt für die Untersuchung der Brust ist deshalb der 7. Tag nach Beendigung der Periode. Dann sind die zyklusbedingten Verdichtungen des Brustgewebes am geringsten.

- In welchem Alter trat die erste Periode auf? Wann trat die Menopause ein?

Diesen Fragen kommt zwar nur eine untergeordnete Bedeutung zu, sie können jedoch einen bestehenden Verdacht erhärten. So erhöht sich zum Beispiel das statistische Risiko für Brustkrebs, wenn die erste Periode früh und die Wechseljahre spät eintraten.

- Wieviele Schwangerschaften und Stillperioden bestanden?

Auch diese Frage zielt in erster Linie auf den Ausschluß eines möglichen Risikofaktors: Mit der Zahl der Schwangerschaften und der Dauer der Stillperioden nimmt das Risiko des Mammakarzinoms ab.

- Gab es Besonderheiten während der Stillperioden?

Eine ungleichmäßige Milchproduktion weist auf einseitige Veränderungen des Drüsenkörpers hin. Eine durchgemachte Brustentzündung (Mastitis) kann zu einer lebenslangen Verhärtung des betroffenen Gewebes führen. Ein operierter Abszeß führt zu bleibenden Narben.

- Wurde die Brust schon einmal operiert?

Jeder operative Eingriff an der Brust führt zu einer Narbenbildung. Dies gilt nicht nur für den Bereich der Haut, sondern auch für das unter ihr gelegene Gewebe. Narbengewebe hat eine feste, oft unregelmäßige Struktur. Es kann deshalb sowohl im Tastbefund als auch bei der Mammographie mit einem Tumor verwechselt werden. Hier kann die Vorgeschichte wichtige Hinweise liefern.

- Bestehen Schmerzen in der Brust?

Zyklusabhängige Schmerzen in beiden Brüsten vor Einsetzen der Periode oder in der Mitte zwischen zwei Blutungen haben eine hormonelle Ursache und erfordern bei unauffälligem Tastbefund keine weitere Diagnostik. Auch in diesem Fall sollte jedoch die Unbedenklichkeit der Symptomatik von einem erfahrenen Arzt bestätigt werden. Einseitige und zyklusunabhängige Schmerzen bedürfen dagegen immer der weiteren Abklärung.

Tumoröse Veränderungen bereiten nur dann Schmerzen, wenn sie eine bestimmte Größe erreichen oder sich durch Kontakt mit Nervenbahnen bemerkbar machen. Dies trifft besonders auf Knoten zu, die unter der Haut oder in der Nähe der Achselhöhle liegen. Schmerz ist ein *spätes* Symptom des Brustkrebses.

Entzündliche Veränderungen bereiten früh Beschwerden. Dies gilt sowohl für einen isolierten Herd als auch für großflächige Entzündungen. Letztere findet man vor allem bei krankhaft erweiterten Milchgängen, die den Bakterien den Eintritt in die Brust erleichtern.

Ungleichmäßige Schmerzen, die gelegentlich bis in die Arme ausstrahlen, können zu Beginn der Wechseljahre als ein Anzeichen für die hormonelle Umstellung auftreten.

- Gab es Verletzungen der Brust?

Jede Verletzung der Brust kann zu dauerhaften Veränderungen am Brustgewebe führen. Eine scharfe Verletzung ist durch ihre sichtbare Narbe leicht nachzuvollziehen. Eine stumpfe Verletzung, die zu einem Bluterguß innerhalb der Brust führt, kann dagegen bei der späteren Beurteilung Schwierigkeiten bereiten. Normalerweise wird ein Bluterguß vom Körper wieder aufgelöst und abgebaut (resorbiert). Wenn dies nicht oder nur unvollständig geschieht, kann der Bluterguß durch bindegewebige Veränderungen auf Dauer als derber Befund bestehen bleiben. In diesem Fall kann er ebenso wie altes Narbengewebe mit einem Tumor verwechselt werden. In seltenen Fällen kann ein lange bestehender Bluterguß Kalzium einlagern („verkalken") und dadurch hart wie ein Stein werden. Diese Veränderungen können auch auf einen Bluterguß zutreffen, der nach einer Operation zurückbleibt.

- Besteht eine Absonderung aus der Brustwarze?

Eine Absonderung (Sekretion) aus beiden Brüsten außerhalb einer Stillperiode gibt es bei einer Überproduktion des milchbildenden Hormons Prolaktin. Dieses Hormon wird von der Hypophyse gebildet, einer Drüse im Gehirn. Bei einer beidseitigen Sekretion sollte deshalb ein Tumor dieser Drüse ausgeschlossen (Röntgenbild, Computertomographie) und die Höhe des Prolaktinspiegels durch eine Blutentnahme bestimmt werden. Ein erhöhter Prolaktinspiegel hemmt den Eisprung und führt damit zu einer vorübergehenden Unfruchtbarkeit. Bei einer unauffälligen Sekretion aus der Brustwarze fällt die Prolaktinerhöhung deshalb häufig erst dann auf, wenn sich eine Frau wegen ihres unerfüllten Kinderwunsches in ärztliche Betreuung begibt.

Eine krankhafte Erweiterung der Milchgänge kann ebenso zu einer Sekretion aus beiden Brustwarzen führen wie die Einnahme bestimmter Medikamente. Diese sogenannte pharmakogene Galaktorrhoe kann zum Beispiel durch Präparate aus der Gruppe der Psychopharmaka („Beruhigungsmittel") oder der Diuretika („Wassertabletten") ausgelöst werden.

Eine einseitige Sekretion deutet auf einen krankhaften Prozeß im Milchgang hin und sollte durch Mammographie und eine eventuelle Röntgendarstellung des Milchgangs (Galaktographie) abgeklärt werden.

- Werden zur Zeit Hormone („Pille") eingenommen?

Hormone haben eine unmittelbare Wirkung auf die Brustdrüse, sie beeinflussen das Wachstum des Drüsen- und Bindegewebes. Deshalb muß der Arzt zur Beurteilung einer Gewebe- oder Größenveränderung der Brust über eine etwaige Hormoneinnahme informiert sein.

- Wann trat ein Befund das erste Mal auf?

Die zeitliche Beobachtung einer Veränderung an der Brust kann oft wichtige Hinweise auf ihre Ursache liefern. Die meisten Knoten wachsen langsam. Ein Knoten, der „über Nacht" entstehen kann, ist die Zyste. Durch einen plötzlichen Verschluß im Milchgang staut sich das Sekret zu einem runden, manchmal schmerzhaften Befund. Auch Entzündungen können sich innerhalb von Stunden entwickeln. Dabei wird aus einer zunächst kleinen Rötung an der Hautoberfläche ein großer, schmerzhafter Befund.

Tastbefund

Das Abtasten der Brust durch den Arzt ist die Grundlage weiterer Maßnahmen und gibt oft schon entscheidenden Aufschluß über die Art des Befundes. Zur Untersuchung macht die Patientin ihren Oberkörper frei und stellt sich mit locker in die Hüften gestemmten Armen aufrecht vor den Arzt.

Zunächst wird der Arzt die Brüste betrachten und miteinander vergleichen. Erkrankungen in der Brust machen sich oft durch feinste Veränderungen an ihrer Oberfläche bemerkbar. Für das eigentliche Abtasten gibt es verschiedene Techniken. Allen liegt jedoch die gleiche Fragestellung zugrunde:

- Kann man eine Veränderung (Knoten) tasten?
- Gibt es auf der Gegenseite eine entsprechende Veränderung?
- Ist die Veränderung gegen Haut und Muskel beweglich?
- Ist die Veränderung unregelmäßig oder glatt begrenzt?
- Ist die Veränderung hart oder weich?
- Ist die Veränderung schmerzhaft oder schmerzlos?

Eine vollkommen weiche Brust ohne tastbaren Widerstand ist eine Seltenheit. Fast jede Brust weist Verhärtungen des Bindegewebes oder feinknotige Veränderungen einzelner Drüsenbäumchen auf. Vor der Periode kann man die Drüsenbäumchen häufig wie eine Kette aus unterschiedlich großen Knötchen tasten, die in den äußeren Abschnitten der Brust liegen und manchmal bis in die Achselhöhle reichen.

Da sich das Drüsengewebe mit zunehmendem Alter zurückbildet, lassen entsprechende Veränderungen kontinuierlich nach. Bei einer Patientin nach den Wechseljahren gibt es keine zyklusbedingten Veränderungen mehr.

Mammographie

Von allen Untersuchungsmöglichkeiten der weiblichen Brust ist die Mammographie die zuverlässigste Methode, um noch nicht-tastbare Tumore auch unterhalb der Größe von 1 cm Durchmesser zu erkennen. Sie ist deshalb die wichtigste Untersuchung zur Früherkennung des Mammakarzinoms.

Unter Mammographie versteht man die **Röntgendarstellung der weiblichen Brust**, wobei die verschiedenen Strukturen in einem Schwarzweißkontrast abgebildet werden. Um eine räumliche Vorstellung zu erhalten, wird jede Brust in zwei Ebenen aufgenommen: von oben nach unten und von der Seite zur Mitte (Abb. 48).

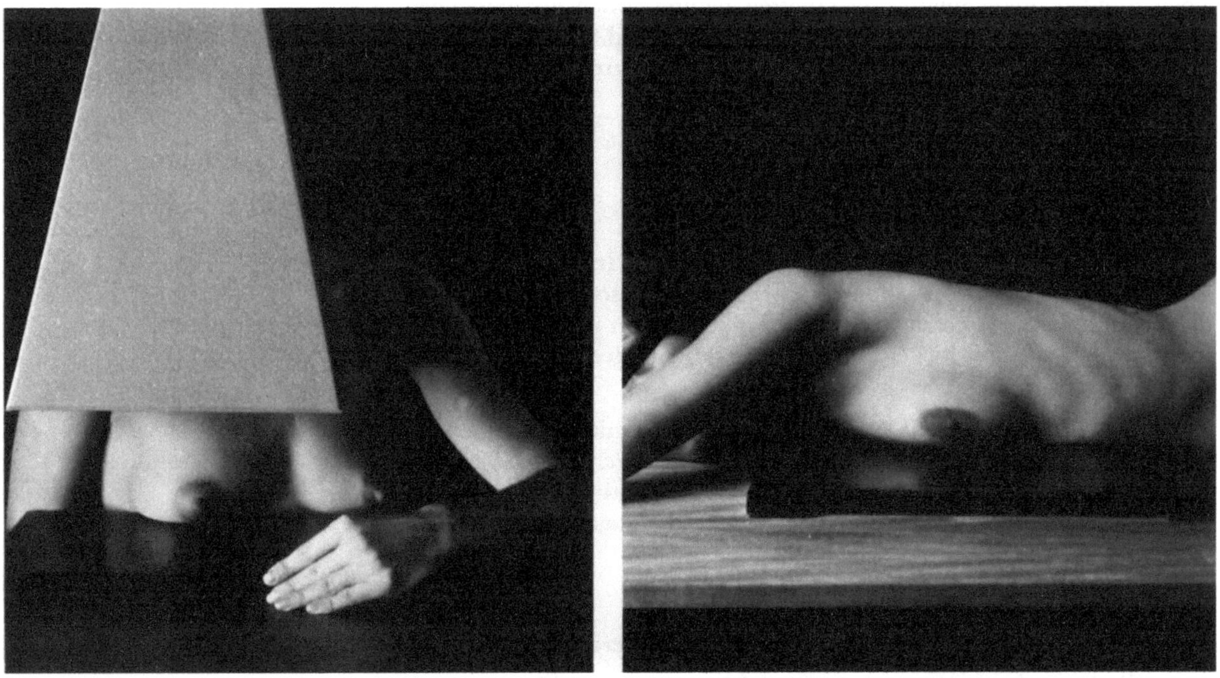

Abb. 48. Zwei Ebenen bei der Mammographie: Bei der Aufnahme von oben nach unten (a) sitzt die Patientin, die Brust liegt mit ihrer horizontalen Längsachse flach auf der Aufnahmeebene. Bei der Aufnahme von der Seite zur Mitte (b) liegt die Patientin, die Brust liegt mit ihrer senkrechten Längsachse flach auf der Aufnahmeebene. Es gibt auch andere Aufnahmetechniken, bei denen die Patientin steht oder sitzt und die Geräte in der entsprechenden Ebene gekippt werden (aus: Witt H., H. Bürger: Mammadiagnostik im Röntgenbild. Walter de Gruyter, Berlin-New York 1981).

Da es sich bei einer Röntgenaufnahme um eine zweidimensionale Abbildung handelt, ist die Qualität und Aussagekraft des späteren Bildes um so besser, je flacher sich die Brust den Strahlen darstellt. Aus diesem Grund wird bei der Mammographie mit zwei strahlendurchlässigen Scheiben Druck auf die Brust ausgeübt. Diese manchmal schmerzhafte Kompression ermöglicht es, alle Bereiche der Brust in annähernd einer Ebene abzubilden.

Wie bei allen technischen Untersuchungsmethoden ist auch die Aussagekraft der Mammographie von der Qualität des Bildes und der Erfahrung des beurteilenden Arztes abhängig. Werden im Laufe der Zeit wiederholte Mammographien notwendig, so ist es sinnvoll, diese Untersuchungen bei demselben Arzt durchführen zu lassen oder einem neuen Untersucher die alten Aufnahmen vorzulegen; denn der Vergleich mit früheren Bildern liefert oft entscheidende Hinweise zur Beurteilung einer Veränderung.

Die wesentlichen Grundlagen über die **Aussagekraft der Mammographie** lassen sich vereinfacht so darstellen: Je größer der Widerstand ist, den ein Gewebe den Röntgenstrahlen entgegensetzt, um so heller erscheint dieses Gewebe auf dem späteren Bild. Fettgewebe bietet wie die Luft den Röntgenstrahlen keinen Widerstand. An diesen Stellen bleibt das Röntgenbild dunkel. Drüsen- und Bindegewebe halten die Strahlen zurück, sie ergeben einen hellen Kontrast. Er erscheint um so intensiver, je dichter die Struktur des Gewebes ist. Bösartige Tumore führen in der Mammographie ebenfalls zu einem hellen Kontrast. Sie fallen dadurch auf, daß sie nicht zur übrigen Struktur des Brustgewebes passen, sie sind größer und unregelmäßig begrenzt (Abb. 49).

Ein wichtiger mammographischer Hinweis auf ein Karzinom sind die sogenannten **Mikroverkalkungen**. Man versteht darunter winzige Kalkzonen, die im Röntgenbild als intensiv weiße Flecken erscheinen und in bestimmten Formationen beieinander liegen (Abb. 50). Kalk ist – chemisch betrachtet – Kalzium. Dieses Salz kommt in hoher Konzentration in unseren Knochen vor und sorgt dort für die notwendige Stabilität. Daneben zirkuliert Kalzium ständig im Blut und kann so an jede Körperstelle gelangen.

Mikroverkalkungen in der Brust können verschiedene Ursachen haben: Abgestorbene Zellen wirken als „Kalkfänger". Dies gilt sowohl für zugrunde gegangene Tumorzellen als auch für Zellen, die in Folge ihres natürlichen Alterungsprozesses abgestorben sind. So können über Jahre bestehende Blutergüsse oder altes Narbengewebe ebenfalls „verkalken". Wenn ein Abflußhindernis (Tumor, Entzündung) zu einem Sekretstau im Milchgang führt, wird das Sekret eingedickt und kann „verkalken". Stoffwechselstörungen können zu kleinfleckigen Kalkablagerungen führen. Dieser Entstehungsmechanismus ist in der Brust jedoch nur selten zu erwarten.

Die verschiedenen Ursachen zeigen, daß Mikroverkalkungen nicht zwangsläufig auf Krebszellen hinweisen. Sie sind jedoch verdächtig auf das Vorliegen eines Tumors und sollten immer zu weiteren, abklärenden Maßnahmen veranlassen. Etwa die Hälfte der „frühen" Mammakarzinome werden durch ihre Mikroverkalkungen mit der Mammographie entdeckt. Als „frühe" Mammakarzinome bezeichnet man nicht tastbare Befunde von einem Durchmesser unter 1 cm.

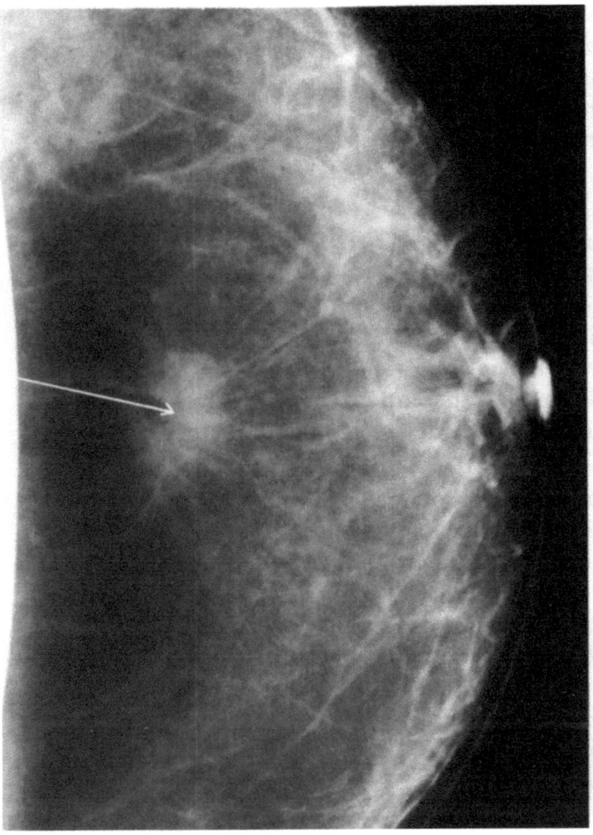

Abb. 49. Mammographiebefund bei Brustkrebs: Zwischen Muskel und Brustwarze gelegener Tumor (Pfeil), der sich strahlenförmig nach allen Seiten ausbreitet. Durch das in seiner Umgebung liegende Fettgewebe tritt der Befund besonders deutlich hervor. Die hellen Strukturen unter der Haut entsprechen der Überlagerung von Drüsen- und Bindegewebe (aus Witt/Bürger, a. a. O.).

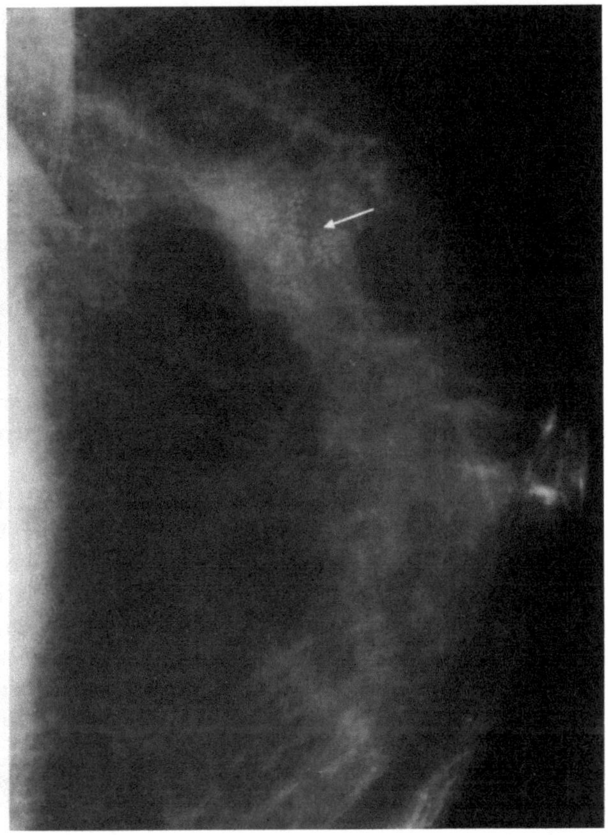

Abb. 50. Mammographiebefund mit Mikroverkalkungen: In der etwa pfenniggroßen Verdichtung (Pfeil) liegen zahlreiche kleine Kalkschatten dicht beieinander. Bei diesem Befund handelte es sich um ein Mammakarzinom (aus Witt/Bürger, a. a. O.).

Indikation zur Mammographie

Die Notwendigkeit einer Maßnahme wird in der medizinischen Fachsprache mit dem Wort „Indikation" bezeichnet. Man unterscheidet dabei eine absolute von einer relativen Indikation. Eine *absolute* Indikation besteht dann, wenn eine ärztliche Maßnahme durchgeführt werden *muß*. Dagegen spricht man von einer *relativen* Indikation, wenn diese Maßnahme durchgeführt werden *kann*. Eine absolute Indikation zur Mammographie ist dann gegeben, wenn

- ein isolierter Knoten vorliegt,
- eine zyklusunabhängige Verhärtung besteht,
- Sekret aus einer Brustwarze austritt,
- ein zyklusunabhängiger Schmerz besteht,
- Entzündungszeichen vorliegen,
- eine Brust bisher nicht beobachtete Formveränderungen aufweist,
- Haut oder Brustwarze Veränderungen zeigen,

- in der Achselhöhle vergrößerte Lymphknoten tastbar sind,
- bei bekannter Mastopathie ein verdächtiger Befund vorliegt.

Eine regelmäßige Mammographie in jährlichen Intervallen wird dann empfohlen, wenn

- bereits eine Brust wegen Krebs operiert wurde,
- eine Mastopathie vorliegt, die sich im Tastbefund nicht ausreichend beurteilen läßt,
- ein hohes familiäres Risiko besteht (Mutter oder Schwester mit Brustkrebs belastet).

Strahlenbelastung bei der Mammographie

Die Notwendigkeit der Mammographie sollte sorgfältig überdacht werden, wenn in den letzten zwölf Monaten bereits eine entsprechende Untersuchung durchgeführt wurde. Dann muß an Hand des aktuellen Befundes und der vorliegenden Aufnahmen entschieden werden, ob eine erneute Mammographie erforderlich ist. Im Hinblick auf die Sicherheit der Patientin sollte im Zweifelsfall zugunsten einer erneuten Mammographie entschieden werden: Die hohe Aussagekraft der Untersuchung hat in diesem Fall Vorrang vor der Strahlenbelastung. Da keine andere Untersuchung der Brust so aussagekräftig wie die Mammographie ist, steht die gelieferte Information in einem günstigen Verhältnis zur Strahlenbelastung. Trotz zahlreicher Untersuchungen gibt es keinen Hinweis darauf, daß Mammographien Brustkrebs fördern könnten. Durch neue Techniken und Filme wurde zudem die Strahlendosis bei der Mammographie immer wieder gesenkt. Die moderne Raster-Mammographie verbindet eine hohe Aussagekraft mit geringer Strahlenbelastung.

Ultraschall-Untersuchung

Die Ultraschall-Untersuchung oder **Sonographie** ist eine neue Technik, mit der eine schmerzlose Darstellung von Organstrukturen ohne Strahlenbelastung möglich ist.

Der Name „Ultraschall" rührt von der Verwendung hochfrequenter Schallwellen her, deren Frequenz bei 5 Millionen Schwingungen pro Sekunde (= 5 Millionen Hertz) liegt. (Zum Vergleich: die Aufnahmefähigkeit des menschlichen Ohres endet bei 20000 Schwingungen pro Sekunde.) Die Schallwellen bei der Sonographie werden von dem „Schallkopf" ausgesandt, mit dem der Arzt über den zu untersuchenden Körperabschnitt fährt. Je nach Struktur des untersuchten Organs werden die Schallwellen aufgenommen oder zurückgeworfen. Der Schallkopf ist dabei gleichzeitig Sender und Empfänger. Die zurückkehrenden Wellen werden vom Schallkopf einem computergesteuerten Monitor zugeführt, der die Informationen zu einem Bild zusammensetzt.

Der Vorteil der Ultraschall-Untersuchung liegt in der Möglichkeit einer schmerzfreien Befunderhebung ohne Strahlenbelastung. Ihr Nachteil besteht in einer gegenüber der Mammographie deutlich verringerten Aussagekraft. Aus diesem Grund stellt die Ultraschall-Untersuchung keinen Ersatz, sondern nur eine Ergänzung zur Mammographie dar.

Lediglich bei der Darstellung einer Zyste ist die Sonographie aussagefähiger als die Mammographie. In der Mammographie läßt sich eine Zyste nur als solide Struktur erkennen. Im Ultraschall kann man dagegen die Flüssigkeit innerhalb der Zyste gut erkennen (Abb. 51). Diese Feststellung kann der Patientin eine Operation ersparen. Ein solider Tumor muß operiert werden. Bei einer Zyste ist es jedoch oft ausreichend, sie mit einer feinen Nadel zu entleeren (punktieren) und das gewonnene Sekret auf Zellenveränderungen zu untersuchen.

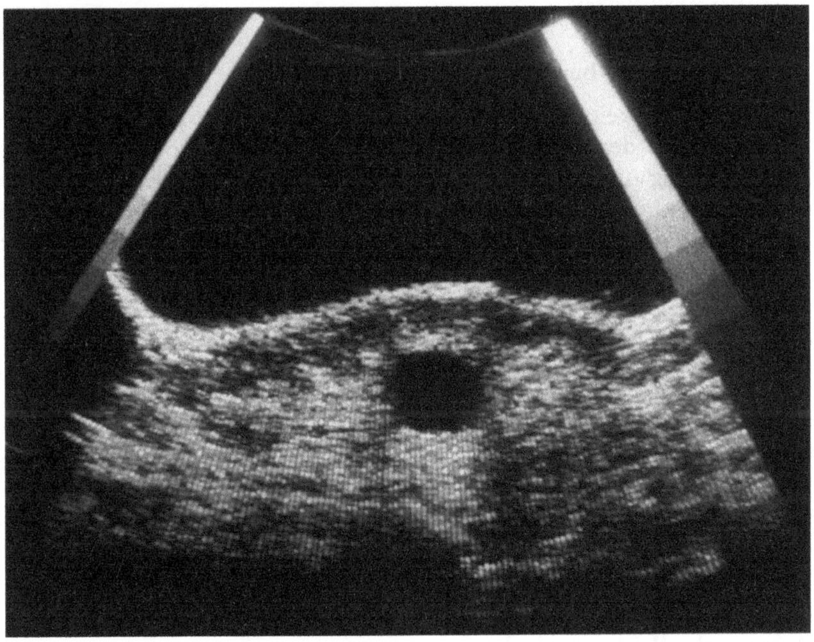

Abb. 51. Zyste im Ultraschallbefund: Die rundliche Aussparung in der Bildmitte mit dem gleichmäßig „leeren" Innenraum spricht eindeutig für eine Zyste. Dieser Befund konnte durch Punktion (Entleerung der Zyste durch Einstechen) behoben werden. Die mikroskopische Untersuchung des Sekretes ergab keine Tumorzellen.

Feinnadel-Biopsie

Mit dem Begriff Feinnadel-Biopsie (oder „**Punktion**") bezeichnet man die Gewebeentnahme mit Hilfe einer feinen Nadel.

Bildliche Darstellungen der Brust wie Mammographie oder Ultraschall erlauben immer nur eine zweidimensionale Abbildung. Das Auffinden eines kleinen Befundes erfordert jedoch eine räumliche Vorstellung von der Brust. Diese Schwierigkeit, einen Befund räumlich richtig zu „orten", schränkt die Möglichkeiten der Punktion ein. Ihre Treffsicherheit wird besonders dann begrenzt, wenn der zu untersuchende Befund nicht tastbar ist. Aus diesem Grund stellt die Feinnadel-Biopsie hohe Anforderungen an die Geschicklichkeit und Erfahrung des ausführenden Arztes. Sie sollte deshalb nur dort durchgeführt werden, wo entsprechende fachliche und technische Voraussetzungen gegeben sind.

Indikation zur Punktion

Die Feinnadelbiopsie bietet einen wichtigen Vorteil: Eine durch Ultraschall gesicherte Zyste kann unter Vermeidung einer Operation entleert und ihr Inhalt mikroskopisch untersucht werden. Dieses Vorgehen ist deshalb gerechtfertigt, weil Zysten nur in sehr seltenen Fällen Krebszellen enthalten. Die Zyste stellt vor allem ein Problem dar, weil sie als „Knoten" in der Brust erscheint. Nach der Entleerung fällt die Zyste in sich zusammen, der „Knoten" ist verschwunden. Die anschließende mikroskopische Untersuchung des Zysteninhaltes gehört zu jeder Punktion. Durch ihr Ergebnis und das Verschwinden der Zyste ist eine unmittelbare Erfolgskontrolle möglich. Für den seltenen Fall bösartiger Veränderungen müßten die gleichen operativen Konsequenzen wie bei einem „soliden" Mammakarzinom gezogen werden.

Jede andere Anwendung der Punktion wird von der begrenzten Treffsicherheit eingeschränkt. Es sollte deshalb nur dann punktiert werden, wenn die Gutartigkeit eines Tumors bewiesen werden soll, d. h. wenn die Voruntersuchungen ein Karzinom ausschließen und der Nachweis der Gutartigkeit der Patientin eine Operation erspart.

Indikation gegen die Punktion

Fatale Folgen können sich ergeben, wenn ein *bösartiger* Befund bei der Punktion verfehlt wird: Durch das scheinbar unauffällige Ergebnis der Punktion wiegen sich Arzt und Patientin in Sicherheit, das Karzinom kann ungestört weiterwachsen. Deshalb sollte *nicht* punktiert werden, wenn der Verdacht auf einen bösartigen Tumor besteht.

Brustkrebs muß konsequent behandelt werden. Dazu gehört die vollständige operative Entfernung des verdächtigen Knotens. Die Punktion führt nicht nur zu einem Zeitverlust, sondern sie kann durch die mechanische Einwirkung auf den Tumor der Versprengung von Krebszellen Vorschub leisten.

Es sollte ebenfalls nicht punktiert werden, wenn Mikrokalk vorliegt. Mikrokalk findet sich häufig außerhalb des eigentlichen Tumors. Die Treffsicherheit wird dadurch stark eingeschränkt. Herde mit Mikrokalk sollten operativ entfernt und auf ihre vollständige Entfernung hin kontrolliert werden: Eine Röntgenaufnahme des bei der Operation entfernten Gewebes wird mit der ursprünglichen Mammographie verglichen. Die Übereinstimmung der Mikrokalkherde auf beiden Bildern beweist deren vollständige Entfernung.

Galaktographie

Die Galaktographie ist eine Sonderform der Mammographie, bei der einzelne Milchgänge mit Hilfe eines Kontrastmittels dargestellt werden. Eine Galaktographie ist dann angezeigt, wenn aus einer Brustwarze ein verdächtiges Sekret austritt. Dabei kann es sich sowohl um Blut als auch um ein klares Sekret handeln. Jede einseitige Absonderung aus der Brustwarze ist auf Veränderungen innerhalb eines Milchgangs verdächtig. Die Galaktographie soll der Ursache dieser Veränderungen auf die Spur kommen.

An der Brustwarze münden alle Milchgänge. Deshalb beginnt die Galaktographie mit der Inspektion der feinen Öffnungen, um den richtigen Milchgang zu erkennen. Oft genügt ein sanfter Druck auf die Brust, um festzustellen, aus welcher Öffnung das Sekret austritt. Über die Öffnung dieses Milchgangs wird dann mit einer stumpfen Nadel Kontrastmittel eingespritzt. Im Röntgenbild zeigt sich der Milchgang als weißer Strang, dessen Struktur Rückschlüsse auf Weite und Wandbeschaffenheit des Milchgangs zuläßt (Abb. 52).

Die Galaktographie dient nicht zur Feststellung eines Mammakarzinoms, sondern nur zur Lokalisation einer Veränderung des Milchgangs. Sie ist dann wertlos, wenn der veränderte Milchgang nicht zu ermitteln ist und das Kontrastmittel einen „gesunden" Milchgang darstellt.

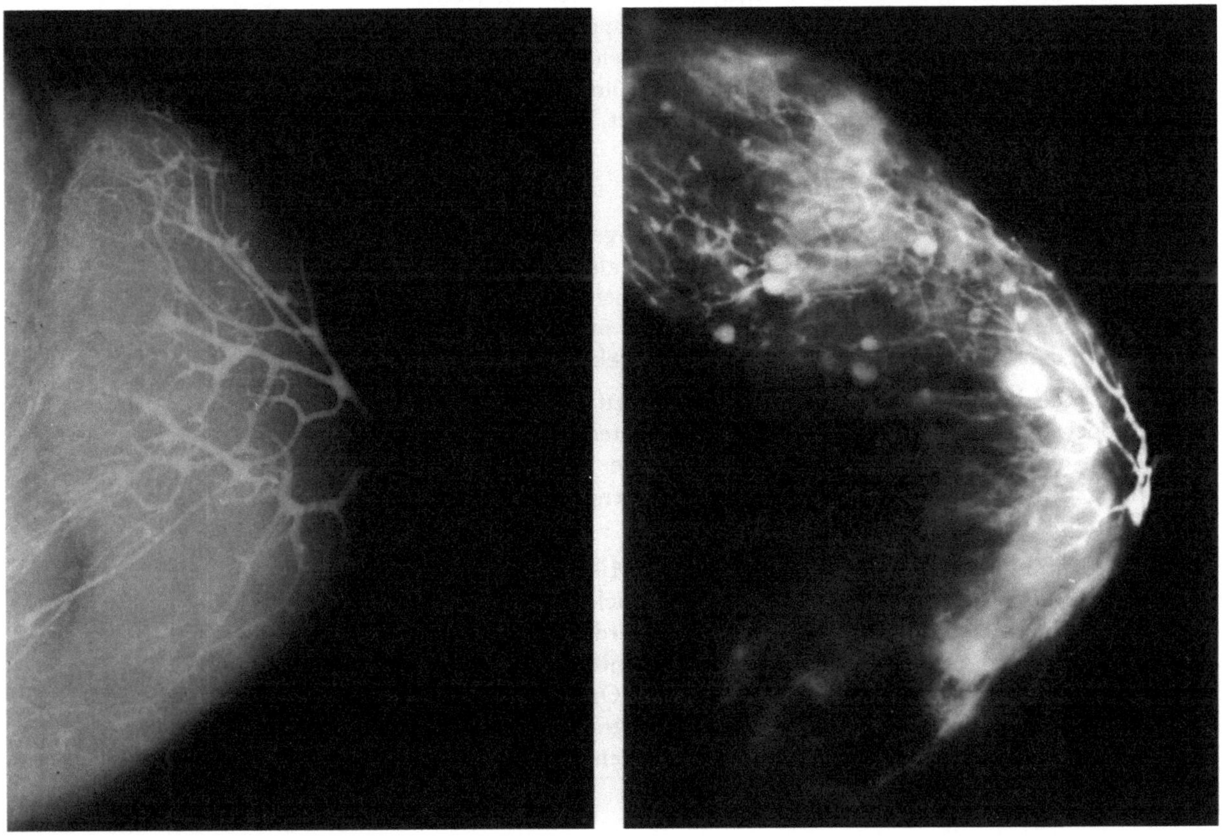

a b

Abb. 52. Galaktographie: (a) Milchgänge der rechten Brust – Normalbefund. (b) Darstellung zweier Milchgänge, die sich hinter der Brustwarze trennen und sich wie das feine Geäst eines Baumes weiter aufzweigen. Die runden bis erbsgroßen Aufhellungen entsprechen kleinen Zysten der beiden Milchgänge. Das Bild paßt zu einer fibrozystischen Mastopathie. ((a) Sammlung Prof. Dr. med. H. Witt u. Mitarb., Radiologisches Institut des Rudolf-Virchow-Krankenhauses Berlin-Wedding; (b) aus Witt/Bürger, a. a. O.).

Thermographie

Eine Thermographie ist ein Wärmebild. Diese Untersuchungsmethode bezeichnet daher ein bildgebendes Verfahren, das die unterschiedlichen Temperaturzonen von Geweben sichtbar macht. In der Medizin beruht der Wert der Thermographie auf dem Umstand, daß Gewebe mit einem gesteigerten Stoffwechsel und einer vermehrten Durchblutung mehr Wärme abstrahlt als „normales" Gewebe. Krebstumoren wachsen besonders schnell, ihr gesteigerter Stoffwechsel und ihre vermehrte Durchblutung machen sie deshalb für die Thermographie erkennbar.

Es gibt zwei Arten der Thermographie:

Elektronische Thermographie (Telethermographie)

Die von der Körperoberfläche abgestrahlte Wärme wird von einer Infrarotkamera aufgenommen und auf einem Monitor oder einem Polaroidfilm abgebildet.

Plattenthermographie

Eine Folie mit Flüssigkristallen wird direkt auf die Körperzone gelegt („Kontaktthermographie"), wodurch sich die Gefäße in der Körperoberfläche entsprechend dem Grad ihrer Durchblutung darstellen.

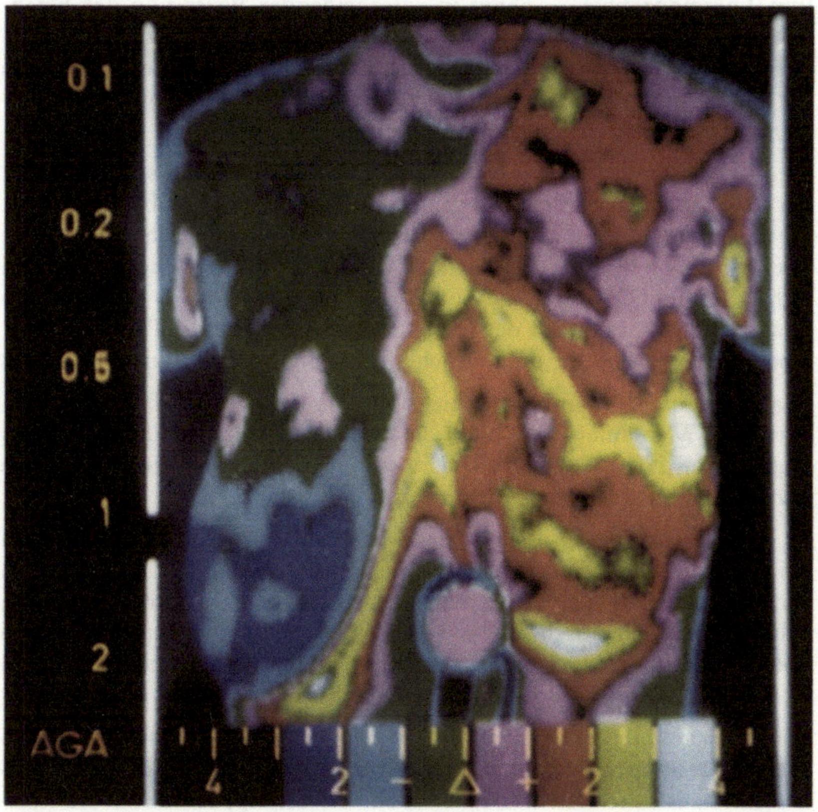

Abb. 53. Infrarot-Thermographie eines Mammakarzinoms (rechts: rote Farbe). Die Skalierung der Farben ist unten im Bild angegeben. Zwei benachbarte Farben bilden jeweils eine Temperaturdifferenz von 1 Grad Celsius (Sammlung Prof. Dr. med. H. Witt u. Mitarb., a. a. O.).

Im Rahmen der Brustdiagnostik liegt der Sinn der Thermographie vor allem in der Erkennung des Mammakarzinoms (Abb. 53). Je schneller das Mammakarzinom wächst, umso mehr Wärme gibt es ab und um so deutlicher wird es von der Thermographie abgebildet. Die Thermographie kann Befunde von 1 cm Durchmesser nachweisen, sie kann dabei jedoch nicht zwischen einem Tumor und einer Entzündung unterscheiden. Als alleinige Untersuchungsmethode zur Vorsorge ist die Thermographie abzulehnen. Sie ist ein *ergänzendes* Verfahren und sollte nur im Zusammenhang mit der Mammographie angewandt werden. Bei unklaren Mammographiebefunden kann die Thermographie weitere Hinweise liefern. Sie ist auch geeignet, um bei einer kontrollbedürftigen Brust das Untersuchungsintervall zwischen zwei Mammographien zu verkürzen.

Zur Zweckmäßigkeit der Untersuchungsmethoden und des Untersuchungsablaufs

Die **Aussagekraft aller Untersuchungen** an der weiblichen Brust – Tastbefund, Mammographie, Ultraschall, Punktion, Galaktographie und Thermographie – hängt in entscheidender Weise von der **Erfahrung des untersuchenden Arztes** ab. Es gibt nur eine Möglichkeit, eine absolut sichere Aussage über Veränderungen der Brust zu treffen: die der **mikroskopischen Untersuchung**. Sie setzt jedoch die operative Entfernung des verdächtigen Befundes voraus.

Da in Kliniken untersucht *und* operiert wird, unterliegen sie auf Grund der mikroskopischen Begutachtungen einer ständigen „Selbstkontrolle". Nach jedem Eingriff können sie anhand der histologischen Diagnose überprüfen, ob ihre Schlüsse aus den vorausgegangenen Untersuchungen richtig waren. Diese ständige Rückkoppelung zwischen der (vorläufigen) Diagnose des Arztes und der (endgültigen) Diagnose des Pathologen ist eine wichtige Basis für die ärztliche Erfahrung schlechthin.

Tastbefund und Mammographie sind zwei unverzichtbare Untersuchungen. Mit ihnen läßt sich die Mehrzahl aller Befunde so weit eingrenzen, daß auf weitere Diagnostik verzichtet und die notwendige Behandlung eingeleitet werden kann.

In Anbetracht der Häufigkeit des Mammakarzinoms sollte man sich bei zweifelhaften Befunden im Hinblick auf die Sicherheit der Patientin für die operative Abklärung entscheiden. Weitere Voruntersuchungen sollten nur noch durchgeführt werden, wenn sie Erkenntnisse liefern können, die eine Operation eventuell verzichtbar machen oder wenn sie für die Planung des Eingriffs notwendig sind.

Die Aussagekraft technischer Untersuchungen (Mammographie, Ultraschall, Galaktographie, Thermographie) hängt – außer von der Erfahrung des ausführenden Arztes – auch von den **apparativen Voraussetzungen** ab. Mit einer veralteten Technik können keine guten Aufnahmen gelingen, und mit einer schlechten Aufnahme kann auch ein versierter Arzt wenig anfangen. Die Patientin wird jedoch mit einer zweifelhaften Untersuchung belastet.

Eine für die Patientin effektive Verbindung kann in der **Zusammenarbeit** zwischen ihrem Hausarzt, einem Röntgenologen und einem operierenden Arzt (Chirurgen, Gynäkologen) bestehen:

Die Patientin wendet sich wegen eines Befundes in ihrer Brust an ihren Hausarzt. Dieser überweist sie zur Mammographie (evtl. mit Sonographie) an einen Röntgenologen. Der Röntgenologe stellt auf Grund seiner Untersuchung die Diagnose und leitet die Patientin gegebenenfalls zur Operation an einen Chirurgen oder Gynäkologen weiter. Mit dem späteren Bericht des operierenden Arztes an den Röntgenologen und den Hausarzt schließt sich der Kreis einer für die Patientin und die Ärzte zweckmäßigen Zusammenarbeit.

Empfehlungen für den Gang der Untersuchungen

Die meisten „Knoten" in der Brust werden von den Frauen selbst festgestellt. Der einzige richtige Schritt ist dann der sofortige Weg zum Arzt.

Leider warten viele Frauen zu lange und verschenken so wertvolle Zeit. Dieses oft verhängnisvolle Zögern hat viele Gründe, die in jedem einzelnen Fall anders gelagert sind. Da ist zunächst ein Verdrängungsprozeß, der selbst bei eindeutigen Befunden die Krankheit nicht wahrhaben will. Hinzu kommt die Angst, durch eine verstümmelnde Operation ein wichtiges Attribut der Weiblichkeit zu verlieren. Für viele Frauen wiegt diese Angst ebenso schwer wie die Bedrohung durch die Krankheit selbst. Die Sorgen werden von einem Gefühl hilfloser Abhängigkeit verstärkt. Die betroffene Frau sieht sich „den Ärzten" ausgeliefert, deren Maßnahmen sie nicht beurteilen kann und denen sie sich trotzdem anvertrauen muß. Diese extreme psychische Belastung für die Frau muß durch ein planvolles Vorgehen möglichst schnell beendet werden.

Folgendes Vorgehen hat sich dabei als zweckmäßig erwiesen:

Der Tastbefund durch den Arzt ist die Ausgangsbasis jeder Brustuntersuchung. Bei einem verdächtigen Befund erfolgt als nächster Schritt die Mammographie. Sie ist nur verzichtbar, wenn die letzte Mammographie weniger als ein halbes Jahr zurückliegt und die Bilder dem untersuchenden Arzt vorliegen. Ist der aktuelle Befund jedoch verdächtig und auf den vorliegenden Bildern nicht nachweisbar, kann eine erneute Mammographie auch nach weniger als sechs Monaten zweckmäßig sein. Andernfalls kann der Befund durch Ultraschall oder Thermographie weiter abgeklärt werden. Bei Verdacht auf einen Prozeß innerhalb eines Milchganges kann (bei vorliegender Mammographie) die Galaktographie weiterhelfen.

Nach diesen Untersuchungen ist die Diagnose im allgemeinen klar. Bei Verdacht auf eine bösartige Veränderung muß operiert werden. Ein wahrscheinlich gutartiger Befund kann punktiert werden. Bleibt dabei der Befund weiter unklar, so muß er operativ abgeklärt oder engmaschig kontrolliert werden. Die Art des weiteren Vorgehens muß in jedem Fall neu entschieden werden. In Tabelle 2 ist die zweckmäßige Abfolge der Untersuchungsschritte graphisch dargestellt.

Die Patientin sollte in einem ausführlichen Informationsgespräch an der Entscheidung beteiligt werden. Oft ist es zweckmäßig, auch den Ehemann oder Partner der Patientin in das Gespräch mit einzubeziehen.

Tabelle 2. Der zweckmäßige Untersuchungsablauf (Untersuchung, **Befund**, Operation).

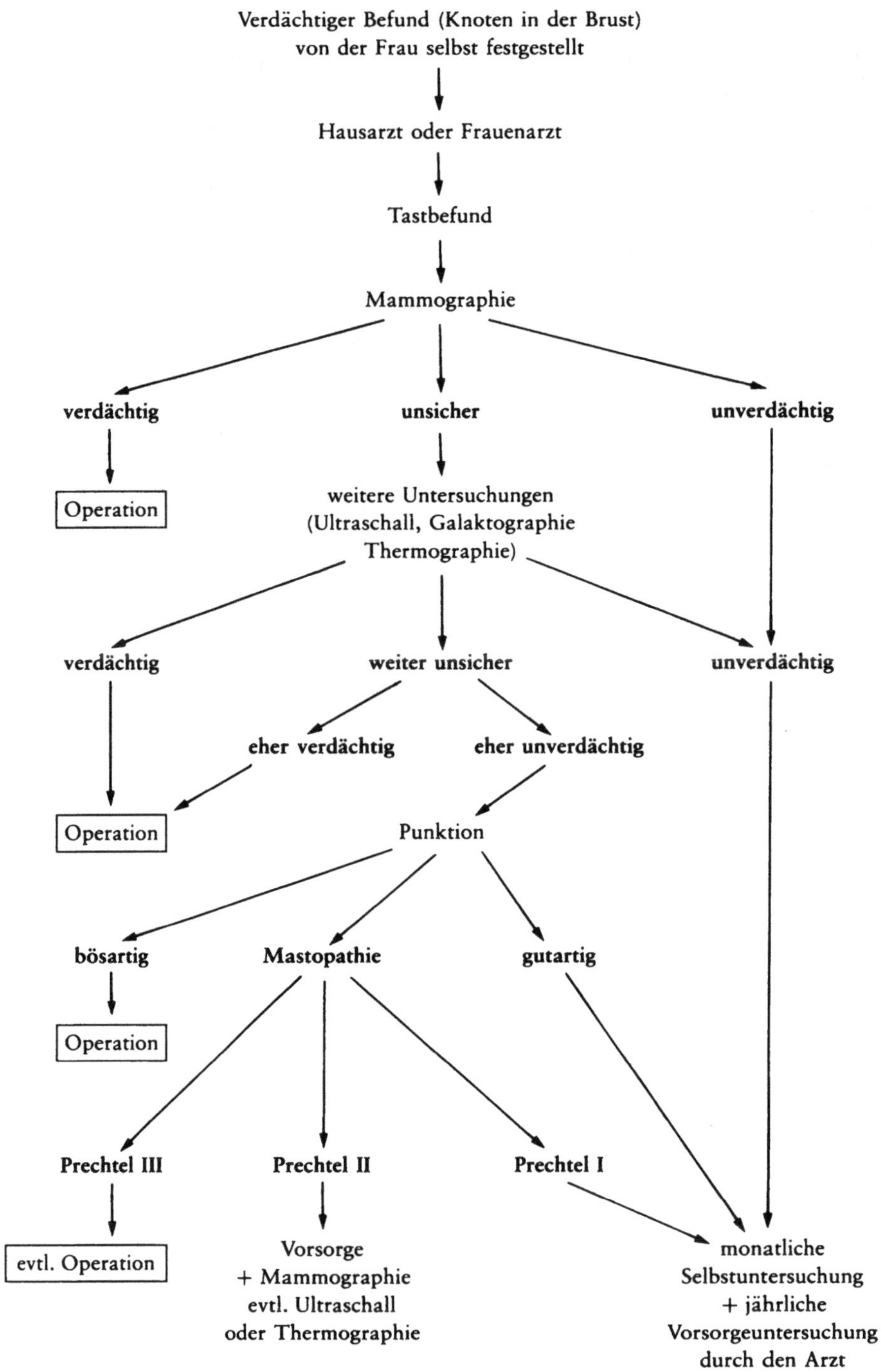

Wichtiger Rat

Ein praktischer Arzt muß die gesamte Medizin überblicken. Deshalb wird bei Veränderungen der weiblichen Brust im allgemeinen eine weiterführende fachärztliche Untersuchung notwendig sein. Wenn Sie einen Befund feststellen, der Sie beunruhigt:

- Lassen Sie sich nicht beruhigen, es „sei schon nichts"!
- Bestehen Sie auf einer Überweisung zu einem Gynäkologen, der den Tastbefund kontrolliert, oder zu einem Röntgenologen, der eine Mammographie durchführt!
- Lassen Sie sich keine Medikamente „für die Brust" geben! Es gibt nur wirksame Medikamente gegen die Mastopathie. Ihre Anwendung erfordert jedoch eine eindeutige Diagnose.

Kapitel 9
Spezielle Untersuchungen bei Brustkrebs

Bestimmung der Hormonrezeptoren

Der Einfluß der Eierstockhormone auf das Mammakarzinom wurde erstmals 1896 nachgewiesen. Der Arzt BEATSON entfernte damals bei Patientinnen mit fortgeschrittenem Brustkrebs die Eierstöcke. Damit konnte er bei etwa jeder zweiten Frau eine Besserung des Befundes erreichen. Erst 1941 wurde dieser Zusammenhang wieder aufgegriffen und die Entfernung der Eierstöcke zu einer routinemäßigen Begleitoperation bei Brustkrebspatientinnen vor den Wechseljahren. Nach den Wechseljahren erübrigt sich dieser Eingriff, da die Eierstöcke dann kein Östrogen mehr produzieren.

Es zeigte sich jedoch, daß nur bei rund der Hälfte der Frauen, denen die Eierstöcke entfernt wurden, eine Befundbesserung eintrat. Für die medizinische Forschung stellte sich daher die Aufgabe, die hormonelle Empfindlichkeit eines Tumors *vor* Beginn der Behandlung festzustellen. Dies gelang mit dem Nachweis der Hormonrezeptoren im Tumorgewebe.

Das lateinische Wort „Rezeptor" bedeutet „Empfänger". Hormonrezeptoren sind Empfangseinrichtungen in den Zellmembranen, die die im Blut zirkulierenden Hormone an die Zellen binden. Sie leiten die hormonelle Botschaft an den Zellkern weiter und regen ihn zu einer bestimmten Leistung an; bezogen auf das Gewebe der weiblichen Brust heißt dies, daß die Hormone erst mit der Bindung an die Rezeptoren Einfluß auf die Brust gewinnen können. Der Nachweis der Rezeptoren erlaubt daher Rückschlüsse auf die hormonelle Beeinflußbarkeit eines Tumors. Mit der Bestimmung der Rezeptoren soll dieser Einfluß untersucht und sollen Hinweise für eine gezielte Behandlung gewonnen werden.

Da es zwei unterschiedliche Eierstockhormone gibt, das Östrogen und das Gestagen (= Progesteron), gibt es entsprechende Hormonrezeptoren:

- Östrogenrezeptoren
- Progesteronrezeptoren

Kann man die Rezeptoren im Tumorgewebe nachweisen, nennt man den Befund **rezeptorpositiv**, sind keine Rezeptoren nachzuweisen, bezeichnet man ihn als **rezeptornegativ**. Das Kürzel „ER+" (ER: engl. Estrogen Receptor) bedeutet daher Östrogenrezeptor-positiv, entsprechend heißt „ER–" Östrogenrezeptor-negativ. Das gleiche gilt für die Progesteronrezeptoren. Hier steht „PR+" für nachgewiesene, „PR–" für nicht nachweisbare Progesteronrezeptoren.

Nach dem derzeitigen Stand der Wissenschaft scheint die hormonelle Anregung des Tumorwachstums in erster Linie vom Östrogen auszugehen. Das Vorhandensein von Östrogenrezeptoren ist also ein Hinweis darauf, daß der Tumor unter Östrogeneinfluß wächst. Demgegenüber ist die Bedeutung der Progesteronrezeptoren noch nicht hinreichend geklärt. Trotz dieser Wissenslücken erlauben die Erfahrungen einige wichtige Feststellungen über Hormonrezeptoren:

- Je älter eine Patientin, um so größer ist die Wahrscheinlichkeit, daß sie Hormonrezeptor-positiv ist.
- Über die Hälfte aller Patientinnen, die Östrogenrezeptor-positiv (ER+) sind, sprechen auf eine alleinige Hormonbehandlung (siehe S. 125) an: Der Tumor bildet sich unter der Hormontherapie vollständig (selten) oder teilweise (häufig) zurück.
- Sind sowohl Östrogen- als auch Progesteronrezeptoren positiv (ER+ und PR+), sprechen drei Viertel aller Patientinnen auf die Behandlung an.
- Sind keine Rezeptoren nachweisbar (ER− und PR−), wirkt eine Hormontherapie nur bei maximal 20% der Patientinnen.
- Trotz der oft günstigen Ergebnisse der Hormontherapie muß man jedoch feststellen, daß ein vorhandener Tumor mit der Hormontherapie allein *nicht* geheilt werden kann.

Die Bestimmung der Hormonrezeptoren gehört heute zur routinemäßigen Untersuchung bei Brustkrebs. Sie erfolgt im unmittelbaren Anschluß an die histologische Untersuchung, wobei der Pathologe kleine Mengen des Tumors an ein entsprechendes Speziallabor weiterleitet.

Das Kriterium „rezeptorpositiv" beschreibt nicht nur das Vorhandensein der Rezeptoren, sondern erfaßt auch deren Konzentration. Rezeptoren sind fast immer vorhanden. Man verwendet aber erst dann die Bezeichnung „rezeptorpositiv", wenn die Konzentration der Rezeptoren eine bestimmte Größe überschreitet. Für Östrogenrezeptoren liegt diese Grenze bei 20 Femtomol pro Milligramm Tumorgewebe, für Progesteronrezeptoren bei 25 Femtomol pro Milligramm. Die Maßeinheit „Femto" bedeutet 10^{-15}, also eine unglaublich kleine Dimension. Sie zeigt, um welch empfindliche Analyse es sich bei der Bestimmung der Hormonrezeptoren handelt.

Der Sinn der Rezeptorbestimmung liegt in der Möglichkeit einer *gezielten* hormonellen Therapie. Da es sich bei der Rezeptorbestimmung auch um eine quantitative Analyse handelt, läßt die Höhe des Rezeptorspiegels eine Aussage über den wahrscheinlichen Erfolg einer Hormontherapie zu: Je höher die Rezeptorkonzentration, um so eher wird eine Hormontherapie Erfolg haben. Die verschiedenen Möglichkeiten der Hormontherapie werden in Kapitel 11 „Weitere Therapie bei Brustkrebs" erläutert.

Tumormarker

Tumormarker sind Eiweißstoffe, deren Konzentration beim Vorliegen eines bösartigen Tumors erhöht ist. Der Nachweis dieser Tumormarker erfolgt durch die Entnahme von venösem Blut, das anschließend in einem Speziallabor analysiert wird. Tumormarker bedeuten einen großen Fortschritt in der Diagnostik, da ihr Anstieg den klinischen Symptomen oft um Monate vorauseilt. Es ist zu hoffen, daß die zukünftige Entwicklung auf diesem Gebiet noch genauere Aussagen über den Verlauf einer Tumorerkrankung zulassen wird. Als erster Tumormarker fand das sogenannte CEA Eingang in die medizinische Diagnostik. Es handelt sich dabei um einen unspezifischen Tumormarker, der bei verschiedenen Tumoren reagiert.

Später folgten für den Bereich der Frauenheilkunde zwei Tumormarker, die nur bei bestimmten Tumoren reagieren:

- CA 15-3 beim Mammakarzinom
- CA 12-5 beim Ovarialkarzinom (Eierstockkrebs)

Grundsätzlich besitzt der Einzelwert eines Tumormarkers jedoch keine ausreichende Aussagekraft. Deshalb sind Tumormarker für die Vorsorgeuntersuchung gesunder Frauen nicht geeignet.

Carcino-embryonales Antigen (CEA)

Das carcino-embryonale Antigen (CEA) ist ein im Blut zirkulierender Eiweißstoff, aus dessen Konzentration Rückschlüsse auf das Vorhandensein eines bösartigen Tumors gezogen werden können. CEA reagiert als unspezifischer Tumormarker bei vielen Tumoren. Seine höchste Aussagekraft besitzt er für Tumore des Magen-Darm-Traktes. Beim Mammakarzinom ist CEA nur bei einem Teil der Tumore aussagekräftig. Der CEA-Spiegel ist in erster Linie vom Stoffwechsel der Tumorzellen abhängig und erst in zweiter Linie von deren Masse. Ein einzelner CEA-Wert besitzt nur eine begrenzte Aussagekraft. Erst die Verlaufskontrolle mit dem Vergleich mehrerer Werte derselben Patientin erlaubt Rückschlüsse auf das Tumorgeschehen. Stark vereinfacht könnte man sagen: Je aktiver der Tumor, d. h. je intensiver sein Stoffwechsel, um so deutlicher steigt das CEA an. Diese Aussage gilt für alle Tumormarker. Damit erlaubt die Kontrolle des CEA-Spiegels grundlegende Aussagen über den Verlauf einer Tumorerkrankung:

- Abfallen eines ursprünglich erhöhten CEA-Spiegels beweist den Erfolg der Therapie.
- Ansteigen eines ursprünglich erniedrigten CEA-Spiegels spricht für ein erneutes Aufflackern der Erkrankung.
- Weiteres Ansteigen eines bereits erhöhten CEA-Spiegels spricht für ein Fortschreiten der Erkrankung.

Die Maßeinheit für den CEA-Spiegel ist ng/ml (1 Nanogramm pro Millimeter = 1 milliardstel Gramm pro 1 tausendstel Liter). Der Normalwert für das CEA liegt unter 5 ng/ml. Dann folgt eine „Grauzone“, in der eine Erhöhung verschiedene Ursachen haben kann, zum Beispiel eine Lebererkrankung oder Rauchen. Ab einem Wert von 10 ng/ml muß man mit dem Vorhandensein von Tumorzellen rechnen.

Das CEA hat sich als erster Tumormarker bei der Verlaufskontrolle bösartiger Erkrankungen bewährt. Auch wenn es nicht bei jedem Fall von Brustkrebs aussagekräftig ist, so kann das CEA doch in über der Hälfte aller Fälle wichtige Hinweise auf den Krankheitsverlauf liefern.

Dadurch ist die Bestimmung des CEA-Spiegels zu einer Routineuntersuchung bei der Nachsorge des Mammakarzinoms geworden.

CA 15-3

CA 15-3 ist ein für Brustkrebs spezifischer Tumormarker, d. h. seine Werte lassen nur einen Rückschluß auf den Verlauf eines Mammakarzinoms zu. Diese Spezifität bietet den großen Vorteil einer konkreten Aussage. Während man eine Erhöhung des CEA mit jedem Tumor in Zusammenhang bringen kann, können Veränderungen des CA 15-3 nur von einem Mammakarzinom ausgehen. Dadurch wird der diagnostische Wert des Tumormarkers beträchtlich erhöht.

Das CA 15-3 eignet sich gut, um einen Behandlungserfolg zu kontrollieren: bei erfolgreicher Behandlung fällt der Wert ab. Eine erfolglose Behandlung zeigt sich an einem Anstieg des CA 15-3. Der Normalwert des CA 15-3 liegt unter 20 E/ml (Einheiten pro Milliliter). Zwischen 20 und 30 E/ml findet sich ein kontrollbedürftiger Bereich. Über 30 E/ml beginnen tumorverdächtige Werte.

Blutuntersuchungen

Die Bestimmung der Tumormarker ist eine moderne Form der Blutuntersuchung. Daneben gibt es noch „klassische" Untersuchungen, die weitere diagnostische Hinweise liefern.

Blutkörperchen-Senkungs-Geschwindigkeit

Die Blutkörperchen-Senkungs-Geschwindigkeit (BSG), läuft auch unter der Abkürzung BKS (Blutkörperchen Senkung) oder einfach unter „Senkung". Sie bezeichnet das Absinken fester Blutbestandteile in einem speziellen Röhrchen, wobei das Maß dieser Senkung in Millimetern gemessen und nach ein und zwei Stunden registriert wird. Auf Grund der doppelten Ablesung besteht eine Senkung immer aus zwei Zahlen. Die kleinere Zahl gibt den Wert nach einer, die größere Zahl den Wert nach zwei Stunden an. Beispiel: die Senkung beträgt 5/9 (fünf zu neun). Dies wäre zugleich ein normaler Wert, da beide Zahlen unter zehn liegen.

Die Senkung ist eine veränderliche Größe, die sehr vielen Einflüssen unterliegt und nur unter dem jeweiligen klinischen Aspekt beurteilt werden kann. Sie reagiert bei jeder Veränderung des Gesundheitszustandes. Besonders bei Infektionskrankheiten und nach Operationen kann sie in Abhängigkeit von der Schwere der körperlichen Beeinträchtigung stark erhöht sein. Dabei können die Werte 100 überschreiten.

Bei Brustkrebs besteht meist eine Erhöhung der Senkung in einem mittleren Bereich (unter 100 in der zweiten Stunde). Eine einzelne Senkung ist jedoch wenig aussagekräftig. Erst der Vergleich wiederholter Senkungen erlaubt Rückschlüsse auf den Verlauf der Krankheit: Eine fallende Senkung signalisiert eine Stabilisierung und damit eine Besserung. Diese Aussage trifft allerdings für jede Erkrankung zu. Deshalb ist die Senkung zur alleinigen Kontrolle einer Tumorerkrankung wenig geeignet. Bereits eine einfache Erkältung verändert ihren Wert.

Der diagnostische Wert der Senkung liegt deshalb vor allem in der Beurteilung der allgemeinen körperlichen Verfassung. Vergleiche mit früheren Senkungen lassen erkennen, ob sich der Allgemeinzustand der Patientin verbessert oder verschlechtert hat. Die Senkung ist zudem eine schnelle und preiswerte Untersuchung. Innerhalb von zwei Stunden kann sie auf jeder Station durchgeführt werden.

Alkalische Phosphatase

Die alkalische Phosphatase ist ein Enzym, das in Leber und Knochen gebildet wird und bei Erkrankungen von Leber und Galle sowie bei Umbauprozessen des Knochens erhöht ist. Der Normalwert für die alkalische Phosphatase liegt bei 60 – 170 Einheiten pro Liter, je nach Untersuchungsmethode des jeweiligen Labors können die Normalwerte etwas voneinander abweichen.

Bei einer Patientin mit Mammakarzinom muß man bei einer Erhöhung der alkalischen Phosphatase neben Erkrankungen von Leber und Galle auch an das Vorliegen von Knochenmetastasen denken. Knochen sind beim Mammakarzinom am häufigsten von Metastasen betroffen. Bei etwa jeder dritten Frau finden sich dort die ersten Tumorabsiedlungen.

Kalziumspiegel

Ebenso wie die Bestimmung der alkalischen Phosphatase dient die Kontrolle des Kalziumspiegels der Abklärung möglicher Knochenmetastasen. Kalzium ist ein Salz, das zum überwiegenden Teil im Knochen eingelagert wird und bei Umbauprozessen vermehrt ins Blut gelangt. Metastasen führen am Knochen zu ständigen Umbauprozessen. Manche bauen zusätzliche Knochensubstanz auf; man nennt sie osteoplastische Metastasen. Andere bauen Knochen ab; man nennt sie osteoklastische Metastasen. Verständlicherweise besteht bei osteoklastischen, d. h. knochenabbauenden Metastasen eine große Gefahr für Knochenbrüche. Wenn ein Knochen ohne äußere Einwirkung im Bereich der Metastase bricht, bezeichnet man dies als Spontanfraktur.

Der Normalwert für Kalzium liegt zwischen 4,0 und 5,2 mval/l (Millival pro Liter). Durch die Umbauprozesse bei Knochenmetastasen kann vermehrt Kalzium in den Blutkreislauf gelangen und bei Werten über 7,5 mval/l zu lebensbedrohlichen Komplikationen, besonders von seiten des Herzens, führen.

Knochenszintigramm

Das Knochenszintigramm ist eine weitere Untersuchung zum Nachweis möglicher Knochenmetastasen. Dazu wird eine gering strahlende radioaktive Substanz in die Vene gespritzt. Nach ihrer Verteilung im Körper wird sie vorübergehend in allen Knochen gespeichert. Dabei lagern *aktive* Zonen mehr Aktivität ein als ruhende. Knochenmetastasen stellen aktive Zonen dar. Im Szintigramm sind sie durch eine intensivere Anreicherung zu erkennen (Abb. 54).

In vielen Kliniken gehört das Knochenszintigramm zur Routineuntersuchung bei *jedem* Mammakarzinom, d. h. auch bei solchen, bei denen

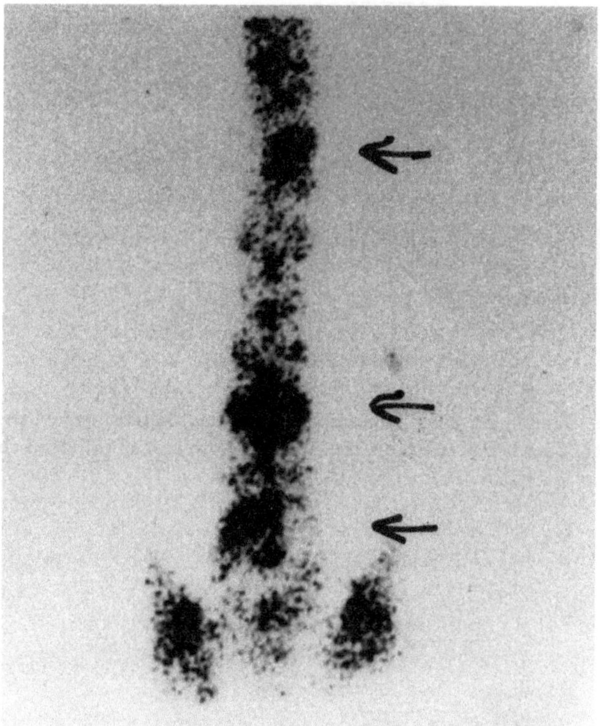

Abb. 54. Knochenszintigramm bei einem metastasierenden Mammakarzinom: Abgebildet sind die untere Hälfte der Wirbelsäule und die oberen Anteile des Beckenknochens (vergleiche Abb. 46). In drei Wirbelkörpern finden sich Metastasen (Pfeile), die an ihrer dunkleren Färbung zu erkennen sind. Je intensiver die Färbung, um so aktiver die Stoffwechselvorgänge innerhalb der Metastase. Der mittlere Befund ist am ausgeprägtesten.

mit keiner Metastasierung zu rechnen ist. Mit dieser routinemäßigen Szintigraphie will man einerseits auch eine nicht zu erwartende Metastase ausschließen und andererseits einen Ausgangsbefund erhalten, der für den Fall späterer Beschwerden eine Befundänderung besser erkennen läßt. Wie für die meisten Untersuchungsmethoden beginnt auch für die Szintigraphie die erfaßbare Größe eines Tumors bei etwa 0,5 cm. Befunde, deren Durchmesser unter einem halben Zentimeter liegen, werden von der Szintigraphie nicht erfaßt.

Untersuchungen der Leber

Das Mammakarzinom kann auch in die Leber metastasieren. Deshalb entsprechen die Gründe zur Routineuntersuchung der Leber denen beim Knochenszintigramm. Abbildung 55 zeigt die schematische Darstellung einer Lebermetastase in der Szintigraphie bzw. im Ultraschall: der Rundherd, der sich von der übrigen Gewebestruktur deutlich abhebt, spricht für eine Metastase. Blutuntersuchungen zum Nachweis von Lebermetastasen sind wenig aussagekräftig, da eine Veränderung der entsprechenden Leberwerte erst sehr spät erfolgt.

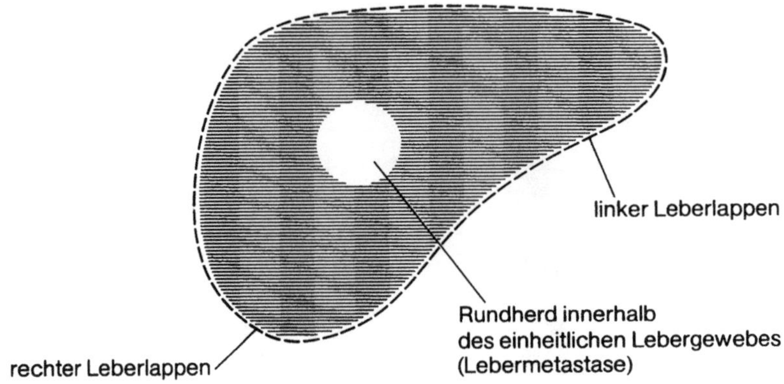

Abb. 55. Schematische Darstellung einer Lebermetastase in der Szintigraphie bzw. im Ultraschall: Der Rundherd, der sich von der übrigen Gewebestruktur deutlich abhebt, spricht für eine Metastase.

Kapitel 10
Operationen bei Brustkrebs

Auch heute wird bei Brustkrebs noch nach Methoden operiert, die Ende des vorigen Jahrhunderts entwickelt wurden. Damals begannen die Chirurgen ROTTER und HALSTED, bei der Operation des Mammakarzinoms auch den Brustmuskel und die Lymphknoten der Achselhöhle zu entfernen. Der Muskel wurde entfernt, weil er als unmittelbares Nachbargewebe der Brustdrüse Tumorzellen enthalten konnte. Die Lymphknoten der Achselhöhle wurden herausgenommen, weil sie im Hauptabflußgebiet der Brust liegen. Versprengte Tumorzellen werden als erstes dort zurückgehalten. Dieses Vorgehen nach Rotter-Halsted besitzt in seinen Grundzügen unverändert Gültigkeit, wird jedoch in seiner ganzen Radikalität nur noch selten angewandt.

Heute befürwortet man bei Operationen des Mammakarzinoms weniger radikale Eingriffe. Um die Jahrhundertwende wurde die operative Therapie des Mammakarzinoms um die Möglichkeit der Strahlenbehandlung bereichert. Die Kombination von Operation und Strahlentherapie ermöglichte in den letzten Jahren zunehmend brusterhaltende Verfahren bei der Behandlung des Mammakarzinoms.

Während die Entfernung der Achsellymphknoten unverändert notwendig ist, hat sich die Einstellung gegenüber dem Muskel gewandelt. Der Brustmuskel ist ein „friedliches" Gewebe. Er kann von sich aus kein Karzinom entwickeln und muß deshalb nur dann entfernt werden, wenn er von Tumorzellen befallen ist. Internationale Statistiken haben eindeutig bewiesen, daß die Entfernung des gesunden Brustmuskels die Heilungsaussichten nicht verbessert. Im Gegenteil wird durch die Erweiterung des Eingriffes die Patientin stärker belastet, der Heilungsverlauf wird erschwert. Außerdem kann der fehlende Brustmuskel später die Beweglichkeit des Armes auf der betroffenen Seite beeinträchtigen.

Das eigentlich „kritische" Nachbargewebe bei jeder Brustkrebsoperation ist die Haut, da sie sich zum Drüsengewebe hin nicht sicher abgrenzen läßt. Gegenüber den glatten Muskelfasern läßt sich das Drüsengewebe gut unterscheiden und zuverlässig entfernen. Unter der Haut gibt es jedoch keine klare Grenze. Hier liegt das Drüsengewebe eng mit dem Fett- und Bindegewebe zusammen und reicht bis unmittelbar unter die Haut. Aus diesem Grund bleiben selbst bei radikalen Operationen etwa 5 – 10% des Drüsengewebes unter der Haut zurück.

Operationen mit Amputation der Brust

Ein Mammakarzinom kann immer nur aus dem Drüsengewebe der Brust entstehen. Deshalb ist die Entfernung des Drüsengewebes der zentrale Vorgang jeder Brustkrebsoperation. Der Fachausdruck hierfür lautet **Mastektomie.** Oft wird auch der Begriff „Ablatio“ (operative Abtragung) für die Brustamputation benutzt, der die konkrete Beschreibung der Mastektomie offen läßt.

Das derzeitige Spektrum der amputierenden Operationen mit Mastektomie umfaßt drei zentrale Eingriffe. Allen Methoden gemeinsam ist die Entfernung des Drüsengewebes mit dem umgebenden Fett- und Bindegewebe. Außerdem werden die Brustwarze und die Lymphknoten der Achselhöhle entfernt. Die Notwendigkeit zur Entfernung der Brustwarze ergibt sich aus ihrer anatomischen Lage: An der Brustwarze laufen alle Milchgänge zusammen. Jedes Stück Gewebe, das innerhalb des milchbildenden Systems frei wird, gelangt deshalb unweigerlich zur Brustwarze. Da Brustkrebs in diesem System entsteht, können Tumorzellen über die Milchgänge direkt zur Brustwarze gelangen. Damit wird die Brustwarze zu dem bei Brustkrebs am meisten gefährdeten Bezirk.

Radikale Mastektomie (nach Rotter-Halsted)

Diese radikalste Form aller Mastektomien geht auf das Ende des vorigen Jahrhunderts zurück. Neben dem Drüsenkörper werden der große und kleine Brustmuskel sowie die Lymphknoten aus der Achselhöhle entfernt. Die Narbe verläuft schräg von unten innen nach oben außen (Abb. 56). Nach der Entfernung des großen Brustmuskels fällt die Brust im Operationsgebiet stark ein, im Zusammenhang mit dem Narbenverlauf verleiht dies der Methode einen deutlich „verstümmelnden“ Charakter. Die radikale Mastektomie sollte nur noch dann gewählt werden, wenn die Muskulatur vom Tumor infiltriert ist. Die Schnittführung kann unter heutigen Gesichtspunkten nicht mehr als zeitgemäß angesehen werden.

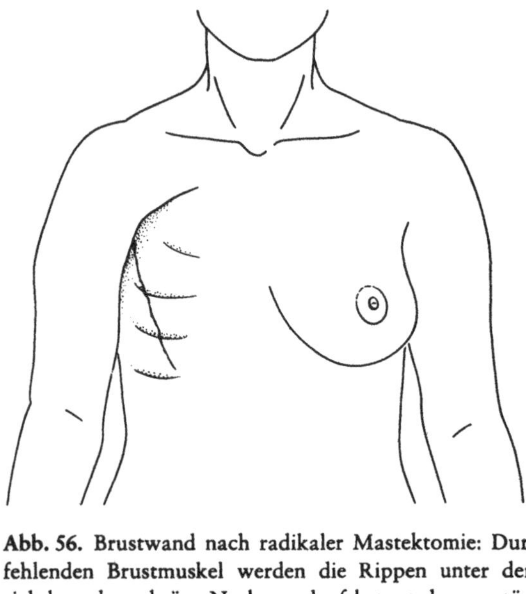

Abb. 56. Brustwand nach radikaler Mastektomie: Durch den fehlenden Brustmuskel werden die Rippen unter der Haut sichtbar, der schräge Narbenverlauf betont den verstümmelnden Charakter dieser Methode.

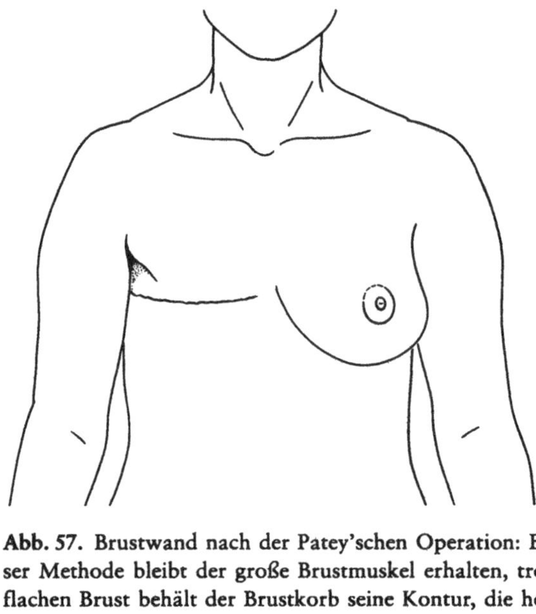

Abb. 57. Brustwand nach der Patey'schen Operation: Bei dieser Methode bleibt der große Brustmuskel erhalten, trotz der flachen Brust behält der Brustkorb seine Kontur, die horizontale Narbe fällt weniger auf als die schräge.

Abgewandelte radikale Mastektomie (nach Patey)

Bei dieser weniger radikalen Methode wird der große Brustmuskel belassen und ein horizontaler Schnitt gewählt (Abb. 57). Die Entfernung des Drüsenkörpers, des kleinen Brustmuskels sowie der Achsellymphknoten erfolgt wie bei dem Vorgehen nach Rotter-Halsted. Die Erhaltung des großen Brustmuskels macht diese Art der Operation für die Patientin weniger belastend, der Brustkorb behält eine bessere Kontur. Die Entfernung des kleinen Brustmuskels hat für die Beweglichkeit des betroffenen Armes keine nachteiligen Folgen.

Eingeschränkt radikale Mastektomie

Diese Methode stellt die schonendste Form der Mastektomie dar. Sie entspricht dem Vorgehen nach Patey, allerdings bleibt der kleine Brustmuskel erhalten. Die eingeschränkte radikale Mastektomie ist heute die am meisten angewandte Operationsmethode bei Brustkrebs. Die Ausgangssituation für einen späteren Wiederaufbau der Brust ist günstig.

Entfernung der Lymphknoten

Die eigentliche Bedrohung bei einem Karzinom geht von der Gefahr der Metastasierung aus. Darunter versteht man die Ansiedelung von Tumorzellen an anderen Körperstellen über die Wege der Lymph- oder Blutgefäße. Diese Gefahr steigt mit zunehmender Tumorgröße an, weil das wachsende Karzinom in Lymph- oder Blutgefäße einbrechen kann. Mit dem Einbruch in die Gefäße können sich die Tumorzellen absiedeln, sie werden weggeschwemmt und bilden Metastasen.

Karzinome metastasieren primär lymphogen, d. h. sie brechen zuerst in Lymphgefäße ein. Über die Lymphgefäße gelangen die Tumorzellen zu den Lymphknoten, wo sie aus der Lymphbahn „herausgefiltert" werden. Damit halten die Lymphknoten die Tumorzellen vom übrigen Organismus fern und verhindern eine ungezügelte Tumoraussaat. Diese Schutzfunktion wird durch die Aufnahmefähigkeit der Lymphknoten für Tumorzellen begrenzt. Außerdem kann das Karzinom auch innerhalb des Lymphknotens weiterwachsen. Wenn die Tumorzellen die Wand eines Lymphknotens durchdringen, muß der nachfolgende Lymphknoten als nächste Barriere einspringen. Mit der Überwindung der ersten Lymphknotenschranke steigt die Gefahr der allgemeinen Tumorausbreitung sprunghaft an.

Der größte Teil der Lymphbahnen der Brust führt zu den Lymphknoten in der Achselhöhle. Aus zwei Gründen ist die Entfernung dieser Lymphknoten fester Bestandteil jeder Brustkrebsoperation:

- Die Lymphknoten können Tumorzellen enthalten. Mit ihrer Entfernung wird die Gefahr eines Weiterwachstums innerhalb der Lymphknoten und die Möglichkeit der allgemeinen Tumorausbreitung vermindert.
- Die Kenntnis eines etwaigen Tumorbefalls (Lymphknotenstatus) stellt eine wichtige Grundlage zur Beurteilung der Krankheit und zur Entscheidung über eine weitere Behandlung dar.

Die bei den genannten Operationen erreichbaren Lymphknoten teilt der Chirurg in drei sogenannte Etagen (Abb. 58) ein:

- Etage I: Lymphknoten im äußeren Anteil der Achselhöhle
- Etage II: Lymphknoten im inneren Anteil der Achselhöhle unter dem kleinen Brustmuskel
- Etage III: Lymphknoten unterhalb des Schlüsselbeins

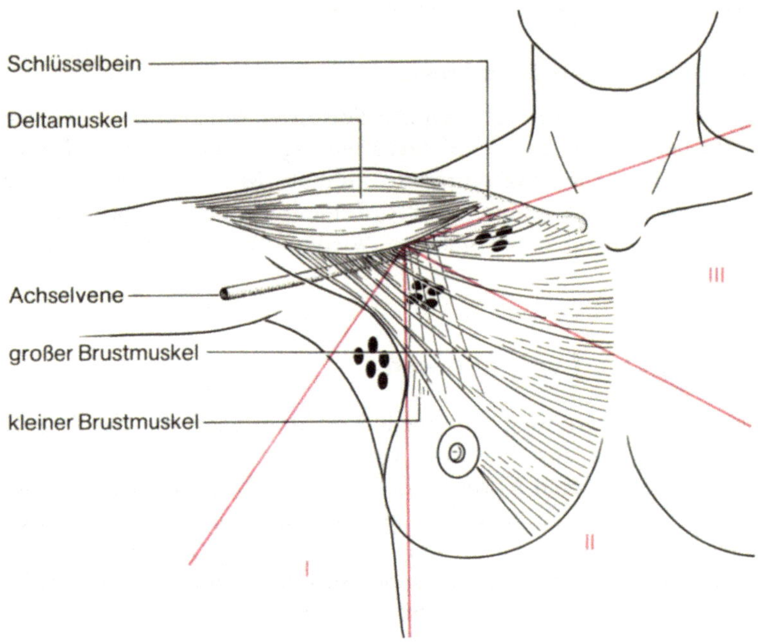

Abb. 58. Schematische Darstellung der drei Lymphknotenetagen:
Etage I: Lymphknoten im äußeren Anteil der Achselhöhle.
Etage II: Lymphknoten im inneren Anteil der Achselhöhle unter dem kleinen Brustmuskel.
Etage III: Lymphknoten unterhalb des Schlüsselbeins.

Das **operative Vorgehen** bezüglich dieser drei Lymphknotengruppen ist nicht einheitlich. Die Mehrzahl der Experten hält die Entfernung der Lymphknoten der Etagen I und II für ausreichend. So werden die Lymphknoten der ersten Etage immer, die der zweiten Etage häufig und die der dritten Etage selten entfernt.

Die Lymphknoten *über* der Achselvene sollten grundsätzlich geschont werden. Denn oberhalb der Achselvene verlaufen die Lymphgefäße des Armes. Wenn diese Bahnen verletzt werden, kommt es zu dem gefürchteten **Armödem**. Der griechische Ausdruck „Ödem“ bezeichnet eine krankhafte Vermehrung von Gewebswasser. Beim Armödem handelt es sich um eine Anschwellung des Armes auf Grund eines Lymphstaus. Dieser „dicke Arm“ war bei den früheren radikalen Operationstechniken eine häufige Komplikation. Heute ist er wegen der schonenderen Verfahren selten geworden. Das Armödem kann durch jede Form der Abflußbehinderung entstehen: nicht nur durch eine Blockade der

Lymphbahnen, sondern auch durch eine Störung des venösen Abflusses. Neben der direkten Gefäßverletzung können auch der Druck eines Tumors oder die Behinderung durch strangartige Narben (nach einer Operation) den Lymphabfluß stören.

Die **Behandlung des Armödems** ist problematisch. Eine vollständige Besserung der Beschwerden ist nur selten möglich, da die Ursachen der Abflußbehinderung kaum erfolgreich behandelt werden können. Doch gibt es in jüngster Zeit Versuche, auf operativem Wege den Arm zu entlasten. Durch Verpflanzung von Lymphgefäßen vom Bein auf den Arm soll der Lymphabfluß des Armes wieder in Gang kommen. Diese Art des Vorgehens ist erst bei wenigen Frauen angewandt worden. Die bisherigen Ergebnisse lassen jedoch der weiteren Entwicklung dieser Methode optimistisch entgegensehen. Das nicht-operative (konservative) Behandlungsprinzip besteht in strenger Schonung des betroffenen Armes. Dazu kommen physikalische Maßnahmen zur Verbesserung des Abflusses wie Hochlagern und Bandagieren. Eine besondere Form der Massage (Lymphdrainage) durch speziell ausgebildete Masseure und Krankengymnasten kann die Therapie unterstützen. Der Wert einer medikamentösen Beeinflussung des Armödems mit Diuretika („Wassertabletten") oder Kortison ist umstritten. Man kann allerdings den Körper mit einer eiweißreichen und salzarmen Ernährung bei der Ausschwemmung des Gewebswassers unterstützen: Salz bindet Wasser im Körpergewebe und leistet dem „Ödem" Vorschub, während ein ausreichend hoher Eiweißspiegel notwendig ist, um Gewebswasser in das Blutgefäßsystem zurückzuziehen. Eine eiweißreiche und salzarme Diät ist deshalb eine unverzichtbare Begleitmaßnahme bei jeder Ödembehandlung.

Vorbeugende Maßnahmen zur Vermeidung eines Armödems

Auch nach einer schonenden Operation sind die betroffene Brust und Achselhöhle besonders empfindlich. Bei zu früher oder verstärkter Belastung wird das Gewebe gereizt und kann anschwellen. Sind auch die Lymphwege einbezogen, stellt sich zwangsläufig ein Armödem ein.

Vorbeugende Maßnahmen zur Verhinderung eines Armödems zielen deshalb darauf ab, schädliche Belastungen zu vermeiden und den Lymphabfluß zu verbessern:

- Den betroffenen Arm schonen! Keine schweren Gegenstände (volle Einkaufstasche) tragen!
- Den betroffenen Arm so oft es geht hochlagern, um den Abfluß der Gewebsflüssigkeit zu verbessern.
- Bei der Ernährung auf eine salzarme und eiweißreiche Kost achten!
- Regelmäßige Übungen *ohne* körperliche Anstrengung (Gymnastik nach Anleitung durch eine Krankengymnastin, Schwimmen) durchführen.

Der betroffene Arm sollte außerdem von allen vermeidbaren Belastungen verschont bleiben. Dazu gehören ärztliche Maßnahmen wie Blutentnahmen, Injektionen, Infusionen, Blutdruckmessungen oder Akupunkturbehandlungen. Bei der Haus- oder Gartenarbeit sollte das Verletzungsrisiko durch das Tragen entsprechender Handschuhe gemindert werden. Jeder Reizzustand (übermäßige Sonneneinstrahlung, Bindegewebsmassagen, Insektenstiche etc.) sollte vermieden werden. Bei kosmetischen Maßnahmen wie Nagelpflege oder Rasur der Achselhöhle sollten selbst kleinste Verletzungen ausgeschlossen werden.

Brusterhaltende Operationen

Befürworter des brusterhaltenden Operierens können zwei wesentliche Argumente anführen:

- Das Schicksal der Patientin mit einem Mammakarzinom hängt erst in zweiter Linie von dem Tumor in ihrer Brust ab. Entscheidend ist vielmehr, ob der Tumor zum Zeitpunkt der Operation bereits Zellen gestreut hat oder nicht.
- Die Verstümmelung durch eine Brustamputation kann eine extreme körperliche und seelische Belastung für die betroffene Frau darstellen. Die Erhaltung der Brust kann diese Situation grundlegend ändern und der Patientin helfen, die Krankheit besser zu bewältigen.

Die Tendenz zum brusterhaltenden Vorgehen beim Mammakarzinom nimmt in den letzten Jahren kontinuierlich zu. Doch ebenso wie für die radikalen Operationen gibt es auch für die brusterhaltenden Techniken kein einheitliches Konzept. Die unterschiedlichen Anschauungen betreffen dabei sowohl die Operationsmethode selbst, als auch die Frage, bis zu welcher Tumorgröße man die Brust erhalten darf. Die beiden Ziele, den Tumor zu entfernen und die Brust zu erhalten, dürfen nur dann miteinander verbunden werden, wenn die Sicherheit für die Patientin dadurch nicht eingeschränkt wird. Unter dieser Bedingung gibt es für die Entfernung des Tumors bei gleichzeitiger Erhaltung der Brust zwei grundsätzliche operative Möglichkeiten.

Operationen mit teilweiser Entfernung des Drüsengewebes (partielle Mastektomie)

> Zum Verständnis der entsprechenden Bezeichnungen müssen zunächst zwei Begriffe erläutert werden. Die griechische Endung „...ektomie" bezeichnet die chirurgische Entfernung des vor dieser Endung genannten Gewebes. Der medizinische Begriff „Resektion" bedeutet „Herausschneiden". Beide Ausdrücke haben deshalb für die operative Entfernung eines Gewebes die gleiche Bedeutung. Die Entfernung eines Tumors kann in der medizinischen Fachsprache deshalb sowohl als „Tumorektomie" als auch als „Tumor-Resektion" bezeichnet werden.

- Tumorektomie (Tumor-Resektion)

Entfernung ***nur*** des Tumors selbst (Abb. 59).

- Quadrantektomie (Quadranten-Resektion)

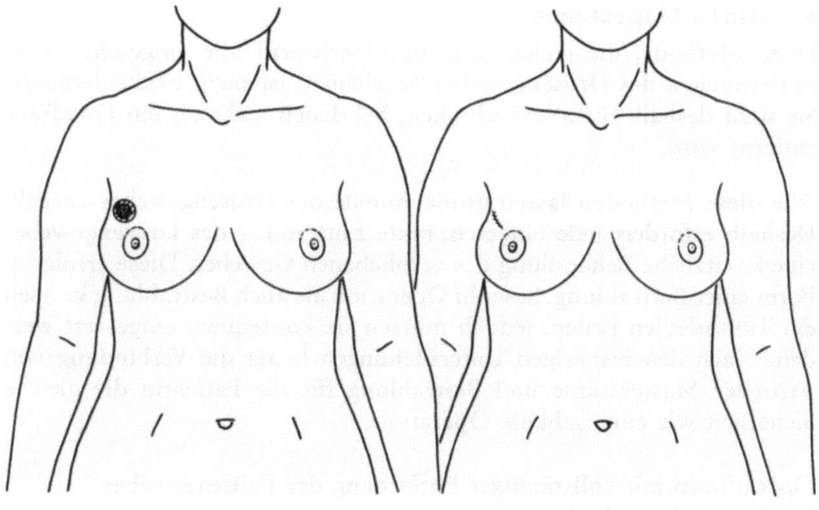

Abb. 59. Umschneidungsfigur (a) und postoperatives Bild (b) bei einer Tumorektomie: Der Tumor wird unter Schonung des umgebenden Gewebes umschnitten und entfernt. Durch den Volumenverlust fällt die Haut im Bereich der Narbe etwas ein.

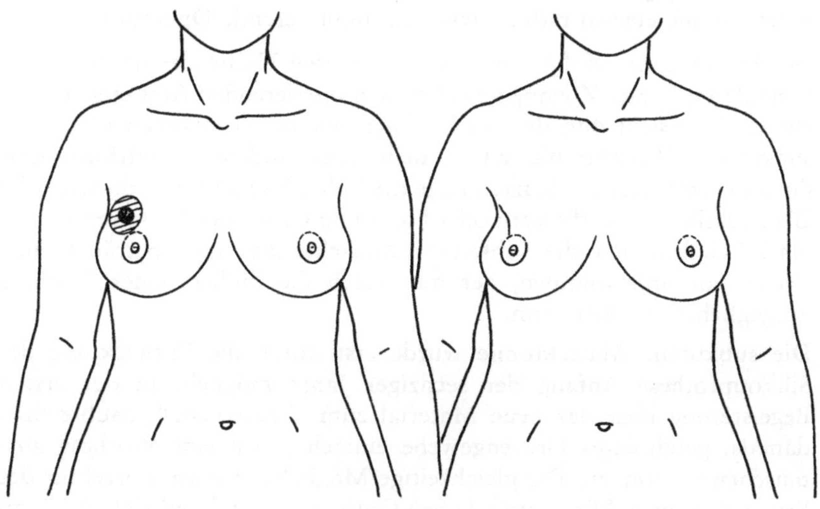

Abb. 60. Umschneidungsfigur (a) und postoperatives Bild (b) bei einer Quadrantektomie: Hier wird mit dem Tumor das umgebende Brustgewebe entfernt, das etwa einem Viertel der Brust entspricht. Der beträchtliche Volumenverlust läßt die Brust an der betroffenen Stelle sichtbar einfallen.

Entfernung des Tumors mit dem umgebenden Quadranten. Sinn dieser Technik ist die Einhaltung eines höheren Sicherheitsabstandes zum gesunden Gewebe. Bei dieser Methode wird etwa ein Viertel der Brust entfernt (Abb. 60).

- Partielle Mastektomie

Diese Methode, die gleichzeitig als Oberbegriff alle eingeschränkten Entfernungen des Drüsengewebes bezeichnet, ist nicht exakt definiert. Sie steht deshalb für alle Techniken, bei denen mehr als ein Quadrant entfernt wird.

Alle diese Methoden lassen große Anteile des Drüsengewebes zurück. Deshalb erfordert jede eingeschränkte Entfernung des Drüsengewebes eine zusätzliche Behandlung des verbliebenen Gewebes. Diese erfolgt in Form einer Bestrahlung. Sowohl Operation als auch Bestrahlung können ein Tumorleiden heilen, jedoch müssen sie konsequent eingesetzt werden. Nach den bisherigen Untersuchungen bietet die Verbindung von partieller Mastektomie und Bestrahlung für die Patientin die gleiche Sicherheit wie eine radikale Operation.

Operationen mit vollständiger Entfernung des Drüsengewebes (subkutane Mastektomie)

Eine brusterhaltende Operation mit vollständiger Entfernung des Drüsengewebes wird in der Fachsprache als subkutane Mastektomie (subkutan = unter der Haut) bezeichnet. Der Begriff bezieht sich auf das Vorgehen bei dieser Technik: Haut und Brustwarze bleiben erhalten, dafür werden die „unter der Haut" gelegenen Gewebe vollständig entfernt. Bezüglich der Entfernung der Brustgewebe ist diese Form der Mastektomie ebenso radikal wie eine amputierende Operation.

Der Hautschnitt erfolgt meist in der äußeren Hälfte der unteren Umschlagfalte. Dieser Zugang gewährt dem operierenden Arzt eine ausreichende Übersicht und der Narbe einen relativ verborgenen Platz. Die subkutane Mastektomie kann auch über andere Schnittführungen durchgeführt werden. Je nach Lage des Befundes kann man dadurch die Übersichtlichkeit verbessern oder Form und Größe der Brust verändern. Natürlich bedeutet die subkutane Mastektomie einen beträchtlichen Verlust an Brustvolumen, der nur durch die Einlage einer Prothese ausgeglichen werden kann.

Die subkutane Mastektomie wurde erst durch die Entwicklung der Silikonprothese Anfang der sechziger Jahre möglich. In der ersten Begeisterung über das neue Material zum „Brustersatz" glaubte man damals, gefährdetes Drüsengewebe einfach gegen eine Prothese austauschen zu können. Die gleichzeitige Möglichkeit einer Korrektur des Brustvolumens schürte zusätzlichen Optimismus und ließ viele Ärzte zu dieser vermeintlich idealen Operationsmethode greifen. Die Euphorie der ersten Stunde wurde inzwischen nachhaltig gedämpft. Zahllose Komplikationen nach subkutaner Mastektomie haben die Ärzte ernüchtert und deutlich gemacht, daß dieser Eingriff eine aufwendige Operationsmethode ist, deren mögliche Risiken eine umsichtige Planung und eine sorgfältige Durchführung erfordern. Gut ausgeführt bedeutet die subkutane Mastektomie eine große Hilfe für die Patientin. Dagegen kann ein operativer Mißerfolg die Brust dauerhaft entstellen. Deshalb sollte diese Methode nur von entsprechend erfahrenen Ärzten angewandt werden. Die Patientin muß vor dem Eingriff ausführlich über die Vor- und Nachteile der Methode informiert werden. Nur dann kann sie verbindlich in die Operation einwilligen.

Die **Rahmenbedingungen für das brusterhaltende Operieren** stehen auf Ärztekongressen immer wieder im Mittelpunkt der Diskussion. Trotz unterschiedlicher Meinungen besteht über einige Aspekte weitgehende Einigkeit:

- Oberstes Gebot brusterhaltender Maßnahmen muß die Sicherheit für die Patientin sein.
- Brusterhaltende Operationen sollten nur dort durchgeführt werden, wo eine enge Zusammenarbeit zwischen dem operierenden Arzt, dem Pathologen und dem Strahlentherapeuten einen vollständigen Informationsaustausch gewährleistet. Die Durchführung einer geeigneten Bestrahlung und eine lückenlose Nachsorge müssen gesichert sein.
- Zu jeder Brustkrebsoperation gehört die Entfernung der Lymphknoten aus der Achselhöhle.
- Brusterhaltende Operationen sollten sich auf Tumore beschränken, deren Durchmesser 2 cm nicht überschreitet.

Von einer eingeschränkten Entfernung des Drüsengewebes wird bei folgenden Ausgangsbefunden abgeraten:

- In der Mammographie zeigt sich verstreuter Mikrokalk.

  Mikrokalk liegt oft außerhalb des eigentlichen Tumors. Das erschwert das Erkennen und die Entfernung des Tumors. Dies gilt besonders dann, wenn Mikrokalk an mehreren Stellen der Brust vorliegt. Deshalb sollte Mikrokalk auch nicht punktiert werden. Sein Vorliegen zwingt zu einer weiträumigen Ausschneidung (Excision) des betroffenen Gebietes. Diese Maßnahme ist bei verstreutem Mikrokalk mit einer eingeschränkten Entfernung des Drüsengewebes nicht in Einklang zu bringen.
- Es liegt mehr als ein Tumor vor.

  Ein ästhetisch befriedigendes Ergebnis bei der eingeschränkten Entfernung des Drüsengewebes ist nur durch ein gezieltes und begrenztes Vorgehen zu erreichen. Dies ist bei einem multizentrischen Befund (Tumor an mehreren Stellen) nicht möglich. Bei einem gesicherten Mehrfachtumor muß man zudem mit weiteren verborgenen Tumoren rechnen. In diesem Fall verlangt die Sicherheit der Patientin eine vollständige Entfernung des Drüsengewebes.
- Die Brüste sind sehr groß und erschlafft.

  Bei sehr großen und erschlafften Brüsten ist die diagnostische Aussagekraft begrenzt. Eine eingeschränkte Entfernung des Drüsengewebes ist deshalb in diesen Fällen von einem unangemessenen Sicherheitsrisiko begleitet.
- Es besteht eine Schwangerschaft.

  In der Schwangerschaft kann das Mammakarzinom durch den hohen Östrogenspiegel zu einem verstärkten Wachstum angeregt werden. Die Schwangerschaftsveränderungen in der Brust erschweren die Beurteilung des Befundes. Deshalb ist eine eingeschränkte Entfernung des Drüsengewebes bei einem Mammakarzinom in der Schwangerschaft aus Sicherheitsgründen nicht vertretbar.

Das brusterhaltende Operieren wird immer mehr praktiziert. Aber es wird sich nur dann durchsetzen, wenn die Erhaltung der Brust nicht mit unerwarteten Komplikationen bezahlt wird. Deshalb muß eine Patientin vor dem Eingriff sehr sorgfältig über die **Vor- und Nachteile jeder Methode** informiert werden.

Eingeschränkte Entfernung des Drüsengewebes

Vorteile

- Es wird kein Fremdmaterial (Prothese) eingesetzt. Damit fallen die Komplikationsmöglichkeiten von dieser Seite fort.
- Die Operation ist nicht radikal. Dadurch ist sie insgesamt weniger belastend.

Nachteile

- Jede Gewebeentnahme aus der Brust hinterläßt einen Defekt. Dieser ist umso auffälliger, je mehr Gewebe entfernt wurde.
- Der Großteil des Drüsengewebes, in dem ein neuer Tumor entstehen kann, bleibt erhalten.
- Die Strahlendosis der erforderlichen Nachbestrahlung ist so hoch, daß sie nur einmal in dieser Form an der Brust angewandt werden darf. Sollte im Restgewebe trotzdem ein neuer Tumor entstehen, ist die Behandlungsmöglichkeit der Bestrahlung nicht mehr gegeben.
- Das häufige Phänomen der Multizentrizität, also das Vorkommen mehrerer meist verborgener Tumorherde, wird nicht berücksichtigt.

Subkutane Mastektomie

Vorteile

- Die subkutane Mastektomie kann wegen ihrer Radikalität die Sicherheitsbedenken gegenüber den eingeschränkten Vorgehen entkräften.
- Sie hinterläßt keinen kosmetischen Defekt.
- Die Prothese wirkt als Barriere zwischen der „Risikozone“ Haut und dem Muskel.
- Bei günstigem Ausgangsbefund kann auf eine Bestrahlung verzichtet werden.

Nachteile

- Die beschriebenen Vorzüge der subkutanen Mastektomie gelten nur für eine fehlerfreie Ausführung des Eingriffs.
- Das Risiko einer Kapselfibrose (Verhärtung des Gewebes um die Prothese) ist relativ groß und auch bei sorgfältigstem Vorgehen nicht auszuschalten.
- In rund einem Drittel der Fälle erfordern Komplikationen auf Grund der Prothese eine erneute Operation.
- Viele Patientinnen klagen über ein „Fremdkörpergefühl“ durch die Prothese und über einen Gefühlsverlust in ihrer Brustwarze.

Brusterhaltende Eingriffe sind Kompromisse zwischen Sicherheit und Ästhetik, die oft mit zusätzlichen Belastungen (Bestrahlung, operative Korrektur einer Kapselfibrose) erkauft werden. Hier muß jede Patientin nach ausführlicher Beratung für sich entscheiden, welcher Weg für sie der richtige ist. Einen weiteren modernen Kompromiß zwischen Radikalität und Wiederaufbau bietet der „Hautexpander". Es handelt sich dabei um eine neu entwickelte auffüllbare Prothese für die Brust. Sie kann bereits bei der Tumoroperation eingelegt werden und damit den Wiederaufbau der Brust einleiten. Nähere Einzelheiten hierzu werden in Kapitel 12 „Wiederaufbau der amputierten Brust" erläutert.

Kapitel 11
Weitere Therapie bei Brustkrebs

Wichtige Begriffe:

Onkologie ist die Lehre von den bösartigen Tumoren. Sie befaßt sich mit der Erkennung und Behandlung. Ein Onkologe ist ein Arzt, der sich auf die Diagnostik und Therapie bösartiger Tumore spezialisiert hat.

Operative Therapie zielt auf die Entfernung erkrankten Gewebes auf chirurgischem Weg. Bei vielen Tumoren reicht dieses Vorgehen zur Heilung aus.

Konservative Therapie nennt man eine Behandlung, bei der nicht operiert wird. Dazu gehört auch die Behandlung *nach* einer Operation.

Primäre Therapie ist die Behandlung, die die besten Heilungsaussichten erwarten läßt. Im Fall des Mammakarzinoms wird als primäre Therapie immer die Operation angestrebt.

Kurative Therapie nennt man eine Behandlung, mit der man ein Leiden ohne weitere Maßnahmen heilen kann. Im Fall des Mammakarzinoms sind dies die Operation und die Strahlentherapie.

Adjuvante Therapie nennt man eine unterstützende Behandlung, mit der die Heilungschancen der primären Therapie verbessert werden.

Palliative Therapie nennt man eine Behandlung, mit der die Beschwerden einer Erkrankung gelindert werden. Die palliative Therapie soll die Lebensqualität verbessern.

Bei Brustkrebs wird als primäre Therapie immer die Operation angestrebt. Sie bietet so gute Heilungsaussichten, daß oft auf eine weitere Therapie verzichtet werden kann. Wenn man für die Sicherheit der Patientin eine adjuvante Therapie anschließt, so will man damit die Heilungsaussichten verbessern. Die adjuvante Therapie soll möglicherweise noch im Körper verborgene Tumorzellen vernichten. Die drei wichtigsten adjuvanten Therapieformen beim Mammakarzinom sind

- Strahlentherapie
- zytostatische Therapie
- Hormontherapie

Strahlentherapie

In der Strahlentherapie versucht man, mit Hilfe energiereicher Strahlen Tumorzellen zu zerstören.

Die Röntgenstrahlen, 1895 erstmals von W. C. Röntgen mit einer Hochspannungsröhre erzeugt, werden heute fast nur noch zur Diagnostik eingesetzt. Die sehr hohe Energie in der modernen Strahlentherapie wird von Elektronenbeschleunigern oder radioaktiven Metallen (Kobalt, Caesium, Iridium) erzeugt. Auch die Messung der Strahlenmenge hat sich geändert. Früher wurde sie in der Luft in r (Röntgen, zu Ehren des Entdeckers) gemessen. Heute wird die im bestrahlten Gewebe aufgenommene Strahlenmenge berücksichtigt und in Gy (Gray, nach dem englischen Physiker Louis Gray, 1905–1965) angegeben. Dabei entspricht 1 Gy etwa 100 r. Physikalisch sind die künstlich erzeugten Röntgenstrahlen und die aus dem Zerfall radioaktiver Metalle entstehenden Gammastrahlen ebenso wie unser Sonnenlicht elektromagnetische Wellen. Im Gegensatz zur Sonne besitzen die „medizinischen" Strahlen eine sehr viel höhere Energie. Dadurch können sie in den Körper eindringen und in der Tiefe wirksam werden. Die Wirkung dieser Strahlen ist abhängig von ihrer Dosierung. Sie ähnelt damit der Wirkung der Sonnenstrahlen auf der Haut: Je höher die Dosis, um so intensiver die Wirkung. Der Sonnenbrand mit seiner schmerzhaften Rötung ist nichts anderes als eine „Überdosierung" der für die Haut verträglichen Strahlenmenge.

Die in der Medizin eingesetzten Strahlen lassen sich mit Hilfe der modernen Medizintechnik gut steuern und genau dosieren. Ihre Wirkungsweise beginnt mit der Hemmung der Zellteilung und endet mit der Vernichtung der Zellen. Obwohl die Strahlen nicht zwischen gutartigen und bösartigen Zellen unterscheiden können, ist ihr Einsatz in der Therapie sinnvoll. Tumorzellen reagieren nämlich meistens empfindlicher auf Strahlen als gesunde Zellen.

Die **Strahlenempfindlichkeit der Tumore** ist sehr unterschiedlich. Sie reicht von den hochempfindlichen Tumoren des Hodens oder der Lymphknoten bis zu den meist unempfindlichen Tumoren des Nervengewebes. Die überwiegende Zahl der Mammakarzinome ist strahlenempfindlich. Ob in einem konkreten Fall ein Tumor auf eine Strahlenbehandlung reagiert, läßt sich erst während der Behandlung sagen. Wenn der Tumor auf die Bestrahlung nicht anspricht, muß eine andere Form der Behandlung gewählt werden.

Die **Verträglichkeit einer Bestrahlung** ist von verschiedenen Faktoren abhängig:

- bestrahlte Körperregion
- Größe des Bestrahlungsfeldes
- Strahlenmenge auf der entsprechenden Körperregion
- Dosis und Anzahl der einzelnen Strahlenmengen
- Art und Technik der Bestrahlung

Jede Körperregion reagiert unterschiedlich auf die Bestrahlung. Werden nur Muskel und Bindegewebe bestrahlt, treten selten Unverträglichkeitsreaktionen auf. Bei Bestrahlung der Bauchorgane kommt es häufig zu Übelkeit, Erbrechen und Durchfall. Bestrahlungen der Brustregionen beim Mammakarzinom werden meist gut vertragen. Die Reizung der Haut bereitet bei entsprechender Pflege keine Probleme. Eine vorübergehende Rötung oder Bräunung klingt auch ohne zusätzliche Maßnahmen ab. In sehr seltenen Fällen kann es Wochen bis Jahre nach Abschluß der Bestrahlung zum Auftreten einer sogenannten Strahlenfibrose kommen. Man versteht darunter eine schmerzlose Verhärtung und Verdickung des Unterhautbindegewebes. Die „harten" Strahlen aus einem Kobaltgerät oder aus dem Elektronenbeschleuniger werden besser vertragen als die „weichen" Röntgenstrahlen. Bei der Planung einer Bestrahlung muß immer ein Mittelweg gefunden werden zwischen der gewünschten Zerstörung des Tumorgewebes und der noch vertretbaren Schädigung des gesunden Gewebes. Heute kann man fast alle Bestrahlungen ohne bleibende Schäden durchführen.

Je größer ein **Bestrahlungsfeld** ist, desto mehr gesunde Zellen werden mitbestrahlt und desto stärker sind die Nebenwirkungen. Eine Bestrahlung wird besser vertragen, wenn sie auf möglichst viele Einzeldosen verteilt wird. Bei der Bestrahlung der Brust unterscheidet man 4 Bestrahlungsregionen (Abb. 61):

1. Brust bzw. die Brustwand
2. Lymphknoten in der Achselhöhle
3. Lymphknoten in der Schlüsselbeingrube
4. Lymphknoten hinter dem Brustbein

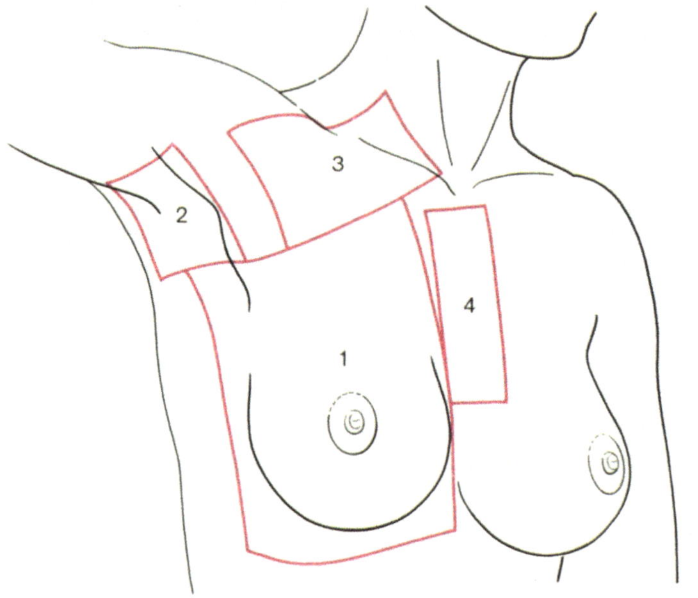

Abb. 61. Die vier Strahlungsregionen der Brust: 1 Brust; 2 Achselhöhle; 3 Bestrahlungsfeld unter dem Schlüsselbein; 4 Bestrahlungsfeld hinter dem Brustbein.

Es hängt vor allem von der Lage und der Größe eines Tumors ab, ob eine Bestrahlung notwendig ist. Grundsätzlich kann man sagen: Je größer der Tumor und je näher er dem Brustbein ist, um so eher kann eine Bestrahlung erforderlich werden. Eine eventuelle Bestrahlung der Lymphknoten hängt vom Sitz des ursprünglichen Tumors ab. Eine Bestrahlung der Achselhöhle ist nur selten notwendig, da diese Lymphknoten operativ gut entfernt werden können. Die Lymphknoten hinter dem Brustbein und in der Schlüsselbeingrube sind nur mit großem operativen Aufwand zu erreichen. Deshalb wird in diesen Fällen die Bestrahlung bevorzugt.

Üblicherweise wird die gesamte **Strahlenmenge**, die zu einer Zerstörung der Tumorzellen erforderlich ist, auf 20–30 Einzelbestrahlungen verteilt. Bei 4–5 Bestrahlungen wöchentlich läuft die gesamte Behandlung über 5 bis 6 Wochen. Eine einzelne Bestrahlung dauert jeweils nur wenige Minuten und ist völlig schmerzfrei. Als Höchstmenge für die Bestrahlung der Brust gelten 80 Gy. Üblicherweise wird eine Dosis von 50 Gy eingesetzt, die auf 20 bis 30 Bestrahlungen verteilt wird. Die Art der Bestrahlung, die Anzahl der Einzelbestrahlungen, die Gesamtdosis und eventuelle Bestrahlungspausen werden von dem ausführenden Arzt festgelegt.

Die Bestrahlung leistet auch bei Knochenmetastasen gute Dienste. Hier kann sie fast immer die Beschwerden beseitigen und die Gefahr eines Knochenbruchs verringern.

Zytostatische Therapie (Chemotherapie)

> Das Wort **zytostatisch** bedeutet in der wörtlichen Übersetzung „zellhemmend". Gemeint ist damit eine Hemmung der Zellteilung. Wegen dieses Wirkungsmechanismus nennt man die entsprechenden Medikamente **Zytostatika.** Um diese Art der chemischen Therapie von anderen Behandlungsmethoden wie Operation und Bestrahlung abzugrenzen, spricht man auch von **Chemotherapie.** Die Begriffe Chemotherapie und zytostatische Therapie haben in der Onkologie dieselbe Bedeutung.

Die Bösartigkeit eines Krebstumors besteht in seinem ungezügelten Wachstum, das aus der Zellteilung entsteht. Eine zytostatische Therapie blockiert diese Zellteilung und hemmt damit das Wachstum eines bösartigen Tumors. Im günstigsten Fall werden die Tumorzellen durch die Behandlung abgetötet.

Der **Einsatz der Medikamente** zur zytostatischen Therapie kann erfolgen:

- allgemein
  Das Medikament wird in die Vene gespritzt oder als Tablette eingenommen. Durch gleichmäßige Verteilung kann es im ganzen Körper wirken.

- örtlich
  Das Medikament wird über die zuführende Arterie des zu behandelnden Organs an seinen Wirkungsort gebracht. Diese Methode kommt für die Brust nicht in Betracht. Sie wird vorwiegend bei Tumoren der Leber, der Beckenorgane sowie an Armen und Beinen angewandt.

Die **zytostatische Therapie beim Mammakarzinom** ist immer eine **Ganzkörpertherapie.** Die entsprechenden Medikamente werden in die Vene gespritzt oder als Tablette eingenommen. Das ist deshalb sinnvoll, weil man damit jeden Teil des Körpers erreicht. Tumorzellen, die über Lymph- oder Blutgefäße an eine unbekannte Stelle des Körpers gelangt sind, können so von dem Medikament erreicht werden. Die starke Wirksamkeit der Zytostatika bedingt auch beträchtliche **Nebenwirkungen.** Sie sind bei der allgemeinen Therapie ausgeprägter als bei der gezielten Behandlung eines einzelnen Organs und beruhen darauf, daß nicht nur die Teilung von Tumorzellen, sondern auch die Teilung gesunder Körperzellen gehemmt wird. Je schneller sich Zellen teilen, umso stärker werden sie von den Zytostatika geschädigt. Dies betrifft neben den Tumorzellen drei Strukturen des Körpers, die auf Grund ihrer Funktion einen beschleunigten Stoffwechsel aufweisen:

- Haare
- Knochenmark
- Zellen des Magen-Darm-Traktes

Haarausfall

Diese Nebenwirkung gibt es nicht bei allen Zytostatika. Sie ist bei Medikamenten, die gespritzt werden, häufiger als bei solchen, die eingenommen werden. Der Haarausfall ist fast immer nur vorübergehend. Nach Beendigung der Behandlung wachsen die Haare wieder voll nach.

Mit einer Kältekappe kann man den Haarausfall mildern. Dabei wird für die Zeit, in der das Medikament gespritzt wird, eine eisgefüllte Haube über den Kopf gestülpt. Diese Kühlung führt zu einer Verengung der Blutgefäße in der Kopfhaut. Damit gelangt das Medikament in geringerer Konzentration an die Haarwurzeln; der Haarausfall ist geringer oder bleibt ganz aus.

Absinken der Zahl der weißen Blutkörperchen

Das Knochenmark ist für die Bildung der Blutkörperchen zuständig. Während der Chemotherapie wird die Tätigkeit des Knochenmarks und damit die Bildung der Blutkörperchen gehemmt. Nach Beendigung der Therapie erholt sich das Knochenmark wieder.

Rote Blutkörperchen, die für den Sauerstoff-Transport zuständig sind, haben eine lange Lebensdauer (120 Tage). Deshalb kann ihnen eine vorübergehende Schädigung des Knochenmarks nichts anhaben. Weiße Blutkörperchen leben dagegen nur wenige Tage. Deshalb kommt es bei einer Schädigung des Knochenmarks auf Grund der fehlenden Neubildung zu einem Abfall der weißen Blutkörperchen.

Die Aufgabe der weißen Blutkörperchen besteht in der Abwehr körperfeindlicher Zellen (z. B. Bakterien, Tumorzellen). Dabei greifen die weißen Blutkörperchen die fremden Zellen mit eiweißspaltenden Enzymen an und lösen sie auf. Je mehr weiße Blutkörperchen den fremden Zellen gegenüberstehen, um so zuverlässiger können sie ihrer Abwehraufgabe gerecht werden. Die Unterdrückung der weißen Blutkörperchen durch die zytostatische Therapie führt deshalb zu einer erhöhten Infektionsgefahr. Außerdem wird die Fähigkeit des Körpers, mit Hilfe seiner weißen Blutkörperchen Tumorzellen anzugreifen, eingeschränkt.

Die regelmäßige Überprüfung der Zahl der weißen Blutkörperchen gehört deshalb zu den Routinekontrollen bei einer zytostatischen Therapie. Ein gesunder Erwachsener hat 4000 bis 9000 weiße Blutkörperchen in einem Kubikmillimeter seines Blutes. Bei einer zytostatischen Therapie können diese Werte bis unter 1000 absinken.

Übelkeit und Erbrechen

Auf Grund der Wirkung auf die Zellen des Magen-Darm-Traktes gehören Appetitlosigkeit, Übelkeit und Erbrechen zu den häufigsten Nebenwirkungen der zytostatischen Therapie. Je nach Medikament können diese Beschwerden noch bis zu drei Tage nach der Behandlung anhalten.

Wann sollte sich eine Patientin einer zytostatischen Therapie unterziehen?

Auf diese Frage gibt es keine einheitliche Antwort. Für die zytostatische Therapie spricht, daß Tumorzellen, die weder durch die Operation noch durch die Bestrahlung zu erreichen sind, mit der Chemotherapie erfaßt werden können. Gegen die zytostatische Therapie spricht, daß die Behandlung zu einer Schwächung der körpereigenen Abwehrkraft führt. Damit beschneidet man den Organismus in seiner Fähigkeit, mit der Krankheit selbst fertig zu werden. Die Vertreter biologisch orientierter Zusatzbehandlungen stehen deshalb der zytostatischen Therapie grundsätzlich zurückhaltend gegenüber. Sie bauen auf die Selbstheilungskraft eines widerstandsfähigen Organismus. Das Ziel ihrer Behandlung ist deshalb die Stärkung der körpereigenen Abwehrkräfte. Trotz dieser Gegensätze wird unter bestimmten Voraussetzungen die Chemotherapie von der Mehrheit der Experten empfohlen. Diese Empfehlung einer adjuvanten Therapie gilt für Frauen, bei denen die Brustdrüse mit dem Tumor und die Lymphknoten der Achselhöhle operativ entfernt wurden. Als Entscheidungsgrundlagen für die Wahl der Chemotherapie als Nachbehandlung werden herangezogen:

- Tumorgröße

Mit zunehmender Tumorgröße steigt die Wahrscheinlichkeit versprengter Tumorzellen an.

- Lymphknotenstatus

Je mehr Tumorzellen in den entfernten Lymphknoten nachgewiesen wurden, um so eher finden sich diese Zellen auch im übrigen Organismus.

- Menopausen-Status

Hierbei geht es wegen der hormonellen Situation um die konkrete Frage, ob sich die Patientin vor, in oder nach den Wechseljahren befindet. Klinische Studien haben gezeigt, daß bei Patientinnen nach den Wechseljahren eine Hormonbehandlung den besten Erfolg verspricht.

- Hormonrezeptoren

Hier richtet sich die mögliche Behandlung nach der Frage, ob Hormonrezeptoren vorhanden sind oder nicht.

- Alter der Patientin

Das Tumorwachstum ist altersabhängig. Mit anderen Worten: Je älter die Patientin, um so weniger aggressiv ist im allgemeinen ihr Krebsleiden. Darüber hinaus ist ein älterer Organismus weniger belastbar und verlangt ein schonenderes Vorgehen.

Die Mehrheit internationaler Fachleute rät zur Durchführung einer Chemotherapie, wenn

- die Patientin sich noch vor den Wechseljahren befindet und
- in ihren Lymphknoten Tumorzellen gefunden wurden.

In diesem Fall ist die Empfehlung unabhängig davon, ob Hormonrezeptoren nachgewiesen wurden oder nicht. Die Behandlung sollte sobald wie möglich nach der Operation beginnen, im günstigsten Fall noch am Operationstag. Es muß jedoch noch einmal betont werden, daß die Frage der Nachbehandlung bei Brustkrebs immer eine individuell angepaßte Entscheidung ist und daher das intensive Gespräch zwischen der Patientin und ihrem behandelnden Arzt erfordert.

Medikamente zur Chemotherapie

Zytostatisch wirksame Präparate sind in einer ständigen Weiterentwicklung begriffen. Jedes Jahr kommen neue Medikamente auf den Markt, die eine bessere Wirkung auf den Tumor und weniger Nebenwirkungen für den Patienten versprechen.

Eine Chemotherapie wird heute fast immer als Kombinationsbehandlung durchgeführt, bei der mehrere Präparate gleichzeitig verabreicht werden. Mit der Kombination erreicht man eine stärkere Wirkung auf den Tumor und geringere Nebenwirkungen für die Patientin. Dies ist dadurch möglich, daß alle Medikamente auf den Tumor wirken, aber unterschiedliche Nebenwirkungen haben. Wie bei allen Zytostatika richtet sich die Höchstgrenze der Dosierung nach der Körperoberfläche der Patientin, die sich aus Körpergröße und Gewicht errechnet.

Die Medikamente zur Chemotherapie des Mammakarzinoms lassen sich in vier Substanzgruppen unterteilen:

Antibiotika wirken in erster Linie gegen Erreger von Infektionskrankheiten. Bestimmte Weiterentwicklungen können zudem das Wachstum von Tumorzellen hemmen. Einer der wichtigsten Vertreter dieser Substanzgruppe ist das Adriamycin.

Alkylantien gehen aus dem Kampfgas Stickstoff-Lost hervor, das im ersten Weltkrieg eingesetzt wurde. Sie schädigen die für die Vermehrung der Zellen bedeutsame DNS (Desoxyribonukleinsäure) und hemmen dadurch das Tumorwachstum. Cyclophosphamid, Melphalan und Chlorambucil sind Vertreter dieser Gruppe.

Antimetabolite hemmen Tumorzellen, indem sie deren Stoffwechsel blockieren. Dazu gehören Methotrexat und Fluoro-Uracil.

Alkaloide wirken durch Hemmung der Zellteilung. Substanzen aus dieser Gruppe sind Vincristin und Vinblastin.

Durch Kombination zwischen 2 bis 5 Präparaten dieser Gruppen läßt sich die wahrscheinliche Wirksamkeit der Behandlung auf 80% steigern. In Tabelle 3 sind die Einzelsubstanzen nach ihrer Wirksamkeit aufgelistet. Es wird die Prozentzahl der Patientinnen angegeben, bei denen die Anwendung der entsprechenden Substanz zu einer mehr als 50%igen Tumorrückbildung führte.

Tabelle 3. Aktivität der Einzelsubstanzen; % der Patientinnen mit mehr als 50%iger Tumorrückbildung

Substanz	Prozentzahl der Patientinnen mit mehr als 50%iger Tumorrückbildung
Adriamycin	31–38
Cyclophosphamid	22–27
Methotrexat	23
5-Fluoro-Uracil	20–22
Melphalan	19
Chlorambucil	18
Vincristin	14
Vinblastin	11

(aus Bender: Gynäkologische Onkologie, Thieme, Stuttgart 1984)

Hormontherapie

Die Hormontherapie ist nach der Operation die älteste Behandlungsmethode des Mammakarzinoms und zeichnet sich durch vergleichsweise geringe Nebenwirkungen aus. Der Wirkungsmechanismus der Hormontherapie beruht auf komplizierten Wechselwirkungen zwischen dem Tumorgewebe auf der einen sowie den Hormonen der Eierstöcke, der Nebennierenrinde und der Hypophyse (einer Drüse im Gehirn) auf der anderen Seite.

Zentrales Anliegen der Hormontherapie ist die Ausschaltung der Hormonwirkungen auf das Mammakarzinom. Wie bereits früher erklärt, kann das Eierstockhormon Östrogen im Zusammenspiel mit anderen Faktoren das Tumorwachstum fördern. Auch die Nebennierenrinde und die Hypophyse können mit ihren Hormonen in dieser Richtung wirken. Die exakten Stoffwechselvorgänge, die diesem Mechanismus zugrunde liegen, sind noch nicht befriedigend geklärt. Weiter wird das genaue Verständnis der Hormontherapie dadurch erschwert, daß zwar die Mehrheit der Mammakarzinome unter Östrogeneinfluß wächst, daß es aber auch Tumore gibt, die durch Östrogen gehemmt werden. Dies beruht auf der vielschichtigen Struktur der Mammakarzinome: Innerhalb eines Tumors können verschiedenartige Zellen vorkommen. So hat es sich gezeigt, daß man bei bestimmten Tumoren sowohl mit einer Östrogen-Behandlung als auch mit einer Antiöstrogen-Behandlung eine Befundbesserung erreichen konnte. Eine Hormontherapie kann auf medikamentösem oder auf operativem Weg durchgeführt werden.

Operative Therapie

Die Entfernung der Eierstöcke leitete 1896 den Beginn der Hormontherapie ein. Durch den Entzug des Eierstockhormons Östrogen konnte in etwa der Hälfte der Fälle eine Befundbesserung erreicht werden. Später kamen als weitere operative Möglichkeiten die Entfernung der Nebenniere und der Hypophyse hinzu, womit auch den Hormonen dieser Drüsen der Einfluß auf den Tumor entzogen wurde. Die operativen Formen der Hormontherapie sind heute von den medikamentösen Behandlungsmöglichkeiten weitgehend verdrängt worden. Deshalb wird die Entfernung der Eierstöcke bei Patientinnen vor der Menopause nur noch selten durchgeführt.

Medikamentöse Therapie

Eine medikamentöse Hormonbehandlung des Mammakarzinoms ist nach den Wechseljahren besonders erfolgversprechend, weil die körpereigene Hormonbildung in den Eierstöcken zum Erliegen gekommen ist und die Hormontherapie ohne Wechselwirkung mit den Eierstockhormonen auf die Tumorzellen wirken kann.

Bei der **Hormongabe** hat lediglich das Gelbkörperhormon Gestagen einen festen Platz in der Hormontherapie des Mammakarzinoms gefunden. Die Substanz Medroxyprogesteronacetat, abgekürzt MPA, ist ein halbsynthetisches Gestagen, dessen Wirksamkeit mit steigender Dosis zunimmt. Wie bei jeder Form der Hormontherapie ist auch die Wirksamkeit des MPA vom Rezeptorstatus abhängig: Wenn Östrogen- und Progesteron-Rezeptoren positiv sind, wirkt MPA in 75% der Fälle. Es soll sogar noch in 40% der Fälle wirksam sein, wenn eine Chemotherapie oder eine andere Form der Hormontherapie keine Besserung erreichen konnten. Eine häufige Nebenwirkung des MPA ist die Gewichtszunahme.

Bei der **Therapie mit Antiöstrogenen** ist die wichtigste Substanz das **Tamoxifen.** Es wirkt durch eine Blockade der Hormonrezeptoren für Östrogen und hemmt damit den Einfluß dieses Hormons auf den Tumor. Entsprechend diesem Mechanismus wird die Wirksamkeit des Tamoxifens in erster Linie vom Rezeptorstatus bestimmt: Wenn Östrogen- und Progesteronrezeptoren positiv sind, sprechen rund drei Viertel aller Patientinnen auf die Therapie an. Sind nur die Östrogenrezeptoren nachzuweisen, liegt die Ansprechrate bei etwa 50%. Fehlen dagegen Rezeptoren, sinkt die Erfolgsquote auf unter 20% ab. Der Vorteil des Tamoxifen gegenüber anderen Hormontherapien liegt in der günstigen Anwendungsform als Tablette und in seinen geringen Nebenwirkungen.

Aminogluthethimid, abgekürzt AG, gehört ebenfalls zu den Antiöstrogenen. Bei der Blockierung der Östrogenbildung handelt es sich um sehr komplizierte und noch nicht restlos erforschte Stoffwechselvorgänge. AG wird für rezeptorpositive Patientinnen nach den Wechseljahren empfohlen, wenn eine vorausgegangene Tamoxifen-Therapie nicht anspricht oder ihre Wirksamkeit verliert.

Das Medikament Buserelin ist durch angebliche Heilungen bei verschiedenen Krebsarten ins Gespräch gekommen. Es führt durch zentrale Wirkung im Gehirn zur Blockade aller Geschlechtshormone. Bei der Behandlung des hormonabhängigen Prostatakarzinoms des Mannes hat sich Buserelin bewährt. Ob es auch beim Brustkrebs der Frau wirksam ist, wird zur Zeit in klinischen Studien geprüft.

Die individuelle Wirksamkeit einer Hormontherapie läßt sich frühestens nach sechs Wochen beurteilen, eine zuverlässige Aussage erfordert dagegen eine rund dreimonatige Behandlungszeit. Die Hormontherapie ist eine Langzeitbehandlung. Sie sollte so lange durchgeführt werden, wie ihre hemmende Wirkung auf den Tumor besteht. Deshalb kann eine erfolgreiche Hormontherapie über Jahre gehen.

Die Hormontherapie mit dem Antiöstrogen Tamoxifen gilt als beste Form der Nachbehandlung für eine rezeptorpositive Patientin nach den Wechseljahren, wenn in ihren Lymphknoten Tumorzellen nachgewiesen wurden.

Biologische Methoden der Krebsbehandlung

Das Hauptziel biologischer Behandlungskonzepte liegt in der Stärkung der körpereigenen Abwehrkraft. Damit soll der Organismus befähigt werden, die Krankheit aus eigener Kraft zu bewältigen. Daneben gibt es noch biologische Präparate, die eine direkte Wirkung auf Tumorzellen haben sollen.

Im November 1985 trafen sich in St. Gallen erstmalig Schulmediziner und Vertreter naturheilkundlicher Methoden, um wichtige Konzepte der biologischen Krebstherapie zu diskutieren. Trotz sehr kontroverser Meinungen war man sich in drei Punkten einig:

- Krebs kann durch eine biologische Behandlung allein nicht geheilt werden.
- Ernährungsfaktoren spielen in der Entstehung von bösartigen Erkrankungen eine bedeutende Rolle.
- Biologische Behandlungskonzepte können die Schulmedizin sinnvoll unterstützen.

Richtige Ernährung

Obwohl Ernährungsfaktoren bei der Krebsentstehung bekanntermaßen eine wichtige Rolle spielen, wird dieser Umstand von der Schulmedizin nur am Rande berücksichtigt. Auch in den Aufklärungsschriften zur gesundheitsbewußten Ernährung sind entsprechende Hinweise selten zu finden. Die häufig verwandte Bezeichnung „Krebs-Diät“ ist irreführend, denn es handelt sich hierbei um Ernährungsrichtlinien, an denen sich auch der Gesunde orientieren sollte.

Eine ausgewogene Ernährung stellt nicht nur eine sinnvolle Ergänzung jeder Krebstherapie dar, sondern sie kann auch der Entstehung eines Tumors vorbeugen. Ernstzunehmende Studien weisen bei Brustkrebs auf den Zusammenhang mit zu fetter und zu süßer Ernährung hin. Falsche Ernährung kann Brustkrebs zwar nicht direkt auslösen, sie belastet jedoch den Organismus und schwächt damit seine Abwehrkraft. Andere Faktoren der Krebsentstehung können dann leichter wirksam werden. Jeder Tumor befindet sich in der entscheidenden Phase seiner Entstehung in einem Kampf mit den Abwehrkräften des Körpers. Dabei kann der Tumor jedoch nur ausbrechen, wenn er die Abwehrkräfte des Menschen überwindet.

Ziel einer ausgewogenen Ernährung ist es, dem Körper notwendige Nahrungsbausteine zuzuführen und ihm unnötige Belastungen zu ersparen. So sollte der Speiseplan reich an Eiweiß und Vitaminen, jedoch arm an Fetten und Kohlehydraten sein. Milchprodukte, mageres Fleisch und Fisch sind gut verdauliche Eiweißlieferanten; Obst, Gemüse und Salate liefern Vitamine und die für eine geregelte Darmfunktion so wichtigen Ballaststoffe. Fette und schwer verdauliche Speisen sollten dagegen ebenso vermieden werden wie ein Übermaß an Süßigkeiten, Alkohol und Bohnenkaffee. Die Erfüllung dieser Empfehlungen verlangt Einsicht und Selbstdisziplin und nicht selten eine Abkehr von den bisherigen Lebensgewohnheiten.

Ein gesunder Darm ist eine der Grundlagen des Wohlbefindens. Er stellt mit der Aufnahme und Verwertung der Nahrung den Energielieferanten für den Organismus dar. Man kann den Darm mit einem langen Förderband vergleichen, auf dem gleichzeitig Nahrungsstoffe und Abbauprodukte transportiert werden. Verwertbare Bestandteile werden vom Band heruntergenommen, Abbauprodukte werden zur Ausscheidung zurückgelegt. Die Regelmäßigkeit dieses Prozesses verlangt eine gleichmäßige Darmtätigkeit. Diese wiederum erfordert ein ausreichendes Maß an körperlicher Bewegung und die Aufnahme einer genügenden Menge sogenannter Ballaststoffe. Dabei handelt es sich um Pflanzenfasern, die den Darminhalt schwer machen und damit die Darmpassage beschleunigen. Bei zu langsamer Darmpassage („Verstopfung") können sich die Abbauprodukte im Darm ansammeln, sich zu Giftstoffen umwandeln und eine schädigende Wirkung auf den Organismus entfalten. Die damit verbundene Schwächung kann einer Tumorerkrankung Vorschub leisten. Bestimmte Krebsarten (Darmkrebs) können sogar direkt ausgelöst werden.

Detaillierte Ernäherungsempfehlungen finden sich in der „Anleitung zu einer stoffwechselaktiven Kost" von Anemueller/Ries, die über die

Bayerische Krebsgesellschaft
Tumblingerstr. 4
8000 München 2
Tel. 089/53 11 75

bezogen werden kann.

Immuntherapie

Immuntherapie ist der Oberbegriff für verschiedene Behandlungsmethoden, die auf eine Stärkung der körpereigenen Abwehrkraft zielen. Der Organismus besitzt verschiedene Abwehrmechanismen, die man zusammengefaßt als **Immunsystem** bezeichnet. Es hat die Fähigkeit, den Körper vor fremden Substanzen zu schützen – ihn „immun" zu machen. Bei dieser Abwehr unterscheidet das **Immunsystem** nicht zwischen Krankheitserregern und Krebszellen.

Ein intaktes Immunsystem kann Krebszellen abtöten und damit einen möglichen bösartigen Tumor im Keim ersticken. Man muß davon ausgehen, daß dies ein häufiger Vorgang ist, der gesunde Menschen vor dem Ausbruch eines Krebsleidens bewahrt.

Das **Immunsystem** unseres Körpers besteht aus unterschiedlichen Strukturen:

- Thymus (eine Drüse hinter dem Brustbein, die bis zur Pubertät an Größe zunimmt und sich dann zurückbildet)
- Zellverbände im Darm (Blinddarm)
- Zellverbände im Hals (Tonsillen, deutsch: Mandeln)
- Lymphknoten
- Milz
- Blutkörperchen (Leukozyten und Lymphozyten)
- Eiweißkörper

Jede dieser Strukturen leistet auf ihre Art einen Beitrag zur Abwehr körperfremder Substanzen. Die Immuntherapie will dieses System stärken und damit den Körper im Kampf gegen den Tumor unterstützen.

Angebliche Wunderheilungen durch alleinige biologische Maßnahmen bringen die Immuntherapie immer wieder in Verruf. Deshalb muß an dieser Stelle noch einmal betont werden, daß die Immuntherapie alleine nicht in der Lage ist, einen bestehenden Tumor zu heilen. Vor selbsternannten Wunderheilern, die mit der Not hilfesuchender Patienten skrupellose Geschäfte machen, kann man deshalb nicht genug warnen.

Biologische Konzepte sind den *Beweis* ihrer Wirkung noch schuldig geblieben. Zudem haben sie oft beträchtliche Nebenwirkungen. Demgegenüber gibt es gerade beim Mammakarzinom mit der Hormontherapie eine Behandlungsmöglichkeit, die bei *erwiesener* Wirksamkeit nur geringe Nebenwirkungen aufweist. Aus diesen Gründen werden die meisten der im folgenden beschriebenen biologischen Behandlungen selten bzw. nur als begleitende Maßnahmen zur schulmedizinischen Behandlung angewendet; beispielsweise können immunanregende Substanzen die Unterdrückung des Immunsystems durch die konventionelle Krebstherapie (Operation, Bestrahlung, Chemotherapie) teilweise ausgleichen.

BCG steht für das Bakterium Bacille Calmette Guerin, es handelt sich dabei um den Impfstoff gegen Tuberkulose. Mit Hilfe von BCG soll das Immunsystem angeregt und damit ein Tumorleiden günstig beeinflußt werden. Die Ergebnisse waren für das Mammakarzinom enttäuschend.

Die Gabe von **Darmbakterien** soll ebenso wie BCG das Immunsystem anregen. Auch dieses Konzept ist bisher den Beweis seiner Wirksamkeit schuldig geblieben.

Interferone sind Glykoproteine (aus Eiweiß und Zucker bestehend), die im menschlichen und tierischen Körper gebildet werden. Sie besitzen eine Abwehrwirkung, die besonders gegen Viren gerichtet ist und werden daher bei schweren Viruserkrankungen wie AIDS oder chronischer Hepatitis eingesetzt. Ihre Wirksamkeit gegen Tumorzellen wird zur Zeit noch in klinischen Studien überprüft. Auch über den Nutzen der Interferone bei der Behandlung des Brustkrebs kann zur Zeit noch nichts Endgültiges gesagt werden.

Bereits um 1920 wurden verschiedene **Mistelextrakte** in die Therapie eingeführt. Sie sollen die Körperabwehr stimulieren und bei bestimmten Krebszellen eine zytostatische Wirkung besitzen. Deshalb werden entsprechende Präparate gelegentlich als begleitende Therapie beim Mammakarzinom eingesetzt. Ihre eventuelle positive Wirkung und ihre geringen Nebenwirkungen machen ihren Einsatz erwägenswert.

Die **hämatogene Oxydationstherapie**, kurz HOT genannt, beruht auf der Zufuhr von dreifachem Sauerstoff (Ozon), der das Wachstum menschlicher Krebszellen vermindern soll. Dabei wird dem Patienten eine bestimmte Menge Blut aus der Armvene entnommen, mit Ozon versetzt und dem Körper wieder zugeführt. Die HOT scheint bei der Nachbehandlung von Krebserkrankungen gute Dienste zu leisten.

Thymus: Bereits Anfang des 20. Jahrhunderts wurden Therapieversuche mit Extrakten der Thymus-Drüse unternommen. Heute werden diese Präparate gelegentlich bei einer Bestrahlung oder Chemotherapie zur Unterstützung der schulmedizinischen Maßnahmen eingesetzt.

Kapitel 12
Wiederaufbau der amputierten Brust

Die Amputation der Brust ist häufig mit einer extremen seelischen Belastung für die betroffene Frau verbunden. Durch die körperliche Verstümmelung fühlt sie sich in ihrer Weiblichkeit und als Person tief verletzt. Nach der Entlassung aus dem Krankenhaus muß sie einen Weg zurück in das Alltagsleben finden; viele „Dinge des normalen Lebens" stellen sich jetzt anders dar und müssen neu bewältigt werden. Dazu gehört ganz besonders die intime Begegnung mit ihrem Partner. Diese Momente konfrontieren sie am nachdrücklichsten mit ihrer veränderten Situation und zwingen sie, sich mit dem Verlust ihrer Brust auseinanderzusetzen.

Der Wiederaufbau oder die **Rekonstruktion** der Brust ist ein Schritt auf dem Weg zur Überwindung der Krebserkrankung und ihrer Folgen.

Wie vielen Frauen sich die Frage nach einem Wiederaufbau stellt, läßt sich aus nüchternen Statistiken entnehmen: In der Bundesrepublik Deutschland werden jährlich etwa 16 000 Frauen brustamputiert, in den Vereinigten Staaten liegt diese Zahl sogar bei rund 60 000.

Allgemeine Überlegungen

Die **Entscheidung für einen Wiederaufbau** kann jede Frau nur für sich selbst treffen. Es mag vordergründig sinnvoll erscheinen, eventuellen Wünschen des Partners nachzukommen. In Wirklichkeit ist dies jedoch ein sehr problematisches Motiv für einen Wiederaufbau, denn eine Beziehung, die durch eine Amputation tiefgreifend belastet wird, kann mit einer Rekonstruktion kaum gefestigt werden. Deshalb sollte jede Frau die Entscheidung über eine mögliche Rekonstruktion nur für sich alleine treffen. Sie sollte sich dabei fragen, ob der Wiederaufbau der Brust für sie mit einem Zugewinn an Selbstsicherheit und positivem Lebensgefühl verbunden ist und wieviel es ihr bedeutet, wenn der Spiegel sie nicht mehr so nachdrücklich an ihre ehemalige Krankheit erinnert. Für die meisten Frauen ist die Rekonstruktion mehr als nur die Korrektur eines äußerlichen Defektes – sie ist Ausdruck der Entschlossenheit, ihre Krankheit zu bewältigen.

Vor ihrer Entscheidung sollte die Frau sich an einer entsprechenden Klinik informieren und sich auch nicht scheuen, die Meinung mehrerer Ärzte einzuholen. Jeder Arzt, der mit Rekonstruktionen befaßt ist, weiß um die große psychische Bedeutung dieser Eingriffe. Er wird sich deshalb die Zeit zu einer ausführlichen Beratung nehmen. Dazu gehört auch die Demonstration von Bildern, die Rekonstruktionspatientinnen vor und nach dem Eingriff zeigen. Derartige Fotodokumente, die das „Vorher" und „Nachher" belegen, sind eine wichtige Hilfe bei der

Beratung neuer Patientinnen und können eine oft zu hohe Erwartungshaltung auf ein realistisches Maß korrigieren. Denn auch eine noch so perfekte Rekonstruktion kann nie mit dem Aussehen einer „natürlichen" Brust konkurrieren. Sehr sinnvoll ist auch das Gespräch mit einer Patientin, deren Brust bereits rekonstruiert wurde. Dieser Eindruck aus erster Hand ist für viele Frauen eine wichtige Entscheidungshilfe.

Wenn eine Patientin dem Wiederaufbau unschlüssig gegenüber steht, sollte sie darauf verzichten. Ein solcher Eingriff wird ihr nur dann wirklich helfen, wenn sie von seinem Nutzen überzeugt ist. Finanzielle Überlegungen brauchen bei der Entscheidung keine Rolle zu spielen. In der Bundesrepublik werden Eingriffe zum Wiederaufbau der weiblichen Brust heute allgemein von den Krankenkassen übernommen.

Zeitpunkt des Wiederaufbaus

Grundsätzlich könnte ein Wiederaufbau gleichzeitig mit der Tumoroperation durchgeführt werden. Gewichtige Gründe sprechen jedoch dagegen:

- Die endgültige Diagnose des Pathologen erfordert mehr Zeit als die kurze Spanne der Operationsdauer. Die sogenannte „Schnellschnitt-Untersuchung" wird nur an dem eigentlichen Tumor durchgeführt. Hier liegt die Diagnose rund 10 Minuten nach Übergabe des Präparates an den Pathologen vor. Die Untersuchung des restlichen Brustgewebes sowie der Lymphknoten dauert aus technischen Gründen länger. Da sich das operative Vorgehen jedoch nach der endgültigen Diagnose richten sollte, kann eine voreilige Rekonstruktion die Sicherheit der Patientin gefährden.
- Der ohnehin schon große Eingriff der Tumoroperation würde zusammen mit dem zusätzlichen Wiederaufbau die Patientin körperlich zu sehr belasten.
- Der erweiterte Eingriff erhöht das Komplikationsrisiko und erschwert den Heilungsverlauf.
- Mögliche Komplikationen, die durch die Rekonstruktion verursacht werden, könnten eine Nachbehandlung behindern.

Aus diesen Gründen soll der Wiederaufbau frühestens nach 3 – 6 Monaten beginnen – vorausgesetzt, die Behandlung bestand nur aus der **Operation.** Diese Frist sollte man verstreichen lassen, da erst nach dieser Zeit die Wundheilung im Operationsgebiet abgeschlossen ist. Wird nach der Operation noch eine Zusatzbehandlung durchgeführt, so richtet sich der mögliche Beginn des Wiederaufbaus nach der Art der Nachbehandlung. Wenn eine **Bestrahlung** durchgeführt wurde, sollte man nach Abschluß der Therapie noch ein Jahr abwarten. Nach dieser Zeit hat sich die bestrahlte Haut weitgehend erholt. Ein längeres Warten bringt keine weitere Verbesserung der Gewebeverhältnisse. Nur bei sehr guter Verträglichkeit und Ausbleiben einer Hautreaktion kann mit der Brustrekonstruktion nach weniger als einem Jahr begonnen werden. Im Anschluß an eine **zytostatische Therapie** hängt die Durchführung des Wiederaufbaus vom Allgemeinzustand der Patientin ab. Normalerweise wird sie sich spätestens ein Vierteljahr nach Abschluß der Behandlung so gut erholt haben, daß einer erneuten Operation nichts mehr im Wege steht. Eine **Hormonbehandlung** stellt wegen ihrer guten Verträglichkeit kein Hindernis für eine Rekonstruktion dar.

Operationsgrundlagen

Bei Wiederaufbauoperationen müssen die drei wesentlichen Strukturen der weiblichen Brust ersetzt werden:

- Brustgewebe

Drüsengewebe, Bindegewebe und Fettgewebe werden bei der Tumoroperation weitgehend entfernt. Da das ursprüngliche Gewebe nicht mehr verfügbar ist, muß es durch ein geeignetes anderes Material ersetzt werden.

- Hautmantel

Er ist die „äußere Hülle" der Brust. Bei der Tumoroperation wurde der größte Teil davon entfernt, so daß die Haut dem Brustkorb jetzt flach aufliegt. Für die zu rekonstruierende Brust muß ein neuer Hautmantel geschaffen werden.

- Brustwarze und Warzenhof

Sie wurden bei der Tumoroperation entfernt und müssen ebenfalls rekonstruiert werden.

Ersatz des Brustgewebes

Für den erforderlichen Ersatz des Brustgewebes stehen körpereigenes Gewebe oder Prothesen zu Verfügung. Beide Materialien müssen drei Grundforderungen erfüllen:

- dauerhafte Verträglichkeit
- gute Modellierung der Brustform
- natürliche, weiche Konsistenz

Der Ersatz von Brustgewebe durch **körpereigenes Gewebe** erfordert großes operatives Geschick, da man Gewebe von anderen Körperabschnitten an die Brust heranführen muß, ohne dessen Durchblutung zu unterbrechen. Entsprechende Operationsmethoden werden im Abschnitt „Schwenklappenplastiken" erklärt.

Prothesen zum Ersatz von Brustgewebe bestehen aus Silikon und zeichnen sich durch eine gute Verträglichkeit aus. Es gibt sie in vielen Formen und Größen. Bei Wiederaufbauoperationen wird aus der Brusthaut und dem darunterliegenden Fett ein Mantel gebildet, unter den die Prothese gelegt wird. Unter besonderen Umständen kann dieser Mantel noch durch Muskulatur verstärkt werden. Nähere Einzelheiten zu implantierbaren Prothesen finden sich in Kapitel 18.

Schaffung des Hautmantels für die „neue" Brust

Die Schaffung eines ausreichend großen und stabilen Hautmantels ist der wichtigste Schritt der Rekonstruktion, weil hierbei die größten Schwierigkeiten zu bewältigen sind. Dies gilt besonders dann, wenn die vorausgegangene Operation oder nachfolgende Behandlungen Bedingungen geschaffen haben, die eine Rekonstruktion erschweren:

- „dünne" Haut
- ungünstige Narbenverhältnissse
- Fehlen des Brustmuskels
- Strahlenschäden der Haut

Dünne Haut kann durch die Tumoroperation entstehen, wenn der operierende Arzt sich um eine gründliche Entfernung des Drüsengewebes bemüht. Da unter der Haut Fett- und Bindegewebe mit dem Drüsengewebe dicht zusammenliegen, müssen selbst bei radikalen Operationen etwa 5 – 10% des Drüsengewebes zurückbleiben. Wegen des Risikos eines erneuten Tumorwachstums aus diesen Drüsenresten ist die möglichst vollständige Sanierung dieser Gewebszone unter der Haut ein Gebot operativer Sorgfaltspflicht. Das Resultat dieser Vorsicht ist zwangsläufig eine „dünne" Haut.

Ungünstige Narbenverhältnisse gehören zu den vermeidbaren Schwierigkeiten. Auch wenn sich die Schnittführung nach der Lage des Tumors richten muß, kann in den meisten Fällen der günstige horizontale Schnitt gewählt werden. Bei entsprechender Nahttechnik erlaubt diese Narbe später alle Formen der Rekonstruktion. Grundsätzlich wird jeder operierende Arzt bemüht sein, mit *einer* Narbe auszukommen. Nur unter besonderen Umständen muß als Zugang zu den Lymphknoten der Achselhöhle ein zweiter Schnitt angelegt werden.

Das **Fehlen des Brustmuskels** gehört ebenfalls zu den fast immer vermeidbaren Schwierigkeiten. Es besteht heute weitgehend Einigkeit darüber, daß der Brustmuskel nur bei Tumorbefall entfernt werden muß. Ein solcher Befund ist jedoch erfreulicherweise selten.

Strahlenschäden der Haut sind bei modernen Techniken der Strahlenbehandlung selten geworden. Nur bei hoher Strahlendosis und empfindlicher Haut findet man noch Veränderungen, die eine Rekonstruktion der Brust behindern. In diesen Fällen vorgeschädigter Haut kann es notwendig werden, das zu schwache Gewebe im Bereich der Brust durch das stabile Gewebe einer anderen Körperstelle zu ersetzen. Inzwischen gibt es verschiedene Methoden, mit denen Haut, Fettgewebe und Muskulatur zur Brust geführt werden können.

Schwenklappenplastiken

Schwenklappenplastiken sind operative Eingriffe, mit denen Körpergewebe verlagert wird. Bei diesen Operationen wird Gewebe ersetzt oder erweitert, indem gesundes Gewebe einer geeigneten Körperregion an die betroffene Körperstelle herangeführt („geschwenkt") wird. Das Gewebe, das bei einer Schwenklappenplastik verpflanzt wird, nennt man in der

Fachsprache „Lappen" (englisch: flap). Im Fall der weiblichen Brust kann mit Hilfe der Schwenklappenplastik ein Hautmantel zur Rekonstruktion der Brust gebildet werden. Bei speziellen Techniken kann außerdem Muskulatur als Gewebeersatz verlagert werden und damit die Einlage einer Prothese erübrigen.

Schwenklappenplastiken haben zwei wesentliche Schwierigkeiten zu berücksichtigen:

- Trotz der Lageveränderung darf die Blutzufuhr zum Lappen nicht unterbrochen werden.
- An der Entnahmestelle des Lappens entsteht ein Defekt, der möglichst wenig auffallen soll. Dies erreicht man, indem man die Haut in der Umgebung der Entnahmestelle von ihrer Unterlage ablöst (mobilisiert) und die beweglich gemachten Hautränder wieder zusammenfügt. Mit einer entsprechenden Nahttechnik bleibt von der Entnahmestelle dann nur noch eine strichförmige Narbe zurück.

Es gibt drei bekannte Techniken der Schwenklappenplastik, die bei der Rekonstruktion der weiblichen Brust bevorzugt angewandt werden. Der Name der Methode steht dabei jeweils für die Region, aus der der Lappen entnommen wird. Der thorako-epigastrische Lappen besteht nur aus Haut und Fettgewebe („kutaner" Lappen). Dagegen beziehen die Techniken mit dem langen Rückenmuskel (Musculus latissimus dorsi) und dem geraden Bauchmuskel (Musculus rectus abdominis) zusätzlich noch Muskulatur in den Lappen mit ein („myokutaner" Lappen).

Die Muskulatur erfüllt dabei mehrere Aufgaben:

- Sie verdickt und stabilisiert den Mantel aus Haut und Fettgewebe.
- Sie sichert mit ihren Gefäßen die Durchblutung des Lappens.
- Sie kann den Hautmantel für die rekonstruierte Brust ausfüllen und dadurch eine Prothese ersetzen.

Thorako-epigastrischer Lappen

Diese Methode hat ihren Namen von dem Ursprung des Lappens, der vom Epigastrium (Raum zwischen Nabel und Rippenbogen) auf den Thorax (Brustkorb) geschwenkt wird. Er besteht nur aus Haut und Fettgewebe (kutaner Lappen). Wegen der versorgenden Blutgefäße liegt die Basis dieses Lappens immer in der Körpermitte (Abb. 62). Der zunächst große Defekt an der Entnahmestelle des Lappens läßt sich gut verschließen, indem die Haut der Umgebung von ihrer Unterlage gelöst wird und dann unter geringer Spannung über die Wunde gezogen werden kann.

Latissismus-dorsi-Lappen

Diese Methode hat ihren Namen von dem langen Rückenmuskel (Musculus latisssimus dorsi), dem größten Muskel des Körpers. Er ist besonders eng mit der über ihm liegenden Haut verbunden. Bei dieser Technik wird ein Stück des Muskels mit dem darüberliegenden Hautareal (my-

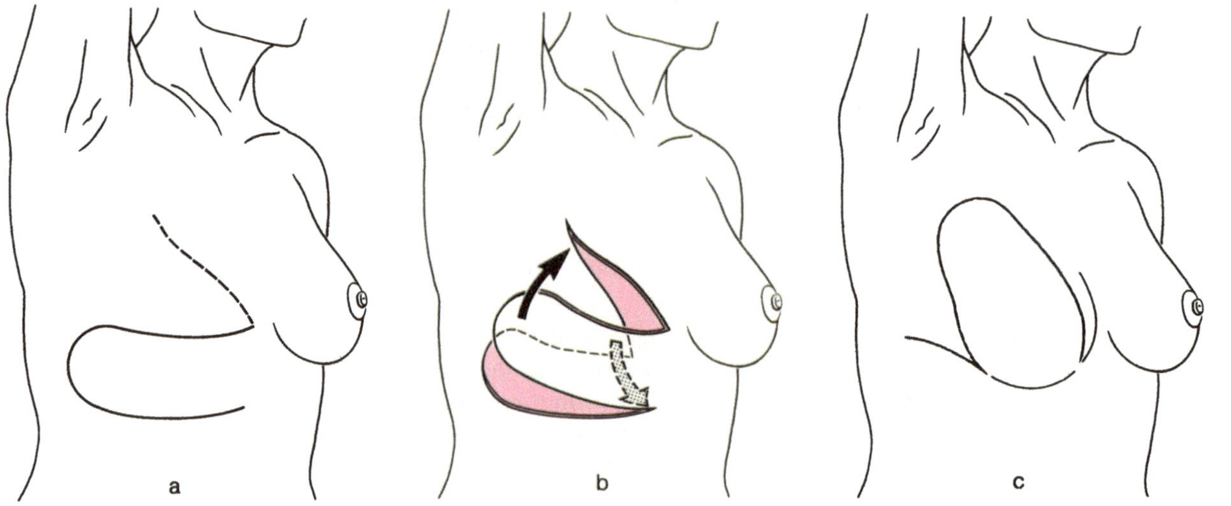

Abb. 62. Schematische Darstellung des Vorgehens bei dem thorako-epigastrischen Lappen: Der thorako-epigastrische Lappen wird so eingezeichnet, daß seine Basis in der Körpermitte liegt (a). Von dort kommen die Blutgefäße, die die Versorgung des Lappens gewährleisten. Durch weiträumiges Abpräparieren der umgebenden Haut wird der Lappen beweglich (b) und kann an seinen neuen Ort geschwenkt werden (c).

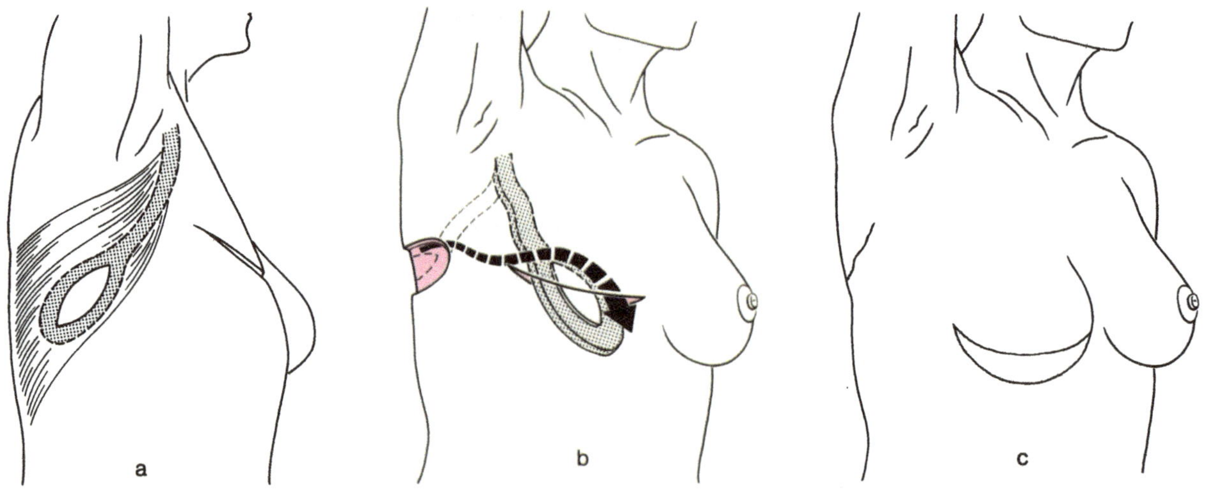

Abb. 63. Schematische Darstellung des Vorgehens bei dem Latissimus-dorsi-Lappen: Der eigentliche Hautlappen stammt vom Rücken (a) und wird unter Mitnahme eines wesentlich größeren Muskelstückes unter der Achselhöhle hindurch nach vorne auf die Brust geschwenkt (b). Durch den mitgeführten Muskel kann das Volumendefizit eventuell auch ohne Prothese ausgeglichen werden (c).

okutaner Lappen) abgelöst und unter dem Arm hindurch auf die Brust verlagert (Abb. 63). Der Gewebeersatz durch den Muskel macht bei dieser Technik eine Prothese oft überflüssig.

Rectus-abdominis-Lappen

Diese Methode hat ihren Namen von dem geraden Bauchmuskel (Musculus rectus abdominis), der bei dieser Technik die Blutversorgung des Hautlappens gewährleistet. Sie ist die aufwendigste der drei Methoden. Durch den Verschluß der Entnahmestelle zwischen Nabel und Schamgegend (Abb. 64) kommt es zu einer zusätzlichen Straffung der Bauchhaut. Die Methode kann deshalb nur dann angewandt werden, wenn im Bereich der Bauchwand ein entsprechender Hautüberschuß zur Verfügung steht. Beim Rectus-abdominis-Lappen handelt es sich ebenfalls um einen myokutanen Lappen. Wenn ausreichend viel Muskulatur verlagert werden kann, erübrigt sich auch hier die Einlage einer Prothese.

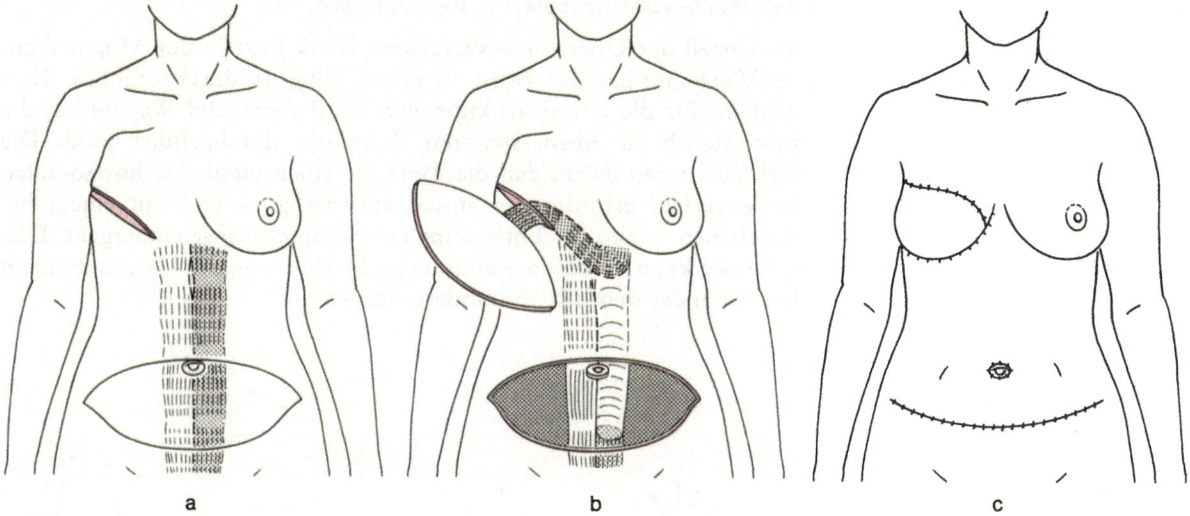

Abb. 64. Schematische Darstellung des Vorgehens bei dem Rectus-abdominis-Lappen. Hierbei steht je nach Hautüberschuß im Unterbauch ein großes Hautareal zur Verfügung (a). Es wird nach oben geschwenkt (b). Der mitgeführte gerade Bauchmuskel (gestrichelter Strang) gewährleistet dabei durch seine Gefäße die Versorgung des Lappens. Der Hautlappen wird zurechtgeschnitten und in die wiedereröffnete Narbe auf dem Brustkorb eingefügt. Die Haut an der Entnahmestelle wird nach oben bis fast unter die Brust mobilisiert. Dadurch wird sie so beweglich, daß sie mit dem Unterrand der Entnahmestelle vereinigt werden kann. In die herabgezogene Haut wird eine Öffnung geschnitten und der Nabel eingenäht (c). Das Vorgehen mit dem Rectus-abdominis-Lappen beinhaltet immer eine Straffung der Bauchhaut und eine Neueinpflanzung des Nabels.

Techniken zur Schaffung eines Hautmantels ohne Schwenklappenplastik

Wenn auf der operierten Seite ausreichend viel stabile Haut vorhanden ist, kann auf eine Schwenklappenplastik verzichtet und die Rekonstruktion mit weniger aufwendigen Methoden durchgeführt werden. Die dafür in Frage kommenden Techniken sind die Oberbauch-Verschiebeplastik und der Hautexpander.

Oberbauch-Verschiebeplastik

Bei dieser Methode wird der Hautmantel für die wiederaufzubauende Brust aus dem Bereich des Oberbauches gewonnen, indem man Gewebe von dort nach oben rafft. Im einzelnen geht man bei der Oberbauch-Verschiebeplastik folgendermaßen vor:

Die ursprüngliche Operationsnarbe wird wieder eröffnet, Haut und Fett im Bereich der operierten Brust werden von ihrer Unterlage (Muskel bzw. Rippen) getrennt. So entsteht eine Hauttasche, die in ihrer Breite der späteren Brust entspricht und nach unten bis unterhalb des Nabels reicht (Abb. 65). Durch das Ablösen von seiner Unterlage wird der Hautmantel so beweglich, daß er durch kräftigen Zug nach oben gerafft werden kann. Passend zur anderen Brust wird die untere Umschlagfalte neu angelegt, indem die nach oben geraffte Haut an den Rippen bzw. an der zwischen den Rippen liegenden Muskulatur angenäht wird. Mit dem Einlegen einer Prothese und dem Verschluß der Wunde wird die Oberbauch-Verschiebeplastik abgeschlossen.

Der Vorteil der Oberbauch-Verschiebeplastik liegt in der Möglichkeit, den Wiederaufbau der Brust in einem Eingriff durchzuführen. Dies gilt nicht für die Rekonstruktion von Brustwarze und Warzenhof, die grundsätzlich zu einem späteren Zeitpunkt durchgeführt wird. Die Nachteile liegen darin, daß die Methode einen möglichst horizontalen Narbenverlauf erfordert, technisch aufwendig ist und mit einem beträchtlichen Risiko der Entstehung einer Kapselfibrose einhergeht. Dieses Risiko kann durch die kontinuierliche Dehnung der Haut mit einem Hautexpander deutlich vermindert werden.

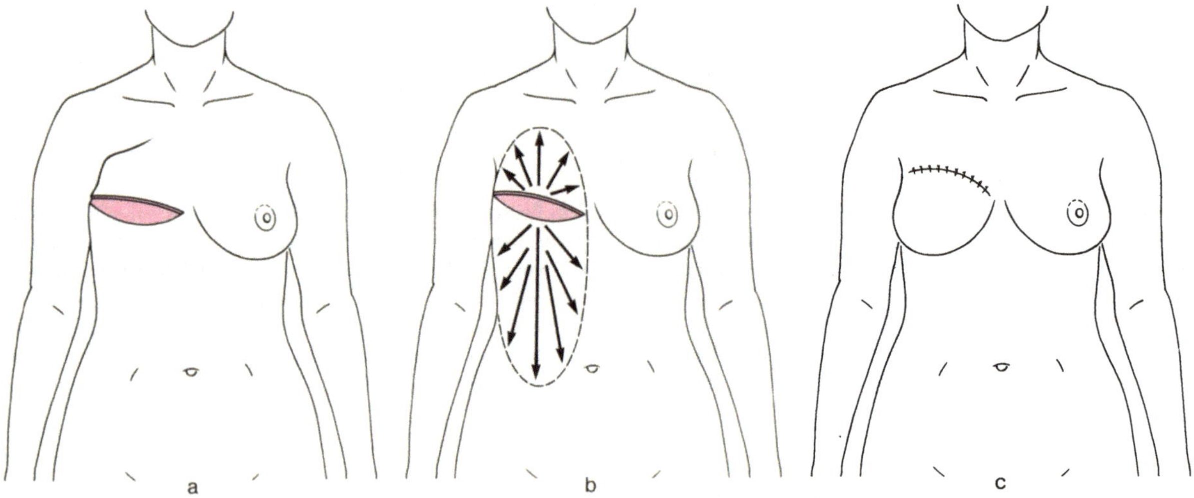

Abb. 65. Schematische Darstellung des Vorgehens bei der Oberbauch-Verschiebeplastik: Die alte Operationsnarbe wird wieder eröffnet (a). Von dort ausgehend wird die für die neue Brust notwendige Haut von ihrer Unterlage entsprechend den Pfeilrichtungen abgehoben (b). Die Haut des unteren Anteils wird nach oben gezogen und durch kräftige Nähte am Brustkorb befestigt. Diese Nähte bilden gleichzeitig die zur Gegenseite passende neue untere Umschlagfalte. Die alte Operationsnarbe, die durch die Raffung weiter nach oben verlagert wurde, wird nach Einlage einer Prothese wieder verschlossen (c).

Hautexpander

Ein Hautexpander ist ein Hautdehner. Es handelt sich dabei um eine Prothese, die von außen über ein Ventil aufgefüllt werden kann (Abb. 66 und 67). Der Hautexpander wird in flachem Zustand unter die Haut gelegt und später nach und nach aufgefüllt. Dadurch dehnt er kontinuierlich die über ihm liegende Haut und läßt so den erforderlichen Hautmantel entstehen. Anschließend wird er in einer zweiten Operation gegen die endgültige Prothese ausgetauscht. Die Rekonstruktion von Brustwarze und Warzenhof erfordert in diesem Fall eine dritte Operation.

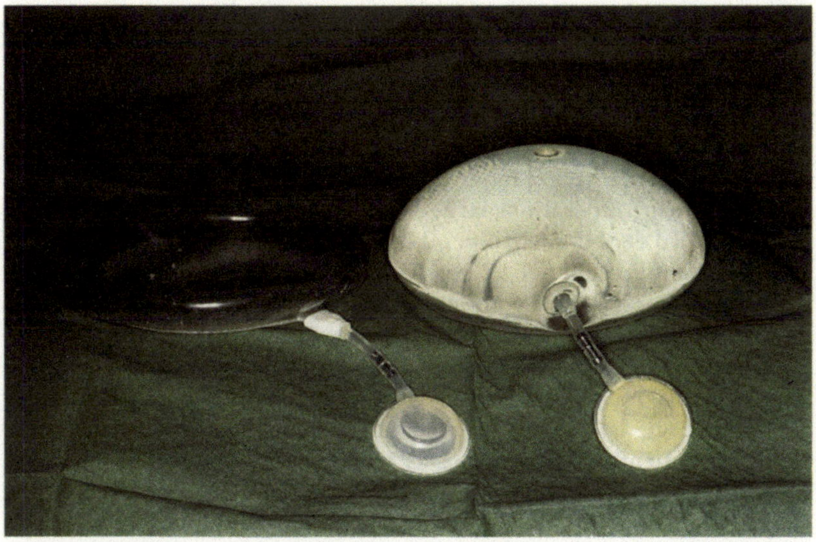

Abb. 66. Hautexpander in leerem und gefülltem Zustand: Der leere Hautexpander (links) kann in diesem Zustand spannungsfrei unter die Haut gelegt werden. Nach Auffüllung (rechts) dehnt der Hautexpander das über ihm gelegene Gewebe und schafft damit zusätzliche Hautreserven. Die im Bildvordergrund liegenden Ventile haben etwa die Größe eines Markstückes, sie liegen seitlich am Brustkorb unter der Haut (siehe Abb. 67); durch sie kann der Hautexpander aufgefüllt und entleert werden.

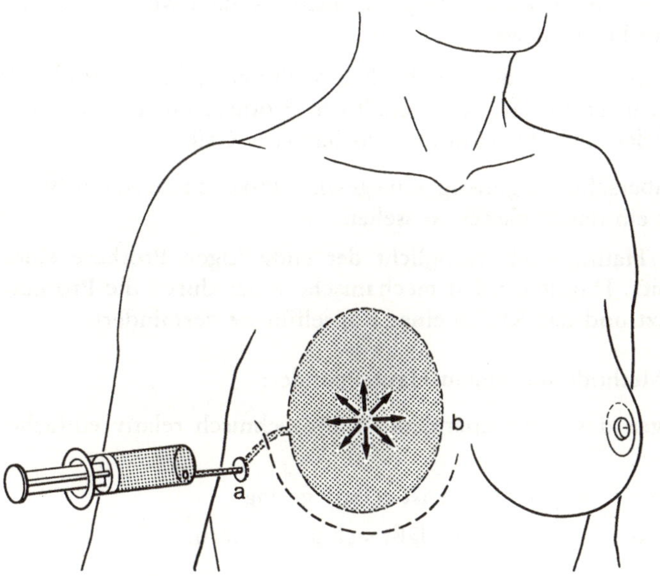

Abb. 67. Schematische Darstellung eines liegenden Hautexpanders: Der Hautexpander (b) liegt an der Stelle der späteren Brust. Durch das unter der Haut des seitlichen Brustkorbs liegende Ventil (a) wird er kontinuierlich aufgefüllt und dehnt dabei die über ihm liegende Haut.

Im einzelnen wird folgendermaßen vorgegangen: Beim ersten Eingriff wird der Hautexpander eingesetzt. Dazu wird die alte Operationsnarbe in ihrem äußeren Anteil eröffnet und eine Tasche für den Hautexpander vorbereitet. Der Hautexpander soll dabei so gelegt werden, daß seine Wölbung der Form der späteren Brust entspricht. Das Ventil des Hautexpanders wird unter der Haut an der Außenseite des Brustkorbs plaziert. Wenn die kleine Operationsnarbe nach etwa zwei Wochen ausreichend stabil ist, wird der Hautexpander das erste Mal aufgefüllt. Dabei werden über das Ventil (Abb. 67) 50 bis 100 Milliliter einer sterilen 0,9%igen Kochsalzlösung in die Prothese eingespritzt. Die 0,9%ige Kochsalzlösung entspricht in ihrer Zusammensetzung der Körperflüssigkeit, so daß ein versehentlicher Austritt ins Körpergewebe oder in das Gefäßsystem keine nachteiligen Folgen hätte. Da das Ventil der Prothese unter der Haut liegt, ist jedes Auffüllen mit einem kleinen Einstich in die Haut der Patientin verbunden. Das weitere Auffüllen des Hautexpanders hängt von der jeweiligen Situation und dem Ermessen des Arztes ab. Manche Kliniken füllen zweimal wöchentlich 100 Milliliter nach, andere geben nur einmal in der Woche 50 Milliliter. Unabhängig davon ist das Auffüllen des Hautexpanders eine ambulante Maßnahme, während der die Patientin körperlich normal belastbar ist.

Der zunehmende Druck des größer werdenden Hautexpanders verdickt die über ihm liegende Haut. Diese günstige Reaktion beruht auf dem gleichen Druckphänomen, das die Hornhaut der Fußsohlen nach häufigem Barfußgehen dicker werden läßt. Nach dem letzten Auffüllen wird noch eine Frist von 2–3 Monaten abgewartet, in der sich die gedehnte Brusthaut erholen soll. Danach wird der Hautexpander in einem zweiten Eingriff durch die endgültige Prothese ersetzt. Da ein Hautexpander sehr gut verträglich ist, könnte er gegebenenfalls auch weitere Monate unter der Haut belassen werden.

In den Hautexpander werden 100 bis 200 Milliliter mehr eingefüllt, als es der vorgesehenen Größe der endgültigen Prothese entspricht. Diese bewußte Überdehnung des Hautmantels hat zwei Gründe:

- Der Hautüberschuß begünstigt eine gewisse Ptose (Hängen der Brust) und damit ein natürlicheres Aussehen.
- Der weite Hautmantel ermöglicht der endgültigen Prothese einen lockeren Sitz. Damit werden mechanische Reize durch die Prothese herabgesetzt und das Risiko einer Kapselfibrose vermindert.

Vorteile der Methode mit einem Hautexpander:

- Das Einlegen des Hautexpanders ist ein technisch relativ einfacher Eingriff.
- Die Gefahr der Kapselfibrose ist relativ gering.
- Die Größe der „neuen“ Brust läßt sich gut steuern.

Nachteile der Methode:

- Es sind zwei Eingriffe notwendig (ohne die Rekonstruktion von Brustwarze und Warzenhof).
- Der Hautexpander weicht während des Auffüllens oft nach oben aus.

- In 10 – 20% der Fälle kommt es durch den Hautexpander zu einem entzündlichen Reizzustand der Brust, der eine vorzeitige Entfernung des Hautexpanders notwendig machen kann. In diesem Fall muß man die Brust in flachem Zustand für etwa 6 Monate zur Ruhe kommen lassen, ehe man erneut mit der Rekonstruktion beginnen kann.

Falls bei der Tumoroperation der Brustmuskel erhalten wurde, gibt es für die Plazierung des Hautexpanders und damit für den Sitz der späteren endgültigen Prothese zwei Möglichkeiten (siehe Abbildung 32):

- unter die Haut

Diese Plazierung ist technisch einfach, setzt jedoch eine ausreichend „dicke Haut" voraus.

- unter den Muskel

Diese Art der Plazierung ist bei zu „dünner" Haut unumgänglich, da die Prothese ausreichend abgedeckt werden muß. Sie erfordert größeren operativen Aufwand.

Hautexpander und Operieren mit Erhaltung der Brusthaut

Mit dem Hautexpander kann bereits bei der Tumoroperation der Wiederaufbau der Brust eingeleitet werden, indem bei der Mastektomie ein Hautexpander eingelegt wird. Die notwendige Radikalität und damit die Sicherheit der Patientin werden dadurch nicht beeinträchtigt, das operative Risiko wird nicht erhöht. Um späteren Komplikationen vorzubeugen, sollte man diese Operationsmöglichkeit jedoch auf Fälle beschränken, bei denen sich schon während des Eingriffes die Notwendigkeit einer Nachbehandlung ausschließen läßt. Der Patientin bietet dieses Vorgehen das beruhigende Gefühl, daß der Verlust ihrer Brust nur ein vorübergehender Zustand ist, der durch einfaches Auffüllen des Hautexpanders ohne eine erneute Operation beendet werden kann.

Rekonstruktion der Brustwarze und des Warzenhofs

Zum vollständigen Wiederaufbau der weiblichen Brust gehört die Rekonstruktion der Brustwarze und ihres Warzenhofs. Dieser Eingriff stellt den Abschluß des Wiederaufbaus dar und wird üblicherweise drei Monate nach Rekonstruktion der Brust durchgeführt. Wird die Brust beispielsweise mit einem Hautexpander wiederaufgebaut, so führt man die Rekonstruktion der Brustwarze drei Monate nach Einlegen der endgültigen Prothese durch. Die Frist von drei Monaten ist deshalb zweckmäßig, weil die „neue" Brust erst nach dieser Zeit ihre bleibende Form erreicht hat. Ein früherer Aufbau der Brustwarze könnte durch spätere Veränderungen der Brustform ein asymmetrisches Bild ergeben.

Der neue Ort für die Brustwarze wird mit Hilfe einer in Form und Größe zur Gegenseite passenden Schablone festgelegt, denn Ungleichheiten in Form und Oberfläche der rekonstruierten und der erhaltenen Brust können mit dem Zentimetermaß nicht erfaßt werden und führen unweigerlich zu einer falschen Plazierung. Ein Stück Gummifolie haftet gut auf der Haut und wird solange der rekonstruierten Brust angepaßt, bis sich Arzt und Patientin für den endgültigen Ort der neuen Brustwarze entschieden haben. Die Patientin muß dabei ihren freien Oberkörper vor einem großen Spiegel betrachten können.

Für die Rekonstruktion von Brustwarze und Warzenhof stehen verschiedene Methoden zur Verfügung.

Vorübergehende Verpflanzung von Brustwarze und Warzenhof

Brustwarze und Warzenhof werden bei der Amputation der Brust als Ganzes entnommen und vorübergehend in die Haut der Leistengegend eingepflanzt. Nach der Rekonstruktion der Brust werden sie wieder zurückversetzt. Diese Aufbewahrung von Brustwarze und Warzenhof in der Leistengegend ist die einzige Möglichkeit, beide Strukturen als Einheit zu erhalten.

Das Vorgehen erfordert bereits bei der Tumoroperation einen im Wiederaufbau erfahrenen Arzt. Andere Schwierigkeiten, mit denen diese Methode behaftet ist, lassen sich dagegen leicht lösen: Brustwarze und Warzenhof verlieren in ihrer „Wartestellung" häufig an Pigment und zeigen eine „scheckige" Verfärbung. Dieser Farbunterschied kann durch Nachfärben mittels Tätowierung ausgeglichen werden. Ein gelegentliches Abflachen der verpflanzten Brustwarze läßt sich durch Verkleinerung der verbliebenen Warze wieder ausgleichen. Aus Sicherheitsgründen wird das Gewebe hinter der verpflanzten Brustwarze noch während des Eingriffs vom Pathologen auf mögliche Tumorzellen untersucht. Nur wenn diese Untersuchung den Befund „Brustwarze tumorfrei" ergibt, darf die Brustwarze erhalten und verpflanzt werden.

Wenn Brustwarze und Warzenhof bei der Tumoroperation entfernt wurden, ist ihre Rekonstruktion aufwendiger. Dann müssen beide von unterschiedlichen Körperstellen entnommen und einzeln an ihren neuen Platz gebracht werden.

Rekonstruktion des Warzenhofs

Eine nicht-operative Methode zur Rekonstruktion des Warzenhofs ist die **Tätowierung.**

Operative Methoden zur Rekonstruktion des Warzenhofs beruhen dagegen auf der **Übertragung pigmentierter Haut** auf die rekonstruierte Brust. Die naheliegendste Methode ist die Hautentnahme vom Warzenhof der Gegenseite. Voraussetzung dafür ist eine ausreichende Größe dieses Hofes und die Zustimmung der Patientin zu einem Eingriff auf der „anderen" Seite. Mit der Übertragung „echten" Warzenhofes werden Abweichungen der Farbe und der Oberflächenform weitgehend vermieden. Bei dieser Technik wird vom Hof der erhaltenen Brustwarze ein äußerer Ring abpräpariert und dieser anschließend in zwei kleineren Ringen an die Stelle des neuen Warzenhofs gelegt (Abb. 68). Falls diese Methode nicht in Frage kommt, läßt sich dunkel pigmentierte Haut auch von anderen Körperstellen (Abb. 69) entnehmen:

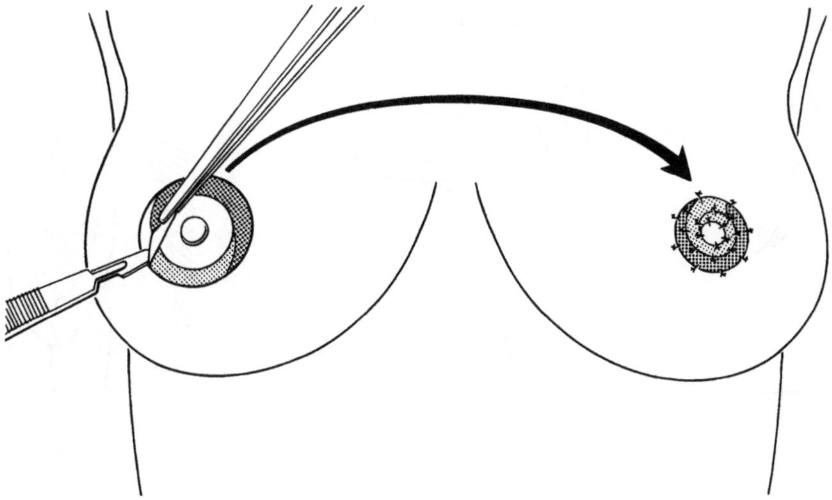

Abb. 68. Schematische Darstellung der Rekonstruktion des Warzenhofs durch Übertragung pigmentierter Haut von der Gegenseite: Durch Verkleinerung des Warzenhofs der Gegenseite wird der äußere Streifen pigmentierter Haut (Bild a, dunkle Zonen) frei. Diese Haut kann entweder in Spiralen (b) oder in zwei Halbkreisen zum Wiederaufbau des neuen Warzenhofs eingesetzt werden.

- Innenseite des Oberschenkels (Abb. 69 a)

Diese Methode ist relativ einfach. Die Innenseite des Oberschenkels ähnelt in ihrem Farbton dem Warzenhof, fällt aber wegen der großen Fläche viel weniger als „dunkle Haut" auf. Der Defekt an der Entnahmestelle läßt sich durch Verschiebung der umliegenden Haut gut verschließen. Außerdem bietet diese Technik den Vorteil, daß sich die Haut bei der Übertragung stärker pigmentiert.

- Haut der Augenlider (Abb. 69 b)

Die Methode ist nur dann möglich, wenn eine Straffung der Lider sinnvoll ist. Sie erfordert eine besondere operative Ausbildung und wird daher nur von plastischen Chirurgen durchgeführt. Der hohe kosmetische Anspruch der Augenpartie erfordert bei dieser Methode ein streng symmetrisches Vorgehen.

- Haut hinter den Ohren (Abb. 69 c)

Die Methode erfordert ein entsprechendes Hautreservoir hinter dem Ohr. Auch hier können Forderungen an die Symmetrie eine Entnahme auf beiden Seiten erforderlich machen.

Rekonstruktion der Brustwarze

Mit der Rekonstruktion der Brustwarze findet der Wiederaufbau der weiblichen Brust seinen Abschluß. Für die Rekonstruktion der Brustwarze stehen drei Entnahmestellen zur Verfügung (Abb. 70):

- Halbierung der Brustwarze von der Gegenseite (Abb. 70 a)

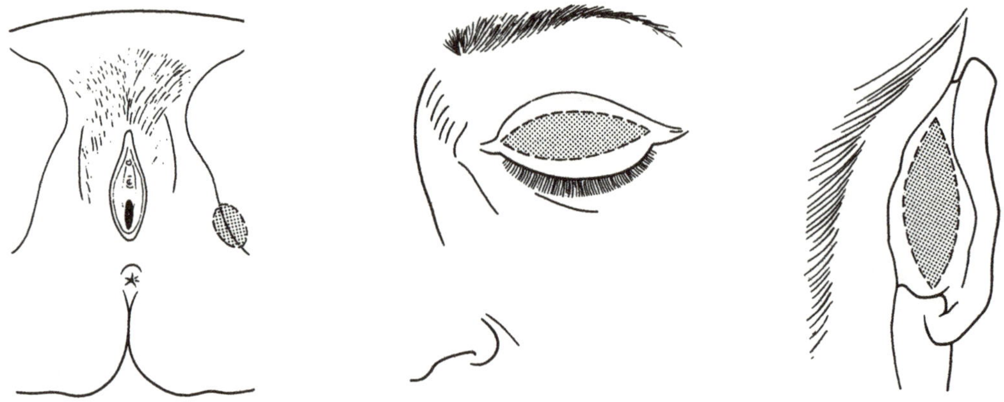

a b c

Abb. 69. Entnahmeorte pigmentierter Haut zur Rekonstruktion des Warzenhofs: (a) Innenseite des Oberschenkels; (b) Haut der Augenlider; (c) Haut hinter den Ohren.

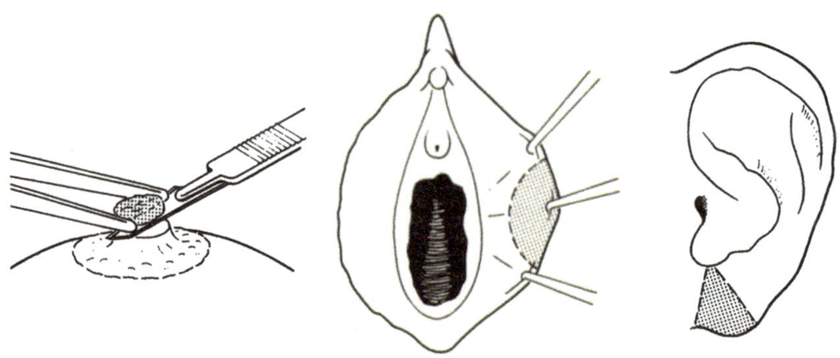

a b c

Abb. 70. Entnahmestellen zur Rekonstruktion der Brustwarze: (a) Halbierung der Brustwarze von der Gegenseite; (b) Haut der kleinen Schamlippe; (c) Stück des Ohrläppchens.

Die Methode ist technisch einfach. Die erhaltene Brustwarze muß jedoch ausreichend groß sein. Die Halbierung kann sowohl quer als auch längs erfolgen.

- Haut einer kleinen Schamlippe (Abb. 70 b)

Bei dieser Methode wird ein keilförmiges Stück aus einer kleinen Schamlippe entnommen und damit die neue Brustwarze gebildet.

- Stück des Ohrläppchens (Abb. 70 c)

Bei dieser Methode wird ein keilförmiges Stück Ohrläppchen entnommen und daraus die neue Brustwarze gebildet.

Bei der Rekonstruktion der Brustwarze und des Warzenhofs werden nur die obersten Schichten der Lederhaut übertragen, so daß eine Ernährung über die tiefergelegenen Blutgefäße nicht möglich ist. Die

Versorgung des neuen Gewebes erfolgt deshalb in den ersten Tagen über feinste Kontakte zwischen der deepithelisierten Haut der rekonstruierten Brust und dem übertragenen Gewebe. Die entsprechenden Kontaktstellen auf beiden Seiten sind dabei winzige Hautgefäße, sogenannte Kapillaren, die bei der Präparation eröffnet werden und nach der Operation den Blutaustausch ermöglichen. Ein sanfter Druckverband fördert diesen Kontakt. Wenn die übertragene Haut ausreichend ernährt ist, beginnt sie wieder anzuwachsen. Neue Zellverbände entstehen in der Tiefe, die alten sterben ab und bilden an der Oberfläche eine dunkle Kruste. Aus diesem Grund sieht die rekonstruierte Brustwarze bei dem ersten Verbandswechsel oft dunkler aus. Die rekonstruierte Brustwarze kann unabhängig von ihrem Ursprungsort ihre Oberflächensensibilität zurückgewinnen. Ein Jahr nach der Rekonstruktion besitzen rund die Hälfte der rekonstruierten Brustwarzen wieder „Gefühl". Die sexuelle Empfindlichkeit der Brustwarze läßt sich jedoch nicht rekonstruieren.

Da die Rekonstruktion von Brustwarze und Warzenhof zum Wiederaufbau der weiblichen Brust gehören, werden die Kosten von den Krankenkassen in gleicher Weise übernommen. Der Eingriff erfolgt meistens in Vollnarkose. Der Klinikaufenthalt dauert rund eine Woche. Der erste Verbandswechsel nach etwa 10 Tagen kann ambulant durchgeführt werden. Um die kritische Durchblutung nicht zu gefährden, sollte sich die Patientin in den ersten vier Wochen nach der Operation körperlich schonen und auf Nikotin verzichten. Nach dieser Zeit sind Brustwarze und Warzenhof angewachsen, sie gehören jetzt fest zur „neuen" Brust und können nach einer „Schonzeit" von weiteren vier Wochen in die normale Körperpflege einbezogen werden.

Die meisten Patientinnen empfinden nach vollständiger Rekonstruktion (Abb. 71 und 72) die gleiche Lebensqualität wie vor der Amputation. Nicht selten führt der Wiederaufbau der Brust zu einem besonders bewußten und positiven Lebensgefühl.

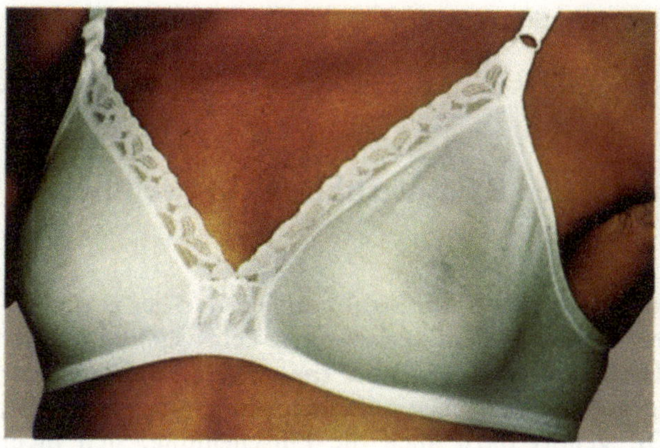

a

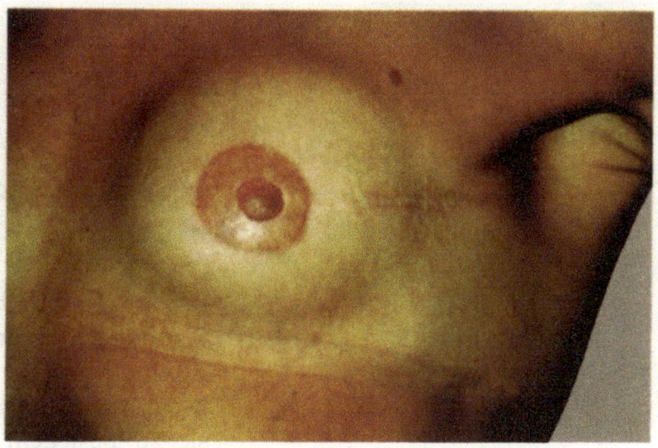

b

Abb. 71. Patientin mit vollständig rekonstruierter linker Brust 2 Jahre nach dem Wiederaufbau. Im Büstenhalter (a) bzw. im Bikini ist eine Unterscheidung zwischen der wiederaufgebauten Brust und der Gegenseite nicht möglich. Bild b zeigt das Ergebnis der Rekonstruktion von Brustwarze und Warzenhof. (Mit freundlicher Genehmigung von Prof. Dr. med. J. Hüter, Frauenklinik des Städtischen Krankenhauses Hildesheim.)

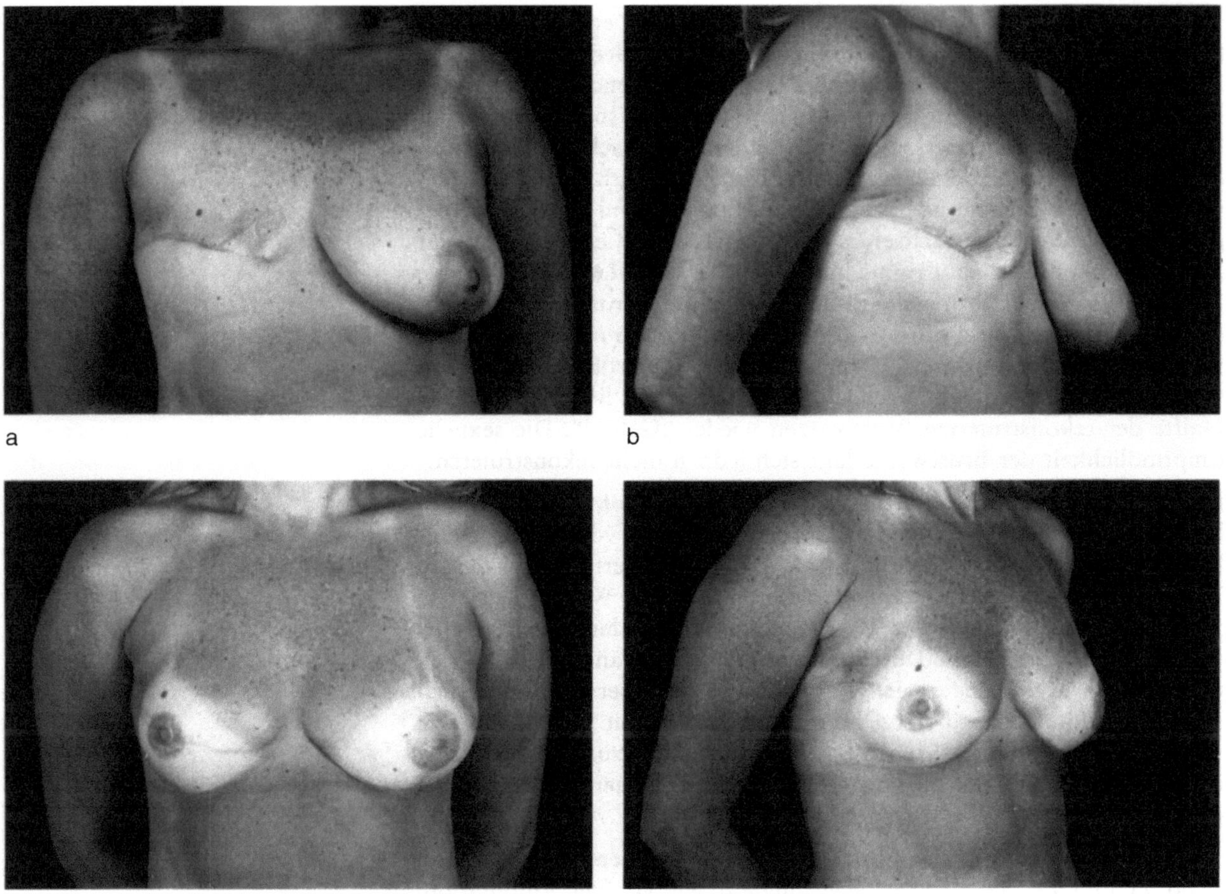

Abb. 72. Wiederaufbau der amputierten rechten Brust bei einer 38jährigen Patientin, durchgeführt von Professor Pitanguy: a und b: vor dem Wiederaufbau; c und d: 18 Monate nach Abschluß der Rekonstruktion. (Mit freundlicher Genehmigung von Prof. Dr. med. I. Pitanguy, Rio de Janeiro.)

Vor- und Nachteile der Rekonstruktion der weiblichen Brust

Die offensichtlichen **Vorteile** der Rekonstruktion liegen in der zurückgewonnenen „eigenen" Brust, in dem verbesserten Lebensgefühl, in der Möglichkeit, bei der Kleidungswahl wieder frei zu sein. Weiter ist der Wille, den Kampf gegen die Krankheit aufzunehmen, ein erster Schritt, sie zu besiegen. Oft gehört dazu auch die Entscheidung, sich nicht den sichtbaren Zeichen der Krankheit zu beugen. Der Wunsch zur Rekonstruktion wird damit zu einem Symbol der Entschlossenheit, nicht aufzugeben. Vielleicht ist es diese Absage an die Resignation, die Frauen mit rekonstruierter Brust einen Vorteil im Kampf gegen den Tumor verschafft.

Zu diesen mehr psychologischen Gesichtspunkten kommt noch das medizinische Argument einer höheren Sicherheit: Ein mögliches neues Tumorwachstum im Bereich der Brust kann nur von dem zu etwa 5 – 10% verbliebenen Drüsengewebe unter der Haut ausgehen. Da wegen des Wundverschlusses nur ein Teil der Brusthaut entfernt werden konnte, stellen die Drüsenreste unter der verbliebenen Haut einen gewissen Unsicherheitsfaktor dar. Ohne Rekonstruktion liegt die Haut dem Brustkorb flach auf, ein mögliches neues Tumorwachstum kann direkt auf den Muskel oder Brustkorb übergreifen. Mit Rekonstruktion liegt die Prothese zwischen Muskel und Haut und versperrt damit einem möglichen neuen Tumorwachstum den direkten Weg zum Körper. Eine Ausbreitung kann nur über den längeren Weg entlang der Haut erfolgen. Somit wird die Prothese zu einer Art Sicherheitszone zwischen Haut und Körper. Voraussetzung dafür ist, daß sich hinter der Prothese kein Drüsengewebe mehr befindet. Diese Bedingung ist auf Grund der guten operativen Übersicht im Bereich des Muskels jedoch leicht zu erfüllen.

Die **Nachteile** der Rekonstruktion ergeben sich aus operativen Mißerfolgen oder daraus, daß notwendige Sicherheitsfaktoren nicht beachtet wurden. Hier ist vor allem das Gebot eines ausreichenden Hautmantels für die Prothese zu nennen. Die häufigste Komplikation nach Rekonstruktionen ist die Kapselfibrose, die bei entsprechenden Beschwerden durch eine manuelle oder operative Kapselsprengung korrigiert werden muß.

Keine Rekonstruktion kann die Natürlichkeit des Originals zurückbringen. Daher führen zu hohe Erwartungen an den Wiederaufbau zwangsläufig zu Enttäuschungen. Hier liegt es an dem Arzt, durch entsprechende Aufklärung vor dem Eingriff die Vorstellungen seiner Patientin auf das Mögliche zu konzentrieren.

Behindert ein Wiederaufbau eine spätere Diagnostik?

Unter der Voraussetzung einer drüsenfreien Zone zwischen der Prothese und dem Muskel wird eine spätere Diagnostik von einem Wiederaufbau nicht behindert. Viele Veränderungen können vor der gleichmäßigen Prothesenoberfläche sogar besser erkannt werden. Die Aussagekraft der Mammographie für einige Hautzonen wird von einer liegenden Prothese etwas eingeschränkt, weil der Schatten der Prothese einen Teil der Hautschichten verdeckt. Die Ultraschall-Untersuchung wird dagegen erleichtert. Auch die Thermographie kann bei liegender Prothese gute und aussagekräftige Bilder liefern.

Kapitel 13
Nachsorge bei Brustkrebs

Die Nachsorge bei Brustkrebs hat drei wesentliche Ziele:

- Unterstützung der Patientin bei ihrer Rückkehr in das „normale" Leben
- Überwachung des Heilungsverlaufs
- Diagnose auffälliger Befunde und Einleitung entsprechender Maßnahmen

Die Phase der Nachsorge ist die Zeit, in der die Patientin wieder in ihr normales Leben zurückzukehren beginnt. Dies gilt für ihren Beruf, für ihr Privatleben und für ihr Selbstverständnis als Frau. Die unmittelbare Umgebung (Familie, Arbeitskollegen) ist erfahrungsgemäß nur selten in der Lage, einer „Krebspatientin" bei der Wiedereingliederung in den gewohnten Alltag zu helfen. Die Diagnose „Krebs" löst oft selbst bei nächsten Angehörigen eine Befangenheit aus, die einen „normalen" Umgang mit der Patientin unmöglich macht. Manchmal steht die persönliche Umgebung der Bewältigung der Krankheit noch im Wege, wenn die Patientin sie medizinisch schon längst überwunden hat. Hier kommt dem Arzt, der die Nachsorge durchführt, als vertrautem Berater große Bedeutung zu. Dies kann ein frei praktizierender oder ein Arzt im Krankenhaus sein.

Entscheidend ist, daß er das Vertrauen seiner Patientin und die grundlegenden Informationen über ihre Erkrankung besitzt. Das sind

- Operationsbericht
- histologischer Befund
- Hormonrezeptoren-Status
- letzte Untersuchungsergebnisse der Klinik:
  1. Klinischer Befund
  2. Blutuntersuchungen
  3. Tumormarker (CEA bzw. CA 15-3)
  4. Mammographie der Gegenseite
  5. Ultraschall der Leber
  6. Knochenszintigramm

Nachsorgeuntersuchungen

Die Nachsorgeuntersuchungen sollten zu bestimmten Terminen in zunächst kleinen, später größeren Intervallen durchgeführt werden. Folgender Zeitplan wird empfohlen:

- im ersten bis dritten Jahr: vierteljährlich
- im vierten und fünften Jahr: halbjährlich
- ab dem sechsten Jahr: jährlich

Sinn der Nachsorgeuntersuchungen ist es, das Auftreten eines erneuten Tumorwachstums auf der betroffenen oder der anderen Seite zu erkennen. Ein erneutes Tumorwachstum kann sich als Rezidiv oder als Metastase bemerkbar machen. Unter **Rezidiv** versteht man das erneute Auftreten von Tumorzellen im Bereich der bereits behandelten Brust. Je früher ein solches Rezidiv erkannt wird, um so besser läßt es sich behandeln. **Metastasen** sind Tochtergeschwulste des ursprünglichen Tumors. Sie entstehen aus Tumorzellen, die über die Lymph- oder Blutgefäße an andere Körperstellen gelangt sind. Auch Metastasen können um so besser behandelt werden, je früher sie erkannt werden. Gelegentlich ist es schwer zu entscheiden, ob es sich um ein Rezidiv oder um eine Metastase handelt. Dies gilt besonders für das Auftreten von Tumorzellen in der Haut der operierten Brust.

Für die Behandlung ist die Unterscheidung zwischen Rezidiv und Metastase nur von untergeordneter Bedeutung. Grundsätzlich ist eine Therapie um so erfolgreicher, je weniger Tumorgewebe zu behandeln ist. Aus diesem Grund sollte jeder neue Tumor, gleichgültig ob es sich um ein Rezidiv oder um eine Metastase handelt, operativ entfernt werden. Dies gilt nicht, wenn neue Tumore gehäuft oder an operativ schwer zugänglichen Stellen auftreten. In diesen Fällen muß man auf andere Therapieformen zurückgreifen: Bestrahlung, zytostatische Therapie oder Hormontherapie.

Neue Tumorzellen (Rezidiv oder Metastase) eines ursprünglichen Mammakarzinoms können an verschiedenen Körperstellen auftreten. Man kann neue Tumoransiedlungen dann nachweisen, wenn sie Beschwerden bereiten, sichtbar werden oder im Rahmen der Routinediagnostik auffallen. Dabei muß man davon ausgehen, daß nur solche Befunde erkannt werden können, deren Durchmesser 5 Millimeter überschreitet. In der Rangfolge ihrer Häufigkeit können sich beim Mammakarzinom in folgenden Organen Tumorabsiedelungen finden:

Knochen
Haut der betroffenen Brust
Lunge und Lymphknoten der Lunge
Lymphknoten unter dem Schlüsselbein
Lungenfell (Pleura)
Leber
Haut (außerhalb der betroffenen Brust)
Eierstöcke

Tabelle 4 zeigt schematisch den Untersuchungsablauf bei der Nachsorge des Mammakarzinoms in den ersten vier Jahren. Die Untersuchungsabstände im fünften Jahr entsprechen denen des vierten Jahres. Ab dem sechsten Jahr erfolgen alle vorgesehenen Untersuchungen in jährlichen Intervallen. Die horizontale Zeile markiert die Zeit nach der Operation in Monaten bzw. Jahren, die senkrechte Zeile die jeweiligen Untersuchungen. Die Sternchen unter dem jeweiligen Monat stehen für die durchzuführende Untersuchung.

Das Gespräch mit der Patientin und die direkte Schilderung über ihr Wohlergehen bzw. über mögliche Beschwerden sind für den Arzt die

Tabelle 4. Nachsorgeuntersuchungen beim Mammakarzinom

Jahr	1. Jahr				2. Jahr				3. Jahr				4. Jahr			
Monat	3	6	9	12	15	18	21	24	27	30	33	36	39	42	45	48
Anamnese																
Allgemeinbefund	*	*	*	*	*	*	*	*	*	*	*	*		*		*
Beschwerden	*	*	*	*	*	*	*	*	*	*	*	*		*		*
Klinische Untersuchungen																
Gewicht	*	*	*	*	*	*	*	*	*	*	*	*		*		*
Brust																
erkrankte Seite	*	*	*	*	*	*	*	*	*	*	*	*		*		*
andere Seite	*	*	*	*	*	*	*	*	*	*	*	*		*		*
Lymphknoten	*	*	*	*	*	*	*	*	*	*	*	*		*		*
Armumfang	*	*	*	*	*	*	*	*	*	*	*	*		*		*
Bauch	*	*	*	*	*	*	*	*	*	*	*	*		*		*
Lunge	*	*	*	*	*	*	*	*	*	*	*	*		*		*
Wirbelsäule	*	*	*	*	*	*	*	*	*	*	*	*		*		*
Laboruntersuchungen																
BSG	*	*	*	*	*	*	*	*	*	*	*	*		*		*
Blutbild	*	*	*	*	*	*	*	*	*	*	*	*		*		*
Alk. Phosphatase	*	*	*	*	*	*	*	*	*	*	*	*		*		*
Kalzium	*	*	*	*	*	*	*	*	*	*	*	*		*		*
CEA	*	*	*	*	*	*	*	*	*	*	*	*		*		*
CA 15-3	*	*	*	*	*	*	*	*	*	*	*	*		*		*
Zusatzuntersuchungen																
Röntgen Lunge		*		*		*		*		*		*		*		*
Mammographie				*				*				*				*
Skelettszintigraphie				*				*				*				*
Ultraschall Leber		*		*		*		*		*		*		*		*

Grundlage seiner Nachsorge. Danach folgen die eigentlichen klinischen Untersuchungen:

- Körpergewicht: Eine Gewichtszunahme spricht für eine Erholung des Körpers von der Krankheit.
- Brust: Betrachtung und Untersuchung der operierten Brust und der Brust der anderen Seite.
- Lymphknoten: Abtasten der Lymphknotengebiete in der Achselhöhle und unter dem Schlüsselbein im Bereich beider Brüste.
- Armumfang: Messung beider Oberarme zur Erkennung eines möglichen Armödems.
- Bauch: Abtasten des Bauchraumes zur Erkennung krankhafter Veränderungen an Leber, Milz oder unter der Haut.
- Lunge: Abhören und Abklopfen der Lunge zur Erkennung möglicher Gewebeverdichtungen (Metastasen).
- Wirbelsäule: Abklopfen der Wirbelsäule zur Erkennung möglicher (klopfschmerzhafter) Knochenmetastasen.

Die Laboruntersuchungen zielen in mehrere Richtungen:

- Blutkörperchen-Senkungs-Geschwindigkeit (BSG): Auskunft über den gegenwärtigen Allgemeinzustand
- Blutbild
  Zahl der weißen Blutkörperchen (Leukozyten)
  Zahl der roten Blutkörperchen (Erythrozyten) und/oder
  Farbstoffgehalt der roten Blutkörperchen (Hämoglobin)
  Zahl der Blutplättchen (Thrombozyten)

Das Blutbild gibt Auskunft über die Funktion des Knochenmarks und liefert damit auch einen Anhaltspunkt, wie gut sich der Körper von der vorausgegangenen Behandlung erholt hat.

Weitere Blutuntersuchungen zielen auf die Erkennung möglicher Organveränderungen:

- Alkalische Phosphatase: Umbauprozesse im Knochen
- Kalzium: Knochenabbau
- CEA (bzw. CA 15-3): Aktivität der Tumorzellen

Weitere Blutuntersuchungen sind nicht obligat, können jedoch bei bestimmten Fragestellungen zur weiteren Diagnostik herangezogen werden:

- LDH: unspezifisches Tumorenzym
- Eisen/Kupfer: Tumorbedingte Verschiebungen
- Gamma-GT: Zustand der Leber

Zur Nachsorge gehören auch Zusatzuntersuchungen, die in einer Spezialpraxis oder in der Klinik durchgeführt werden:

- Röntgenaufnahme der Lunge (Thorax): Ausschluß von Lungenveränderungen
- Mammographie: Kontrolle der anderen Brust
- Skelettszintigraphie: Ausschluß tumoröser Veränderungen der Knochen; ggf. Röntgenaufnahmen des Skeletts, falls verdächtige Befunde der Szintigraphie weiter abgeklärt werden müssen
- Sonographie (Ultraschall) der Leber: Ausschluß tumoröser Veränderungen der Leber

Die Nachsorge des Mammakarzinoms sollte immer von regelmäßigen gynäkologischen Vorsorgeuntersuchungen begleitet werden, denn bei einem vorausgegangenen Mammakarzinom kann das Risiko einer Krebserkrankung im Bereich der Eierstöcke erhöht sein.

Selbsthilfegruppen

Eine optimale Nachsorge umfaßt nicht nur die medizinische Überwachung, sondern sie geht auch auf das psychische und soziale Umfeld der Patientin ein. Nur so können ihre oft einschneidend veränderten Lebensumstände wieder normalisiert werden.

Die Selbsthilfeorganisation (Frauenselbsthilfe nach Krebs e.V.) gibt es seit 1976, sie steht unter der Schirmherrschaft der Deutschen Krebshilfe und umfaßt einen Bundesverband, fünf Landesverbände und über 210 Gruppen im ganzen Bundesgebiet. Die Frauenselbsthilfe ist eine Vereinigung von Frauen, die eine Krebserkrankung aus eigenem Erleben kennen und die sich und anderen durch Eigeninitiative helfen wollen. Ihr Beispiel soll Hoffnung und konkrete Hilfen geben und vermitteln, daß es ein erfülltes Leben auch nach einer Krebserkrankung gibt. Das Programm der Selbsthilfe hat sich 5 Schwerpunkte zum Ziel gesetzt:

- Seelische und soziale Betreuung von Krebskranken
- Überwindung von Angst vor weiteren Eingriffen
- Festigung der Widerstandskraft
- Ernährungsratschläge
- Informationen über soziale Hilfen, Versicherungs- und Schwerbehindertenrecht

Selbsthilfegruppen treffen sich außerdem zu Gymnastik, Schwimmen, Wandern, Basteln, Handarbeiten und ähnlichen Unternehmungen. Als Experten werden Ärzte, Psychologen und Fachleute aus dem Versicherungs- und Sozialwesen zu Vorträgen und Informationsgesprächen eingeladen. Jede Frau, die über ihr familiäres und soziales Umfeld hinaus Hilfe und Unterstützung zur Überwindung ihrer Krankheit sucht, sollte sich einer solchen Selbsthilfegruppe anschließen. Wer Kontakt mit einer Gruppe aufnehmen möchte, wendet sich an die Bundeszentrale und erhält von dort alle notwendigen Informationen:

Frauenselbsthilfe nach Krebs e.V.
L 4,9
6800 Mannheim
Telefon (0621) 24434

Kurmaßnahmen

Kurmaßnahmen sind ein wichtiger Bestandteil der Nachsorge. Sie können der Patientin auf verschiedenen Ebenen helfen:

- Erholung von der Behandlung
- Abstand von Verpflichtungen gegenüber der gewohnten Umgebung
- Kontakt mit „Leidensgenossinnen“
- Psychosoziale Betreuung
- Fortsetzung der ärztlichen Betreuung
- Beratung zu krankheitsbedingten Fragen
- Physikalische Anwendungen, Badetherapie, Gymnastik etc.

Die Bewilligung einer Kur ist unter folgenden Voraussetzungen gegeben:

- Die Krankheit der Patientin ist zum Stillstand gekommen oder rückläufig.
- Eine ärztlich bescheinigte Kurfähigkeit liegt vor.
- Die Patientin kann alleine mit einem öffentlichen Verkehrsmittel reisen.

Der gesetzliche Anspruch erlaubt drei Nachsorgekuren innerhalb von drei Jahren. Die Kurdauer beträgt jeweils vier Wochen, Verlängerungen sind möglich. Die erste Kur sollte im ersten Jahr nach Beendigung der Behandlung erfolgen. Wird später wegen eines erneuten Tumorwachstums eine weitere Behandlung erforderlich, beginnt ein erneuter Dreijahreszeitraum für weitere Kuren.

Der **Antrag für eine Kur** wird durch den nachsorgenden Arzt bei der zuständigen gesetzlichen Krankenkasse der Patientin gestellt. Bei Patientinnen, die keiner Krankenkasse angehören, muß der Antrag an das zuständige Sozialamt gestellt werden. Beamte und Personen mit Anspruch auf beamtenrechtliche Versorgung erhalten einen Kurplatz als Selbstzahler. Die entstehenden Kosten werden von der Beihilfe erstattet.

Bei familiären Verpflichtungen durch Kinder oder pflegebedürftige Angehörige lehnen manche Frauen die vorgeschlagene Kur ab. Eine Kur ist jedoch besonders für eine durch ihre häuslichen Aufgaben belastete Patientin wichtig. Deshalb sollte sie mit ihrem Arzt die in ihrem Fall möglichen sozialen Hilfen erörtern. So können beispielsweise ihre Kinder in Tagesstätten, Kinderheimen oder Ferienlagern untergebracht werden. Entsprechende Hilfen gibt es auch für pflegebedürftige Angehörige. Die entstehenden Kosten, auch für eine vorübergehende Pflegehilfe im eigenen Haushalt, werden in der Regel vom Kostenträger der Kur übernommen.

Schwerbehindertenausweis

Der Schwerbehindertenausweis bietet betroffenen Frauen Vergünstigungen, die bei der Überwindung der Erkrankungsfolgen helfen können. Er ist insbesondere zur Erhaltung des Arbeitsplatzes und für die berufliche Wiedereingliederung eine wichtige Hilfe. Der Ausweis muß beim zuständigen Versorgungsamt beantragt werden, das auch den Grad der Minderung der Erwerbsfähigkeit (MdE) festlegt. Beim Vorliegen mehrerer Erkrankungen wird das Gesamtmaß der Behinderung festgestellt.

Die Beurteilung erfolgt anhand der „Anhaltspunkte für die ärztliche Begutachtung Behinderter nach dem Schwerbehindertengesetz". Normalerweise geht das Versorgungsamt in den ersten 3–5 Jahren nach einer Brustkrebsbehandlung von einer 50- bis 100prozentigen MdE (Minderung der Erwerbsfähigkeit) aus. Nach Ablauf dieser Frist wird dann in Abhängigkeit von dem Krankheitsverlauf eine neue Bemessung vorgenommen.

Ein Schwerbehindertenausweis berechtigt zu:

- bevorzugter Abfertigung bei Behörden
- Benutzung der Sitzplätze für Schwerbehinderte in den öffentlichen Verkehrsmitteln
- Inanspruchnahme von Steuerermäßigungen
- Zusatzurlaub

Krebspatienten, die einen Behindertenausweis mit einer MdE von wenigstens 50% haben, können neben finanziellen und sozialen Vergünstigungen besondere Rechte aus dem Schwerbehindertengesetz (SchwbG) in Anspruch nehmen. Dazu gehören:

- erweiterter Kündigungsschutz
- Erfordernis der Zustimmung der Hauptfürsorgestelle zur Kündigung des Arbeitgebers
- Zusatzurlaub von 6 Arbeitstagen pro Jahr

Darüber hinaus bestehen noch zahlreiche andere Vergünstigungen. Eine umfassende Information über die Rechte behinderter Menschen gibt die Schrift „Die Rechte behinderter Menschen und ihrer Angehörigen" von Dr. Wiltraud Thust, herausgegeben von der

Bundesarbeitsgemeinschaft
Hilfe für Behinderte e.V.
Kirchfeldstr. 149
4000 Düsseldorf 1
Telefon (0211) 340085.

Krankschreibung

Nach Abschluß der Therapie erfolgt die Krankschreibung, deren Dauer sich nach der Art der durchgemachten Behandlung und nach dem aktuellen Gesundheitszustand der Patientin richtet. Nach einer Operation mit Mastektomie kann die Patientin bis zu 6 Wochen krankgeschrieben werden. Wenn auf die Operation noch eine Bestrahlung folgt, verlängert sich die Frist bis zu 4 Wochen nach Abschluß der Bestrahlung. In den ersten drei Jahren nach Abschluß der Behandlung ist eine Krankschreibung bis zu 78 Wochen möglich.

Berentung

Es gibt eine Rente auf Zeit und eine Dauerrente. Die Bundesversicherungsanstalt für Angestellte (BfA) hat dazu Empfehlungen ausgesprochen, die sich nach der Schwere der Erkrankung richten. Eine derartige schematische Berentung ist jedoch problematisch, da sie die „Schwere" einer Krankheit nur in zahlenmäßigen Kategorien wie dem Durchmesser eines Tumors erfassen kann. Die Persönlichkeit und das soziale Umfeld der Patientin bleiben dabei unberücksichtigt. Dabei können Faktoren wie Alter, Beruf oder Bildung die Einstellung zur Krankheit ganz wesentlich beeinflussen. Eine Frau, die durch ihre Krankheit aus einem erfüllten Beruf herausgerissen wird, sollte nach Abschluß ihrer Behandlung dorthin zurückkehren können. Die persönliche Bindung an ihre Tätigkeit wird ihr dabei viel mehr helfen als eine aufgezwungene Rente, die sie zu einer Untätigkeit verurteilt, die ihrer Persönlichkeit widerspricht und die der Überwindung ihrer Krankheit im Wege steht.

Die dauerhafte Berentung ist ein Schritt, den jede Patientin sorgfältig mit ihrem Arzt besprechen sollte. Das Bewußtsein, endgültig aus dem Arbeitsprozeß ausgegliedert zu werden, unterstreicht die „Schwere" der Krankheit. Das Krankheitsgefühl wird dadurch gesteigert, eine mögliche Bewältigung der Krankheit gehemmt.

Kapitel 14
Brustkrebs und Schwangerschaft

Etwa 1 – 3% der Brustkrebserkrankungen werden während der Schwangerschaft oder in der Stillphase entdeckt. Unter diesen Voraussetzungen steht die Erkrankung unter besonderen Gesetzen:

- Die Veränderungen der Brust während der Schwangerschaft lassen einen isolierten Tumor schwer erkennen.
- Der hohe Hormonspiegel (Östrogen) während der Schwangerschaft kann das Tumorwachstum fördern.

Dadurch werden Mammakarzinome während der Schwangerschaft oder in der Stillphase oft erst *spät* als solche identifiziert. Die Behandlung des Mammakarzinoms ist die gleiche wie bei nichtschwangeren Frauen. Wegen des erhöhten Risikos der Erkrankung sollte sie ohne Verzögerung einsetzen. Die Behandlung des Brustkrebs mit Operation oder Bestrahlung ist auch während der Schwangerschaft möglich. Eine Chemotherapie (Zytostatika) ist dagegen problematisch, da im ersten Drittel der Schwangerschaft eine hohe Mißbildungsgefahr für das heranreifende Kind besteht.

Die Frage nach einem Schwangerschaftsabbruch bei Brustkrebs wird von Experten unterschiedlich beurteilt. Eine Verbesserung des Krankheitsverlaufes scheint mit dem Schwangerschaftsabbruch nicht erreichbar zu sein. Befürworter des Abbruchs geben jedoch zu bedenken, daß die spätere Versorgung des Neugeborenen mit der kritischen gesundheitlichen Verfassung der Mutter möglicherweise nicht zu vereinbaren sei.

Schwangerschaft nach Brustkrebs

Etwa 7% der Frauen, die wegen Brustkrebs behandelt wurden, werden später noch ein- oder mehrmals schwanger. Die ursprüngliche Erkrankung scheint dadurch *nicht* nachteilig beeinflußt zu werden. Es gibt sogar Berichte, nach denen Frauen mit einer späteren Schwangerschaft eine Verbesserung ihrer Gesamtsituation im Vergleich zu Patientinnen ohne nachfolgende Schwangerschaft erfahren. Die Empfehlungen, wie lange man nach der Brustkrebsbehandlung mit einer Schwangerschaft warten sollte, sind unterschiedlich. Sie reichen von dem völligen Verzicht auf eine Wartezeit bis zu dem Rat, zunächst fünf Jahre verstreichen zu lassen. Sinnvoll scheint die Empfehlung, zwei bis drei Jahre abzuwarten, da sich innerhalb dieser Zeit die Mehrzahl etwaiger Komplikationen bemerkbar macht.

Pille und Brustkrebs

Ein möglicher Zusammenhang zwischen der Einnahme der „Pille“ und der Entstehung von Brustkrebs wird immer wieder diskutiert. Alle bisherigen Untersuchungen geben keine entsprechenden Hinweise. Die Einnahme der Pille scheint demnach das Brustkrebsrisiko nicht zu erhöhen. Es gibt sogar Beobachtungen, nach denen eine regelmäßige Pilleneinnahme das Brustkrebsrisiko senken soll.

Nach einer Brustkrebsbehandlung sollte wegen der zusätzlichen Hormone auf eine Empfängnisverhütung mit der „Pille“ verzichtet werden. Dies gilt sowohl für die „normale“ Pille, die Östrogen enthält, als auch für die „Minipille“, die nur Gestagen enthält. Von der „Minipille“ muß deshalb abgeraten werden, weil ihre Gestagenzufuhr zu einer Steigerung der körpereigenen Östrogenproduktion führt.

Kapitel 15
Problematik der „anderen" Seite

Die weibliche Brust ist ein paarig angelegtes Organ. Erkrankungen der einen Seite können das Risiko einer entsprechenden Veränderung der anderen Seite erhöhen. Besonders wenn auf einer Seite ein Mammakarzinom oder eine Krebsvorstufe festgestellt wird, muß überlegt werden, welche ärztlichen Maßnahmen im Hinblick auf die Sicherheit der Patientin erforderlich sind. Ausgangspunkt der Überlegungen ist zunächst die Höhe des Risikos und die Kontrollmöglichkeiten zur „Überwachung" der Brust. Im Extremfall kommt bei sehr hohem Risiko und schlechten Kontrollmöglichkeiten eine „vorbeugende" Brustoperation in Frage (siehe Kapitel 16).

Brustkrebs

Bei **Brustkrebs** ist das Risiko für die andere Seite eindeutig erhöht. Die internationalen Zahlenangaben liegen bei einem Mittelwert von etwa 20%, d. h. daß in jedem fünften Fall von Brustkrebs früher oder später mit einer Erkrankung der anderen Seite gerechnet werden muß. Aus diesem Grund ist es an vielen Kliniken üblich, bei Brustoperationen eine Gewebeentnahme aus dem oberen äußeren Quadranten der anderen Seite vorzunehmen. Bedenken gegen solche Gewebeentnahmen ohne konkreten Befund bestehen vor allem wegen ihrer Zufälligkeit. Ein unauffälliger Befund schließt nicht aus, daß an einer anderen Stelle nicht doch eine behandlungsbedürftige Veränderung vorliegt. In diesem Fall könnte der vermeintlich „günstige" Befund Arzt und Patientin in falscher Sicherheit wiegen, d. h. daß eine Gewebeentnahme die weitere regelmäßige Kontrolle der Brust auf keinen Fall ersetzen darf.

Die **Vorstufen des Brustkrebs** sind die „nicht invasiven" Karzinome. Da Brustkrebs sowohl vom Milchgang als auch vom Drüsenbäumchen ausgehen kann, gibt es auch in beiden dieser Strukturen Krebsvorstufen. Bei der Vorstufe des Milchgangskarzinoms (intraduktales Karzinom) muß man in 10% der Fälle mit einer Erkrankung der Gegenseite rechnen. Bei der Vorstufe des Brustkrebs, der vom Drüsenbäumchen ausgeht (Carcinoma lobulare in situ) liegt diese Zahl sogar bei über 30%.

Für das Risiko, daß sich aus einer Vorstufe tatsächlich Brustkrebs entwickelt, gelten folgende Erfahrungswerte: Jedes zweite intraduktale Karzinom wird nach zehn Jahren zu einem invasiven Brustkrebs, beim Carcinoma lobulare in situ gilt dies für jeden sechsten Befund nach 15 Jahren.

Bei den verschiedenen Graden der **Mastopathie** ist als mögliche Krebsvorstufe nur die „schwere Mastopathie" vom Typ Prechtel III anzusehen. Die Mastopathie tritt zwar fast immer beidseitig auf, jedoch oft in unterschiedlichen Schweregraden. Die Diagnose „Prechtel III“ bedeutet daher nicht, daß auch auf der anderen Seite ein solcher Befund vorliegen *muß*. Die Beschwerden der Patientin lassen keinen Rückschluß auf die Schwere der Erkrankung zu. Eine histologische Diagnose – die einzig sichere Abschätzung des Risikos – ist nur durch eine Gewebeentnahme möglich.

Wiederaufbauoperationen

Wenn nach einer Amputation die Brust wieder aufgebaut werden soll, stellt sich das Problem der anderen Seite in zweifacher Hinsicht:

- Das Risiko einer Krebserkrankung der anderen Seite ist deutlich erhöht. Eine vorbeugende Entfernung des Drüsengewebes bei dem ohnehin geplanten Eingriff kann daher sinnvoll sein. Dies gilt besonders dann, wenn bereits verdächtige Befunde vorliegen oder auf Grund bestehender Veränderungen (Mastopathie) die Kontrolle der Brust erschwert ist.
- Bei einer Wiederaufbauoperation kann der Hautmantel für die neue Brust nicht beliebig groß gewählt werden. Die rekonstruierte Brust erhält fast immer eine halbkugelige, „jugendliche“ Form. Demgegenüber muß die andere Seite auf Grund ihres weiteren Hautmantels zwangsläufig „schlaff“ erscheinen.

Aus diesen Gründen wird empfohlen, in die geplante Wiederaufbauoperation auch die andere Seite einzubeziehen:

- Bei einer schlaffen, aber unverdächtigen und gut zu kontrollierenden Brust reicht die Angleichung durch Straffung. Das Drüsengewebe muß in diesem Fall nicht entfernt werden. Somit bleibt der zusätzliche Eingriff relativ klein, und der Einsatz einer Prothese wird vermieden.
- Bei einer bereits veränderten oder schwer zu kontrollierenden Brust muß man die subkutane Mastektomie (siehe S. 161 sowie Abb. 73) in Erwägung ziehen. Dabei wird unter Erhaltung von Haut und Brustwarze das Drüsengewebe entfernt und durch eine Prothese ersetzt; dieser Eingriff kann mit der Straffung der Brust verbunden werden. Da sich viele Patientinnen wegen der größeren Sicherheit für diese Methode entscheiden, wird sie häufig angewandt.
- Eine sehr große Brust muß im Rahmen einer Rekonstruktion verkleinert werden. In diesem Fall empfiehlt sich die subkutane Reduktionsmastektomie, die bei gleichzeitiger Verkleinerung und Straffung das Drüsengewebe entfernt (siehe S. 161 f. sowie Abb. 74).

Patientenberatung

Ärztliche Ratschläge erfordern stets eine sorgfältige Betrachtung des konkreten Einzelfalles. Sie können jedoch immer nur eine Empfehlung sein, die sich an der Erfahrung aus vergleichbaren Fällen orientiert. Auf jeden Fall sollte vor einer Entscheidung ein ausführliches Gespräch zwischen der Patientin und dem behandelnden Arzt stattfinden. Wie bei allen großen, nicht zwingend notwendigen Eingriffen an der Brust, sollte man der Patientin vorschlagen, ihren Partner in das Gespräch mit einzubeziehen.

Im Hinblick auf ein operatives Vorgehen auf der „anderen" Seite sollten folgende Fragen bei der Beratung zur Sprache kommen:

- Welche Einstellung hat die Patientin selbst? Besitzt der Aspekt der größtmöglichen Sicherheit für sie einen höheren Stellenwert als die Bedenken gegenüber einer beidseitigen Operation?
- Wie gut läßt sich die andere Seite kontrollieren? Ist die Brust weich und im Tastbefund gut zu beurteilen? Liefert die Mammographie aussagekräftige Bilder?
- Zwingt ein familiäres Risiko (Mutter oder Schwester an Brustkrebs erkrankt) zu besonderer Vorsicht?

Diese Fragen stellen sich in gleicher Weise bei einer Mastopathie vom Typ Prechtel III. Bei Veränderungen der Brust, die keine sichere Diagnose erlauben, kann die Entscheidung durch eine vorherige Gewebeentnahme erleichtert werden.

Kapitel 16
Vorbeugende Brustoperationen

Vorbeugende Brustoperationen sollen das Risiko einer möglichen Krebserkrankung vermindern. Die Frage nach solchen Operationen stellt sich deshalb immer dann, wenn eine oder beide Brüste durch entsprechende Veränderungen mit einem erhöhten Krebsrisiko belastet sind. Je nach Ausgangsbefund kann es sich daher um einen einseitigen oder um einen doppelseitigen Eingriff handeln.

Bei Überlegungen zu einer möglichen vorbeugenden Brustoperation muß man die Höhe des Krebsrisikos gegen die bestehenden Kontrollmöglichkeiten und gegen das operative Risiko abwägen. Zu den operativen Risiken zählen nicht nur die unmittelbaren Gefahren durch den Eingriff selbst, sondern auch Spätfolgen, die die Gesundheit und das Wohlbefinden der Patientin beeinträchtigen können. Für die Entscheidung zugunsten einer vorbeugenden Brustoperation ist fast immer das Zusammentreffen mehrerer Gründe ausschlaggebend. Dazu gehören:

- Brustkrebs auf der anderen Seite
- Krebsvorstufen auf der anderen Seite
- Mastopathie Prechtel III
- hohes familiäres Risiko
- schlechte Kontrollmöglichkeiten (keine ausreichende Beurteilung durch Tastbefund und Mammographie möglich)
- Krebsangst der Patientin
- Zustand nach wiederholten Gewebeentnahmen aus einer oder beiden Brüsten

Die Beurteilbarkeit der Brust spielt für die Sicherheit der Patientin eine entscheidende Rolle. Dazu gehören ein zuverlässiger Tastbefund und eine aussagekräftige Mammographie. Wenn die Brust jedoch besonders groß oder von derben, unregelmäßigen Mastopathiezonen durchsetzt ist, sind diese elementaren Untersuchungsmöglichkeiten in ihrer Aussage stark eingeschränkt. Das gleiche gilt für eine Brust, aus der wiederholt Gewebeproben entnommen wurden. Hier führt die Narbenbildung zu derben, unregelmäßigen Befunden, die sich weder im Tastbefund noch in der Mammographie mit ausreichender Sicherheit von einem bösartigen Tumor abgrenzen lassen. In diesen Fällen kann der Wunsch der Patientin nach größtmöglicher Sicherheit Anlaß zu einer vorbeugenden Brustoperation sein.

Operationsmethoden

Vorbeugende Brustoperationen sollen durch eine möglichst vollständige Entfernung des Drüsengewebes das Risiko einer bösartigen Erkrankung vemindern. Dafür kommen zwei Operationsmethoden in Frage:

Subkutane Mastektomie

Bei dieser Methode wird das gesamte Drüsengewebe entfernt und durch eine Silikonprothese ersetzt. Der Hautmantel und die Brustwarze bleiben erhalten. Der Vorteil dieser Methode liegt in der gründlichen Entfernung des Drüsengewebes, ihre Nachteile in der Notwendigkeit eines Protheseneinsatzes und den damit verbundenen Komplikationsmöglichkeiten. In Abhängigkeit vom Ausgangsbefund gibt es für die subkutane Mastektomie verschiedene Techniken, mit denen Form und Größe der Brust verändert werden können (Abb. 73).

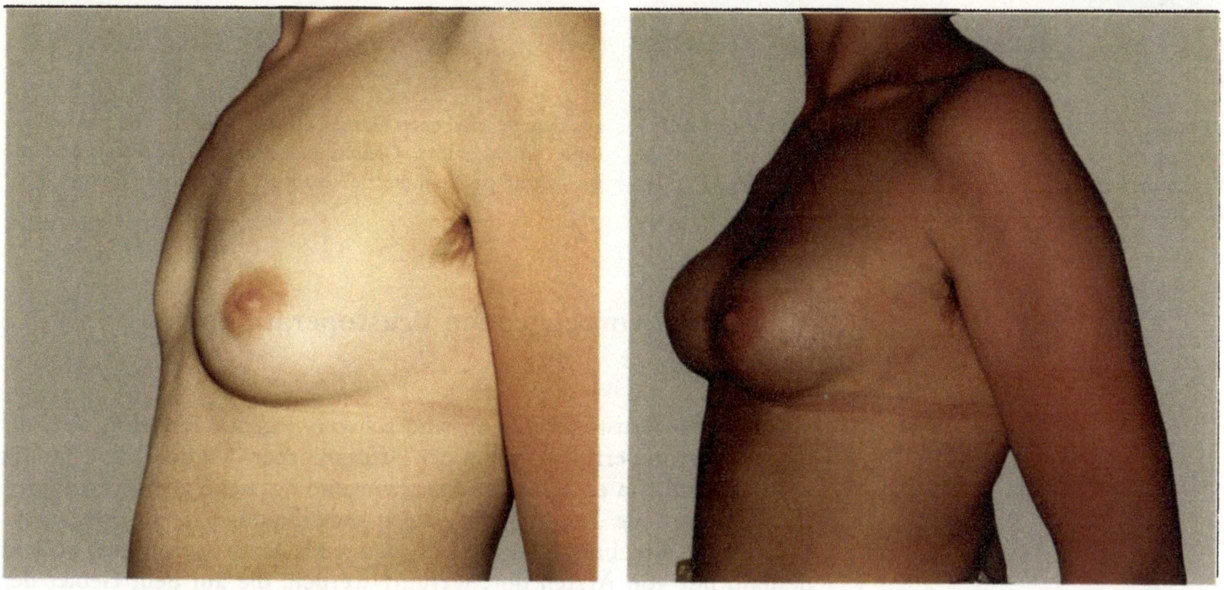

a b

Abb. 73. Subkutane Mastektomie: Bilder einer 29jährigen Patientin vor und zwei Jahre nach dem Eingriff. Die Patientin war wegen eines Mammakarzinoms rechts amputiert worden (a) und kam zum Wiederaufbau. Nach ausführlicher Beratung entschied sich die Patientin für eine Operation auf beiden Seiten, wobei der Wiederaufbau mit einer Oberbauchverschiebeplastik erfolgte. Auf der anderen Seite (b, linke Brust) wurde eine subkutane Mastektomie durchgeführt. Die viertelkreisförmige Narbe, die vom unteren BH-Abdruck zur Achselhöhle zeigt, ist noch erkennbar. Die Prothesen auf beiden Seiten werden gut vertragen. Die geringgradige Kapselfibrose betont die Rundung der Brust.

Subkutane Reduktionsmastektomie

Bei dieser Methode wird das Drüsengewebe gezielt entfernt und aus dem verbliebenen Fett- und Bindegewebe die Brust neu geformt. Diese Technik beinhaltet eine Verkleinerung und Straffung der Brust und ist deshalb vor allem für solche Fälle geeignet, bei denen eine große und schlaffe Brust operiert werden soll. Diese Einschränkung stellt zugleich den wesentlichen Nachteil dieser Methode dar: bei einer kleinen Brust kann sie nicht angewandt werden. Dagegen besitzt die subkutane Reduktionsmastektomie durch die Vermeidung einer Protheseneinlage und in ihrem kosmetischen Aspekt Vorteile (Abb. 74).

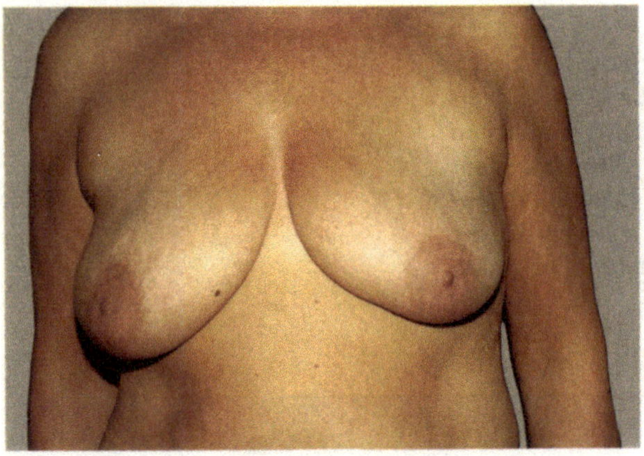

a

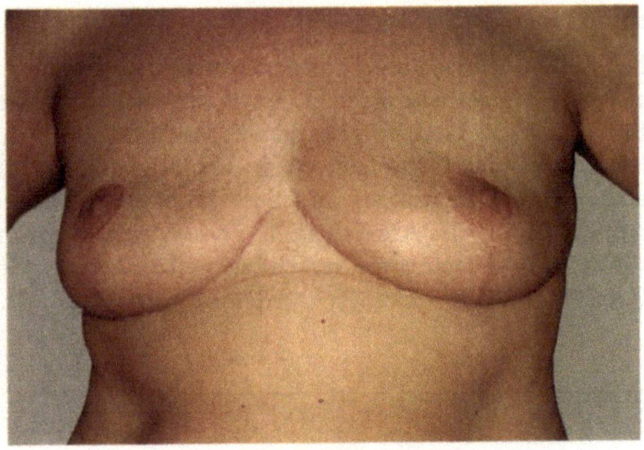

b

Abb. 74. Subkutane Reduktionsmastektomie: 58jährige Patientin vor (a) und zwei Jahre nach dem Eingriff (b). Bei der Patientin wurde wegen einer schweren Mastopathie vom Typ Prechtel III auf beiden Seiten der Drüsenkörper entfernt und aus dem verbliebenen Fettgewebe ein Wiederaufbau ohne Prothese durchgeführt. Gleichzeitig konnten die Ptose und die geringgradige Asymmetrie korrigiert werden.

Was ist bei vorbeugenden Brustoperationen zu bedenken?

Vorbeugende Brustoperationen sind schwerwiegende Eingriffe, die nur dann ihren Sinn erfüllen, wenn der Drüsenkörper möglichst vollständig entfernt wird. Da es sich um keine zwingend notwendigen Operationen handelt, darf die Patientin mit ihrer Einwilligung ein ansprechendes ästhetisches Ergebnis erwarten. Vorbeugende Brustoperationen sollten deshalb nur von Ärzten durchgeführt werden, die auf dem Gebiet der plastischen Chirurgie besonders erfahren sind. Wenn sie darüber hinaus mit der Einlage einer Prothese verbunden sind, müssen die möglichen Komplikationen sehr sorgfältig in Betracht gezogen werden. Bevor sich eine Frau für einen Eingriff und einen bestimmten Operateur entscheidet, sollte sie sich über entsprechende Ergebnisse informieren. Der Rat ihres Hausarztes kann hierbei ebenso hilfreich sein wie das Gespräch mit operierten Frauen.

Komplikationen

Wie bei jedem Eingriff an der Brust bestehen Komplikationsmöglichkeiten in der Gefahr der Nachblutung, der Wundinfektion und der Bildung übermäßigen Wundwassers (Serom). Daneben kann es zu Durchblutungsstörungen der Haut, des Warzenhofs und der Brustwarze kommen. Außerdem kann eine Wunde aufbrechen und zum Verlust der Prothese führen.

Die wichtigste „Spätkomplikation" ist die Kapselfibrose, die bei rund 40% aller Operationen mit Protheseneinlage in verschiedenen Schweregraden auftritt. Die Hälfte dieser Fälle erfordert einen erneuten Eingriff zur Kapselsprengung. Das bedeutet, daß bei jeder fünften Protheseneinlage eine zweite korrigierende Operation notwendig wird. Eine weitere wichtige Spätkomplikation sind die psycho-sexuellen Auswirkungen nach subkutaner Mastektomie. In der Mehrzahl der Fälle scheint durch diese Eingriffe eine vorher vorhandene Erregbarkeit der weiblichen Brust beim sexuellen Kontakt verlorenzugehen: Ihre Berührung durch den Partner wird als neutral oder sogar als unangenehm empfunden. Dadurch kann die Brust nicht mehr wie gewohnt in das Liebesspiel einbezogen werden. Da solche Operationsfolgen eine Partnerschaft stark beeinträchtigen können, müssen die Patientin und ihr Ehemann (Partner) vor der Operation sehr genau über diese möglichen Konsequenzen aufgeklärt werden.

Kapitel 17
Begleitende Maßnahmen bei Brustoperationen

Die Durchführung bestimmter Begleitmaßnahmen ist eine wichtige Voraussetzung für das Gelingen jeder Operation. Sinn dieser Maßnahmen ist es, der Patientin eine optimale medizinische Sicherheit zu gewähren und sie über den geplanten Eingriff aufzuklären.

Dabei unterscheidet man nach der zeitlichen Beziehung zur Operation:

- Präoperative Maßnahmen (Maßnahmen vor der Operation)
- Intraoperative Maßnahmen (Maßnahmen während der Operation)
- Postoperative Maßnahmen (Maßnahmen nach der Operation)
- Perioperative Maßnahmen (Maßnahmen, die mehrere dieser Zeitspannen um die Operation herum erfassen)

Präoperative Maßnahmen

Die **Aufklärung** der Patientin über die geplante Operation und ihre Risiken gehört zu den Aufgaben des operierenden Arztes. Es erscheint oft sinnvoll, bei Brustoperationen den Partner an dem Aufklärungsgespräch teilhaben zu lassen. Der Arzt muß vor allem darüber informieren:

- Welche Risiken birgt der Eingriff?
- Kann der Eingriff mit nichtoperativen Maßnahmen vermieden werden?
- Können der Patientin durch den Eingriff körperliche oder seelische Schäden entstehen?

Der Arzt muß den Nachweis über die durchgeführte Aufklärung in der Krankenakte dokumentieren. Je weniger lebensnotwendig ein Eingriff, um so höher sind die Anforderungen an die ärztliche Aufklärung. Das bedeutet, daß besonders vor plastischen Operationen eine sorgfältige Aufklärung der Patientin erfolgen muß. Gerade bei einem vermeidbaren Eingriff muß sie alle Informationen erhalten, um Nutzen und Risiko der Operation für sich wirklich abwägen zu können.

Die strengen Ansprüche an die Aufklärungspflicht des Arztes haben einen juristischen Hintergrund: Bei sogenannten Kunstfehlerprozessen mußte früher der Patient dem Arzt einen Fehler nachweisen. Heute hat sich diese Situation zugunsten des Patienten umgekehrt: Im Fall eines operativen Mißerfolges muß der Arzt beweisen, daß er seinen Patienten über dieses Risiko aufgeklärt hat. Die moderne Rechtsprechung geht davon aus, daß nur ein Patient, der über die ganze Tragweite eines Eingriffs informiert ist, rechtskräftig in eine Operation einwilligen kann.

Ist er jedoch nicht über alle möglichen Risiken aufgeklärt, ist seine Zustimmung zu dem Eingriff ungültig. In diesem Fall kann der operierende Arzt z. B. wegen Körperverletzung verurteilt werden.

Das Ergebnis plastischer Operationen wird durch Fotos vor und nach dem Eingriff dokumentiert. Bei Operationen an der weiblichen Brust wird dabei der Oberkörper von vorne und von der Seite aufgenommen. Bei juristischen Auseinandersetzungen zwischen Arzt und Patientin können diese Aufnahmen zu einem wichtigen Beweismittel werden. Ein Grund für die Unzufriedenheit mancher Patientinnen ist die zu hohe Erwartungshaltung an plastische Operationen. Deshalb zeigen viele Ärzte ihren Patientinnen vor dem Eingriff Bilder entsprechend operierter Frauen. Mit dieser Demonstration eigener Ergebnisse kann der Arzt seinen Patientinnen einen realistischen Eindruck vermitteln und eine überhöhte Erwartungshaltung korrigieren.

Kontrolluntersuchungen

Jede Operation stellt durch Narkose, Stress und Verletzung von Körpergewebe eine besondere Belastung für den Organismus dar. Untersuchungen vor der Operation sollen diese Belastbarkeit überprüfen und damit das Operationsrisiko kalkulierbar machen. Je nach Befund können sich daraus zusätzliche Maßnahmen ergeben. Wenn keine ausreichende Belastbarkeit vorliegt, muß auf die Operation verzichtet werden.

Das **EKG** (Elektro-Kardio-Gramm) mißt die Herzströme und beurteilt damit die Funktionstüchtigkeit und die Belastbarkeit des Herzens. Das EKG gehört zu den Routineuntersuchungen vor jeder Narkose.

Die **Röntgenaufnahme des Brustkorbs** dient zur Feststellung chronischer und akuter Lungenerkrankungen. Außerdem läßt die dargestellte Herzfigur gewisse Rückschlüsse auf die Funktion des Herzens zu.

Blutuntersuchungen erlauben durch einfache Entnahme von Venenblut wichtige Rückschlüsse auf den Gesundheitszustand. Die **Kontrolle des „kleinen Blutbildes“** soll in erster Linie eine Blutarmut (Anämie) erkennen. Der Blutverlust während einer Operation kann eine bestehende Blutarmut bedrohlich verschlechtern. Deshalb gehört die Überprüfung der Zahl der roten Blutkörperchen (Erythrozyten) und der Menge des Blutfarbstoffs (Hämoglobin) zu den Routinekontrollen vor jedem Eingriff. Zum „kleinen Blutbild“ gehört auch die Zahl der weißen Blutkörperchen (Leukozyten) und die Zahl der Blutplättchen (Thrombozyten). Eine Vermehrung der weißen Blutkörperchen deutet vor allem auf eine Entzündung hin, ein Abfall der Blutplättchen auf eine mögliche Gerinnungsstörung.

Eine Störung des **Gerinnungssystems** verstärkt die bei jeder Operation zwangsläufig auftretende Blutung. Deshalb wird vor Eingriffen, bei denen mit einer größeren Blutung zu rechnen ist, der sogenannte „Quick-Wert“ überprüft. Damit wird ein wesentlicher Teil des Gerinnungssystems in Prozenten erfaßt. Ein normaler „Quick-Wert“ liegt zwischen 80 und 100%. Wenn sich aus der Krankengeschichte ein Hinweis auf eine Gerinnungsstörung ergibt, werden noch weitere Blutuntersuchungen vorgenommen. Derartige Hinweise können in verschiedenen Symptomen bestehen: Neigung zu blauen Flecken, feine Hautblutungen, häufiges Nasen- oder Zahnfleischbluten.

Die **Kontrolle der Leberwerte** wird üblicherweise nur bei dem Verdacht einer Leberschädigung vorgenommen, da der Zustand dieses Organs für die Operation selbst keine unmittelbare Bedeutung hat. Der Zustand der Leber hat jedoch Einfluß auf die Wahl des Narkoseverfahrens. So sollte der Narkosearzt auf jeden Fall über das Vorliegen eines erhöhten Alkohol- oder Drogenkonsums seines Patienten informiert sein. Eine entsprechend vorgeschädigte Leber baut nämlich die Narkosemittel besonders schnell ab – mit dem Ergebnis, daß der Patient zu früh wach wird.

Unter der **Kontrolle der „harnpflichtigen Substanzen“** versteht man die Überprüfung von Harnstoff und Kreatinin, zweier Substanzen, die von der Niere ausgeschieden werden. Bei gestörter Nierenfunktion steigen diese Werte im Blut an. Die Kontrolle der harnpflichtigen Substanzen erfolgt üblicherweise nur bei dem Verdacht auf eine Nierenerkrankung.

Die **Kontrolle des Blutzuckers** dient dem Ausschluß einer Zuckerkrankheit (Diabetes mellitus). Die Blutentnahme erfolgt morgens vor der ersten Mahlzeit („Nüchtern-Blutzucker“) aus dem Ohrläppchen. Ist dieser Wert krankhaft erhöht, sind weitere Kontrollen notwendig. Dann wird ein sogenanntes „Tagesprofil“ angelegt, wobei mit drei zusätzlichen Blutentnahmen nach den Mahlzeiten die Stoffwechselsituation besser beurteilt werden kann. Das Erkennen von Diabetes mellitus verhindert Stoffwechselentgleisungen während der Operation und kann bei richtiger Einstellung einer Wundheilungsstörung vorbeugen.

Internistische Untersuchung

Die präoperative Untersuchung der Patientin durch einen Internisten (Arzt für Innere Krankheiten) gehört in manchen Kliniken zur Routine. Sinn dieser Untersuchung ist es, versteckte Erkrankungen zu erkennen. Außerdem erfordern bereits bekannte Erkrankungen häufig die Mitbehandlung durch den Internisten, um die Patientin optimal für die Operation einzustellen.

Erkrankungen, bei denen häufig ein Internist zu Rate gezogen wird, sind:

- Herz- und Kreislauferkrankungen
- Hoher Blutdruck (Hypertonie)
- Zuckerkrankheit (Diabetes mellitus)
- Schilddrüsenerkrankungen

Besuch des Narkosearztes (Prämedikation)

Am Tag vor der Operation sucht der Narkosearzt die Patientin auf:

- Er stellt sich vor.
- Er erklärt ihr die Narkose und versucht, etwaige Ängste vor der Narkose bei ihr abzubauen.
- Er untersucht die Patientin.
- Anhand seiner Untersuchung und der vorliegenden Befunde wird die Art der Narkose geplant.
- Er verordnet der Patientin ein Schlafmittel für die Nacht vor der Operation.

Dabei interessiert sich der Narkosearzt besonders für die Vorgeschichte der Patientin:

- frühere Narkosen
- Herz-, Lungen-, Leber- und Nieren-Erkrankungen
- Allergien
- Konsum von Alkohol, Drogen oder Nikotin
- Einnahme von Medikamenten
- Vorliegen einer Schwangerschaft

Auf Grund dieser Daten bespricht der Narkosearzt mit seiner Patientin die geplante Narkose und verordnet die sogenannte Prämedikation. Wörtlich übersetzt ist eine Prämedikation eine „Vorweg-Medizin". Zur Prämedikation gehören Medikamente am Vorabend der Operation, die einen erholsamen Schlaf gewährleisten sollen, und die „Vorbereitungsspritze" eine halbe Stunde vor der Operation. Diese Spritze macht die Patientin schläfrig und dämpft ihre Körperfunktionen. Damit werden zum Beispiel Stressreaktionen oder eine vermehrte Speichelsekretion unterbunden.

Intraoperative Maßnahmen

Intraoperative Maßnahmen werden während des Eingriffs durchgeführt. Sie dienen der Verbesserung des operativen Ergebnisses und der Erhöhung der Sicherheit für die Patientin.

Drainagen

Eine Drainage dient zur Ableitung von Flüssigkeit aus dem Wundgebiet. Diese Flüssigkeit besteht in erster Linie aus nachlaufendem Blut, gelegentlich aus klarem Sekret. Wegen der Empfindlichkeit des Gewebes ist eine gewisse „Nachblutung" nach Eingriffen an der Brust fast unvermeidlich. Eine Absonderung von klarem Sekret ist dagegen selten. Sie ist Zeichen für einen Reizzustand der Wunde, wie er zum Beispiel durch aufeinanderreibende Wundflächen oder durch einen im Wundgebiet befindlichen Fremdkörper verursacht werden kann. Solche Fremdkörper können eine Prothese, aber auch die Drainage selbst sein.

Die bei Operationen verwandten Drainagen bestehen aus einem Kunststoffschlauch, der von der Wundhöhle nach außen führt. Der innengelegene Teil besitzt zahlreiche kleine Löcher, um möglichst große Bereiche der Wundhöhle zu erreichen. Nach außen mündet der Schlauch in eine Flasche, die einen Unterdruck besitzt und somit eine kontinuierliche Saugwirkung ausübt. Wegen dieser Druckverhältnisse und aus Gründen der Sterilität ist das System geschlossen.

Drainagen werden bei fast allen Brustoperationen eingesetzt. Ohne Ableitung nach außen würde sich die Flüssigkeit im Wundgebiet ansammeln und Komplikationen auslösen:

- Belastung der Wunde durch Druck von innen
- Schmerzhafte Spannung des gesamten Wundgebietes

- Erhöhte Infektionsgefahr durch gestautes Blut
- Gefährdung des kosmetischen Ergebnisses
- Gefahr der Wundheilungsstörung

Eine gut liegende Drainage verursacht dagegen keine Beschwerden und hinterläßt nach ihrer Entfernung keine Spuren. Der winzige Stichkanal im Bereich der Achselhöhle (siehe Abb. 34) oder der unteren Umschlagfalte heilt meist bis zur Unsichtbarkeit ab. Trotzdem sollten Drainagen sparsam eingesetzt werden. Denn sie üben auf das Wundgebiet einen Fremdkörperreiz aus und erhöhen als Brücke zwischen Wunde und Körperoberfläche das Infektionsrisiko. Unter normalen Umständen kommt man mit einer Drainage auf jeder Seite aus, die nach spätestens drei Tagen entfernt werden kann.

Versorgung der Operationswunde

Die Narbe ist die „Visitenkarte des Operateurs". Dieser alten Medizinerweisheit kommt wegen des hohen ästhetischen Anspruchs der Brustoperationen eine besondere Bedeutung zu. Die Wundversorgung mit dem Verschluß der Haut ist der Abschluß jeder Operation, die Art ihrer Durchführung entscheidet über das Aussehen der späteren Narbe. Eine optimale Wundversorgung erfordert vom Arzt Erfahrung, Fingerspitzengefühl und Geduld. Neben der nicht zu beeinflussenden individuellen Gewebereaktion spielen dabei vor allem fünf Faktoren eine Rolle:

- Spannung der Haut
- Zustand der Haut
- Nahttechnik
- Nahtmaterial
- Verband

Spannung auf der Haut belastet die Wunde und führt zwangsläufig zur Ausbildung einer breiten Narbe. Wenn sich die Hautränder nicht spannungsfrei zusammenfügen lassen, muß man die benachbarte Haut von ihrer Unterlage ablösen („mobilisieren"). Damit verteilt man die Spannung auf den gesamten mobilisierten Hautbereich und entlastet die Wunde. Die zu nähenden Hautränder müssen glatt und gleichmäßig durchblutet sein. Während der Operation werden die Hautränder jedoch durch Operationshaken und scharfe Instrumente in Mitleidenschaft gezogen. Die Folge davon sind unebene und schlecht durchblutete Wundränder. Wenn man die Haut in diesem Zustand näht, gefährdet man die Heilung und riskiert eine unschöne Narbe. Deshalb werden die veränderten Wundränder mit einer feinen Schere abgetragen und die Naht durch die „frische" Haut gelegt.

Das Erscheinungsbild der späteren Narbe hängt nicht zuletzt von der **Nahttechnik** ab. Haut näht man in zwei Etagen: Eine untere Etage fügt die tiefen Schichten der Lederhaut zusammen und nimmt die Spannung von der darüberliegenden Haut. Da man die Fäden der unteren Etage nicht ziehen kann, muß sie der Körper selbst auflösen und verarbeiten (resorbieren). Je nach Art der Fäden benötigt der Körper 4 – 8 Wochen, um dieses Nahtmaterial aufzulösen. Der Vorgang des Resorbierens belastet die Wundränder ähnlich stark wie der Heilungsprozeß selbst.

Um das Gewebe nicht zu überfordern, dürfen deshalb Fäden unter der Haut nicht zu eng stehen. Die Fäden der oberen Etage sollen die sichtbare Haut stufenlos zusammenfügen. Ein gutes kosmetisches Ergebnis erfordert feines **Nahtmaterial** und viel Zeit beim Nähen.

Eine regelrecht versorgte Wunde ist bereits nach sechs Stunden „wasserdicht". Sie ist aber erst nach sieben Tagen so stabil, daß sie einen leichten Zug an ihrer Oberfläche aushält. Bis zu diesem Zeitpunkt wirkt sich jede Belastung ungünstig auf die Narbenbildung aus. Sinn einer geeigneten **Verbandstechnik** ist es deshalb, jede Spannung vom Wundgebiet fernzuhalten. Dazu klebt man sogenannte Klammerpflaster über die frisch genähten Hautabschnitte, mit denen die Haut zu beiden Seiten der Wunde zusammengezogen und die Narbe entlastet wird. Ein sanfter Druck auf die Wunde kann einer überschießenden Narbenbildung vorbeugen. Aus diesem Grund wird bei kritischen Narben ein sanfter Druckverband angelegt.

Nach außen wird das Operationsgebiet durch einen zusätzlichen gepolsterten Verband geschützt. Die Befestigung des Verbandes erfolgt meistens durch „Tapetenpflaster". Diese großflächigen und porösen Verbandstreifen können die gesamte Wunde abdecken, ohne die Hautatmung zu behindern. Bei sehr empfindlicher Haut oder bei einer Allergie gegen Klebstoffe kann es durch Pflasterverbände zu einer Rötung der Haut mit Bläschenbildung kommen. In diesen Fällen muß man auf Netzverbände zurückgreifen. Es handelt sich dabei um schlauchartige, elastische Netze, die für jeden Bedarf zurechtgeschnitten und mit denen klebende Verbandsmaterialien vermieden werden können.

Postoperative Maßnahmen

Der klinische Verlauf nach einer Brustoperation ist meist wenig belastend. Unmittelbar nach Abklingen der Narkose verläßt die Patientin, unterstützt von einer Schwester, zum erstenmal ihr Bett. Bereits am Abend des Operationstages darf sie schon wieder essen und trinken. Im Vergleich zu Operationen im Bauchbereich ist die Schmerzsymptomatik gering und oft schon am zweiten Tag nach der Operation weitgehend abgeklungen. Beim Entfernen der Drainage (meistens am dritten Tag, manchmal schon am ersten Tag nach der Operation) wird ein Teil des Verbandes gewechselt. Beim Ziehen der Fäden (um den 10. Tag) wird der Verband dann vollständig entfernt.

Nach allen Operationen mit einer Formveränderung der Brust muß sofort nach Abnahme des Verbandes ein gut sitzender Büstenhalter getragen werden. Dabei muß die Brust von der Seite und von unten einen festen Halt bekommen, die untere Umschlagfalte muß betont werden.

Nach Operationen wegen eines Mammakarzinoms wird noch während des Klinikaufenthaltes eine Szintigraphie der Knochen und eine Ultraschalluntersuchung der Leber durchgeführt. Dabei handelt es sich um routinemäßige Untersuchungen, die dem Ausschluß etwaiger Metastasen dienen. Diese Untersuchungen sind auch dann sinnvoll, wenn kein

Verdacht auf Tumorabsiedlungen besteht; denn sie erlauben für den Fall späterer Untersuchungen einen Vergleich mit dem Ausgangsbefund.

Nach Operationen mit Amputation der Brust wird der Patientin noch während ihres Klinikaufenthaltes eine BH-Prothese angepaßt. Diese Prothese erlaubt ihr, die Klinik mit einem unauffälligen äußeren Erscheinungsbild zu verlassen. Sie kann dann in Ruhe prüfen, ob sie mit dieser Art des Ersatzes zurechtkommt oder ob sie sich später einer Rekonstruktion der Brust unterziehen möchte.

Bewegungsübungen

In Abhängigkeit von der Größe des Eingriffs erfordert jede Brustoperation eine vorübergehende Schonung bzw. Ruhigstellung der Schulter und des Armes der betroffenen Seite. Damit diese Bewegungseinschränkung zu keiner langwierigen Behinderung wird, sollte die Patientin selbst aktive Übungen durchführen, mit denen sie Schulter und Arm wieder an die ursprüngliche Beweglichkeit heranführt. Diese Übungen sind besonders nach Amputation der Brust zweckmäßig, wenn das große Wundgebiet die Beweglichkeit zusätzlich einschränkt.

Normalerweise kann die Patientin bereits wenige Tage nach der Operation mit den Übungen beginnen und sie später zu Hause bis zum Erlangen ihrer ursprünglichen Beweglichkeit fortsetzen.

Abbildung 75 zeigt acht praktische Übungen für Arm und Schulter nach Brustoperationen, wie sie sich überall leicht durchführen lassen.

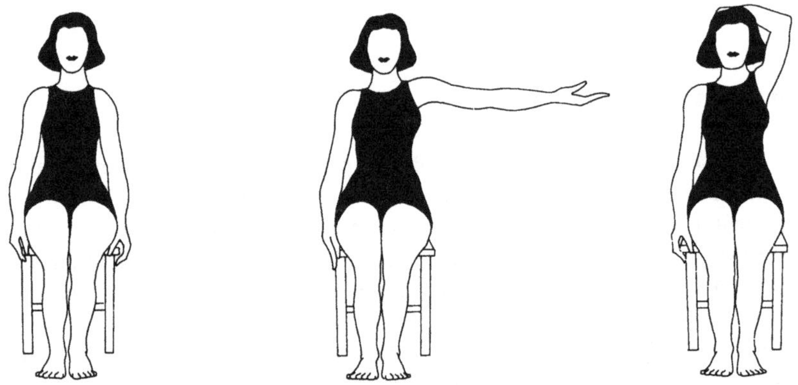

Erste Übung

1. Setzen Sie sich aufrecht auf einen Hocker.
2. Halten Sie sich mit der Hand der nicht operierten Seite am Sitz fest. Strecken Sie dabei den Arm durch und lassen Sie ihn auch während der Übung nicht einknicken.
3. Heben Sie den gestreckten Arm der operierten Seite mit der Handfläche nach oben und beschreiben Sie mit ihm einen großen Bogen über den Kopf.
4. Versuchen Sie, mit der Hand das Ohr der Gegenseite zu erreichen.
5. Führen Sie den Arm in gleichem großen Bogen langsam zurück.
6. Wiederholen Sie die Übung 6 ×.

   Ruhen Sie sich jedes Mal dazwischen aus!

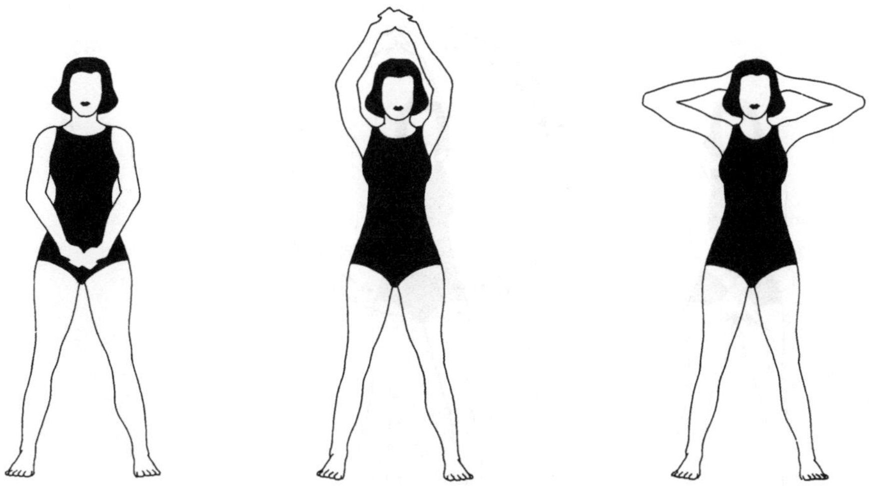

Zweite Übung

1. Stellen Sie sich bequem aufrecht. Beine leicht gegrätscht, Kopf erhoben, und falten Sie Ihre Hände vor dem Körper.
2. Strecken Sie die Arme und führen Sie sie hoch über den Kopf (Hände nicht loslassen!).
3. Winkeln Sie die Ellbogen an und legen Sie Ihre gefalteten Hände hinter den Kopf.
4. Strecken Sie die Arme mit gefalteten Händen wieder über den Kopf und wiederholen Sie Punkt 3 und 4 steigend von anfangs 3 bis 6 ×. Beim letzten Mal führen Sie Ihre gestreckten Arme langsam nach vorne ab.
5. *Ruhen Sie sich aus.*

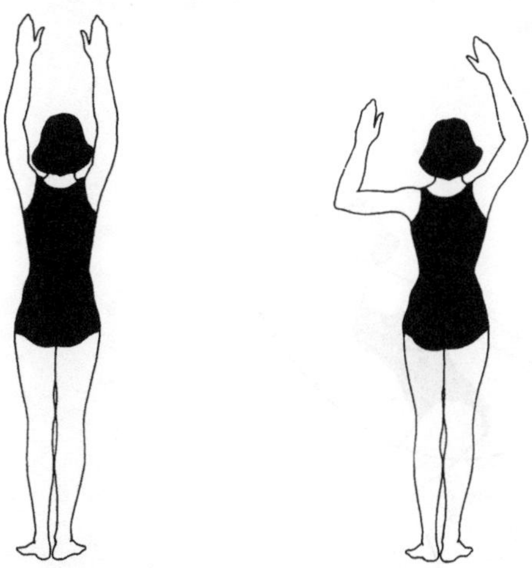

Dritte Übung

1. Stellen Sie sich mit Gesicht und Fußspitzen möglichst nahe vor die Wand.
2. Beugen Sie die Ellbogen und legen Sie die Handflächen in Schulterhöhe an die Wand.
3. Krabbeln Sie mit beiden Händen gleichzeitig an der Wand hoch, bis Ihre Arme gestreckt sind. (Vermeiden Sie ein Hohlkreuz!)
4. Krabbeln Sie in derselben Weise in die Ausgangsstellung zurück.
5. Lassen Sie beide Arme hängen. *Ruhen Sie sich aus.* Sie können dabei Ihren Kopf an die Wand lehnen.
6. Wiederholen Sie die Übung 6 ×.

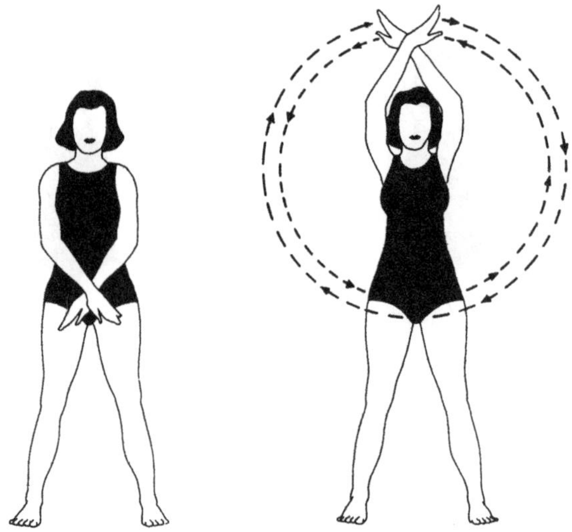

Vierte Übung

1. Stellen Sie sich wieder aufrecht und mit locker hängenden Armen hin.
2. Strecken Sie die Arme bis in die Fingerspitzen und kreisen Sie jetzt damit überkreuz in großen langsamen Schwüngen vor Ihrem Körper.
3. Werden Sie schneller mit Ihren Kreisen.
4. Werden Sie wieder langsamer.
5. *Ruhen Sie sich aus.*
6. Strecken Sie wieder Ihre Arme bis in die Fingerspitzen und machen Sie die gleiche Übung in entgegengesetzter Richtung.
7. *Ruhen Sie sich aus.*

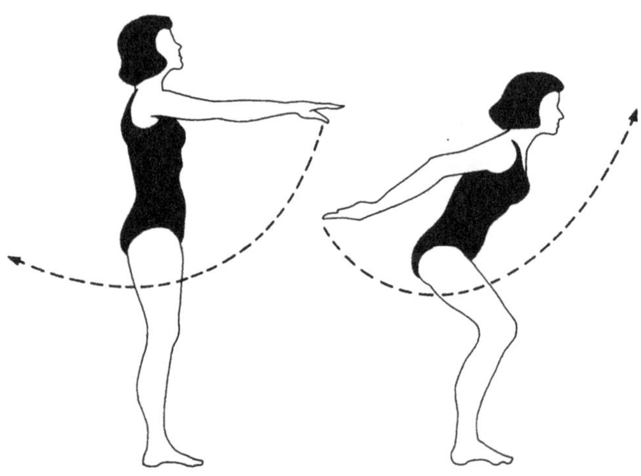

Fünfte Übung

1. Nehmen Sie die Grundstellung ein und lassen Sie Ihre Arme lose hängen.
2. Schwingen Sie nun mit leicht gestreckten Armen bis in Schulterhöhe vor- und rückwärts.
3. Unterstützen Sie den Schwung mit einem leichten Wippen in den Kniekehlen.
4. *Ruhen Sie sich aus.*
5. Wiederholen Sie die Übung 6 ×.

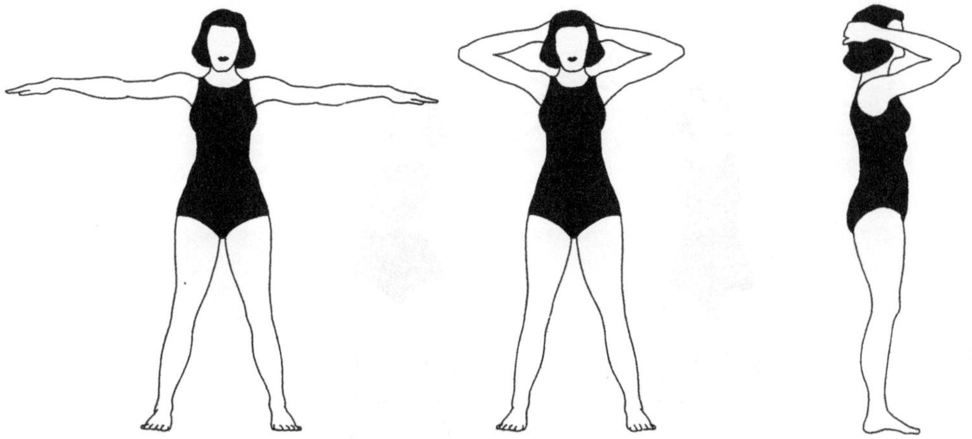

Sechste Übung

1. Stellen Sie sich aufrecht hin und strecken Sie Ihre Arme seitlich in Schulterhöhe aus.
2. Winkeln Sie Ihre Ellbogen an und verschränken Sie Ihre Hände im Nacken.
3. Drücken Sie mit verschränkten Händen beide Ellbogen möglichst weit nach vorn.
4. Führen Sie Ihre Ellbogen zurück und wiederholen Sie die Bewegung nach vorn und zur Seite bis zu 6 ×.
5. Lösen Sie die Hände und strecken Sie die Arme wieder seitwärts in Schulterhöhe aus.
6. Lassen Sie die Arme langsam fallen.
7. *Ruhen Sie sich aus.*

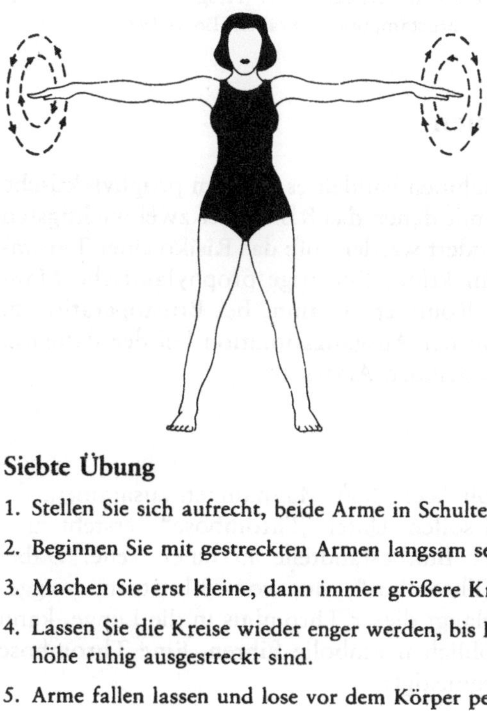

Siebte Übung

1. Stellen Sie sich aufrecht, beide Arme in Schulterhöhe ausgestreckt.
2. Beginnen Sie mit gestreckten Armen langsam seitlich zu kreisen.
3. Machen Sie erst kleine, dann immer größere Kreise.
4. Lassen Sie die Kreise wieder enger werden, bis Ihre Arme waagerecht in Schulterhöhe ruhig ausgestreckt sind.
5. Arme fallen lassen und lose vor dem Körper pendeln.
6. *Ruhen Sie sich aus.* Wiederholen Sie die Übung nur so oft, wie Ihre Kraft reicht.

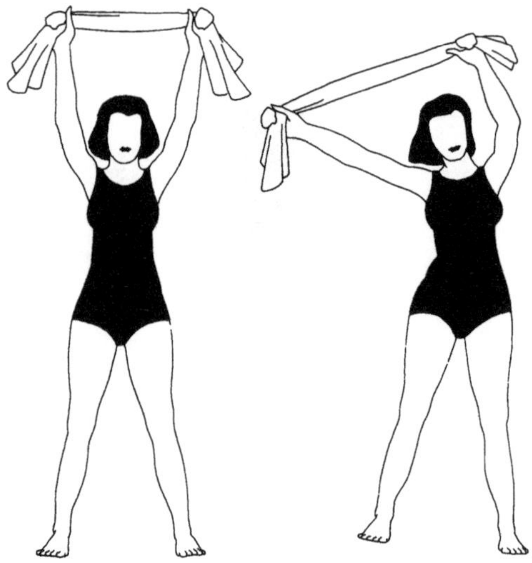

Achte Übung

1. Nehmen Sie ein Handtuch in einem Abstand von etwa 60 – 80 cm in beide Hände.
2. Heben Sie die Arme gestreckt über den Kopf.
3. Beugen Sie sich mit durchgestreckten Armen vorsichtig *zur nicht operierten* Seite.
4. Stellen Sie sich wieder gerade.
5. Wiederholen Sie die Übung 6 ×.
6. *Ruhen Sie sich aus.*

Abb. 75. Praktische Übungen für Arm und Schulter nach Brustoperationen. (Mit freundlicher Genehmigung der Deutschen Krebshilfe e.V. (Hrsg.) aus: Krebs – wie geht es weiter. Kleiner Ratgeber für brustamputierte Frauen. Bonn 1982.)

Perioperative Maßnahmen

Bei den perioperativen Maßnahmen handelt es sich um prophylaktische (vorbeugende) Maßnahmen, mit denen das Risiko der zwei wichtigsten Begleitkomplikationen vermindert werden soll: das Risiko einer Thrombose und das Risiko einer Infektion. Derartige prophylaktische Maßnahmen gehören nicht zum Routineprogramm bei Brustoperationen. Ihre Durchführung hängt von der Ausgangssituation bei der Patientin und dem Ermessen des behandelnden Arztes ab.

Thromboseprophylaxe

Der Begriff „Thromboseprophylaxe“ faßt Maßnahmen zusammen, die einer Thrombose vorbeugen sollen. Unter „Thrombose“ versteht man die Zusammenballung fester Blutbestandteile in einer Vene. Dabei entsteht ein sogenannter „Thrombus“, der vom Blutstrom weggeschwemmt werden kann. Gelangt dieser Thrombus in die Lunge, kann er dort zu einer lebensbedrohlichen Embolie führen. Eine Thrombose wird durch drei Faktoren begünstigt:

- vorgeschädigte und erweiterte Venen („Krampfadern“)

- langsam fließendes Blut
- erhöhte Gerinnungsneigung

Durch die völlige Ruhigstellung des Körpers während einer Operation steigt das Thromboserisiko an. Es ist um so höher, je länger der Eingriff dauert. Die Thromboseprophylaxe senkt dieses Risiko durch geeignete Gegenmaßnahmen:

Heparin ist eine Substanz, die gerinnungshemmend wirkt und damit der Bildung eines Thrombus vorbeugt. Je nach Befund wird Heparin 2–3mal täglich – bei einem neuen Präparat sogar nur noch einmal täglich – in die Haut der Oberschenkel gespritzt. Die erste Heparinspritze wird üblicherweise am Morgen des Operationstages, die letzte am 7. Tag nach dem Eingriff verabreicht. Bis zu diesem Zeitpunkt sollte die Patientin wieder voll „mobilisiert" sein; das heißt, sie sollte nur noch zum Ruhen ihr Bett aufsuchen und durch zunehmende körperliche Bewegung ihre normale Blutzirkulation zurückgewinnen. Der Nachteil der Thromboseprophylaxe mit Heparin liegt in der möglichen Verstärkung einer operationsbedingten Blutung. Das Einspritzen von Heparin an eine vom Operationsort abgelegene Körperstelle verringert dieses Risiko. Deshalb wird bei Brustoperationen das Heparin in den Oberschenkel gespritzt.

Eine zusätzliche Thromboseprophylaxe besteht in dem Anlegen von **Stützstrümpfen** für die Zeit des Eingriffs. Stützstrümpfe üben einen Druck auf die besonders gefährdeten Beinvenen aus. Damit erhöhen sie die Fließgeschwindigkeit des Blutes und beugen auf diesem Weg einer Thrombose vor.

Eingriffe an der Brust führen im Gegensatz zu Bauchoperationen zu keiner wesentlichen Beeinträchtigung der Bewegungsmöglichkeit. Aus diesem Grund können brustoperierte Patientinnen bereits am Operationstag wieder aufstehen und ihre Blutzirkulation aktiv in Gang halten. Eine Thromboseprophylaxe ist deshalb bei Brustoperationen nur notwendig, wenn Krampfadern vorhanden sind oder die Patientin bereits früher eine Thrombose oder Embolie durchgemacht hat. Eine körperliche Behinderung oder ein schlechter Allgemeinzustand können wegen der fehlenden Beweglichkeit ebenfalls eine Thromboseprophylaxe notwendig machen.

Antibiotische Prophylaxe

Die antibiotische Prophylaxe soll einer Wundinfektion während der Operation vorbeugen. Sie besteht in der Verabreichung eines Medikamentes (Antibiotikum) zur Bekämpfung möglicher Infektionserreger. Es kann sich dabei sowohl um eine einmalige als auch um wiederholte Gaben über mehrere Tage handeln. Meist wird es in Form einer Infusion rund eine Stunde vor der Operation gegeben. Mit der antibiotischen Prophylaxe soll eine hohe Konzentration des Antibiotikums im Gewebe der Patientin erreicht werden. Dadurch sollen etwaige Bakterien beim Kontakt mit der Wunde abgetötet werden. Da der Wert der antibiotischen Prophylaxe umstritten ist, wird sie nicht routinemäßig durchgeführt. Der Hauptpunkt der Kritik liegt darin, daß ein zu großzügiger Einsatz die Bakterien an das Medikament gewöhnt. Dadurch werden sie immer unempfindlicher und das Antibiotikum verliert seine Wirkung.

Kapitel 18
Brustprothesen

Eine Prothese ist ein Ersatz. Bei der weiblichen Brust gibt es zwei Möglichkeiten, fehlendes Gewebe zu ersetzen:

- Prothesen, die im BH getragen werden, sogenannte „Büstenhalterprothesen"
- Prothesen, die operativ eingesetzt werden, sogenannte „implantierbare Prothesen"

Büstenhalterprothesen

Bürstenhalterprothesen werden über der Haut getragen. Sie bestehen aus weichem, hautfreundlichem Gewebe und sind in allen Formen und Größen erhältlich. Durch Einlegen in den BH können sie die fehlende Brust in Größe und Kontur ersetzen.

Erstversorgungsprothesen

Unmittelbar nach der Operation oder während einer Bestrahlung sind sogenannte Erstversorgungsprothesen (Abb. 76, rechts) zu empfehlen. Dies sind besonders leichte Prothesen aus Watte, die nur einen sehr geringen mechanischen Reiz auf das Wundgebiet ausüben. Erstversorgungsprothesen sollen als schonende Übergangslösung den BH ausfüllen, bis die Haut die deutlich schwerere „Dauerprothese" vertragen kann.

Dauerprothesen

Dauerprothesen für den BH bestehen aus gut verträglichem Silikon. Sie können in ihrer Form der Gegenseite weitgehend angeglichen werden und damit die Brustform gut modellieren (Abb. 76, links). In Gewicht und Beweglichkeit sind sie dem ursprünglichen Körpergewebe ähnlich. Silikon-Prothesen für den BH gibt es in verschiedensten Größen und Formen, sie sind von ihrer Anwendung und Verträglichkeit her unproblematisch. Das gleiche gilt für die gelegentlich notwendige Reinigung mit klarem Wasser.

Wenn eine Büstenhalterprothese jedoch sicher verborgen bleiben soll, ist die betroffene Frau in ihrer Kleiderwahl eingeschränkt; so muß sie auf ausgeschnittene oder im Halsteil sehr weite Kleidung verzichten, da sonst bei bestimmten Bewegungen (Bücken) die vor der Umgebung oft verheimlichte Prothese sichtbar würde. Außerdem erinnern die notwendigen Handgriffe an der Prothese die Frau immer wieder an die durchgemachte Operation und an die Krankheit selbst. Mit einer Wiederaufbauoperation können derartige Belastungen oft deutlich vermindert werden. In diesem Fall kommen operativ einsetzbare (implantierbare) Prothesen zur Anwendung.

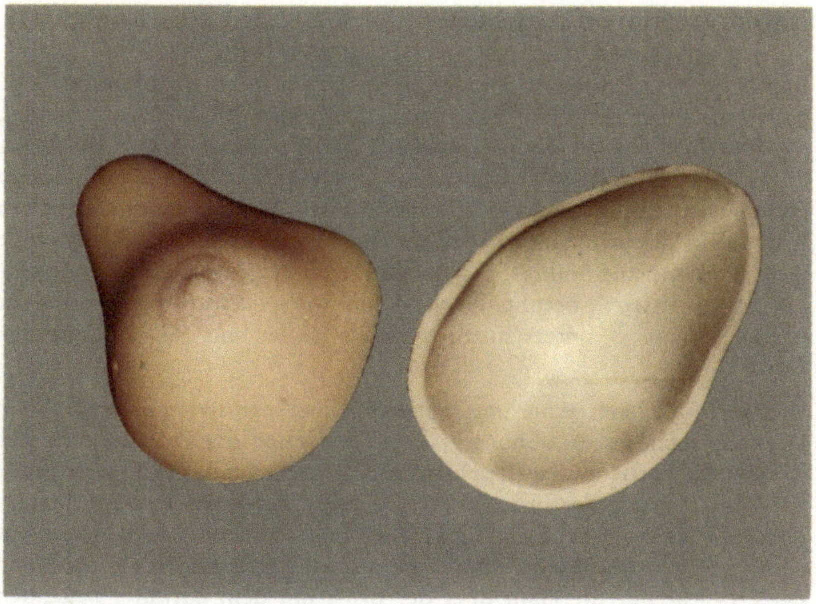

Abb. 76. Büstenhalterprothesen: Die Erstversorgungsprothese (rechts) besteht aus Watte und ist besonders leicht. Sie füllt den BH aus ohne die Brustform zu modellieren. Die Dauerprothese (links) ist in Form und Gewicht weitgehend dem Original angepaßt.

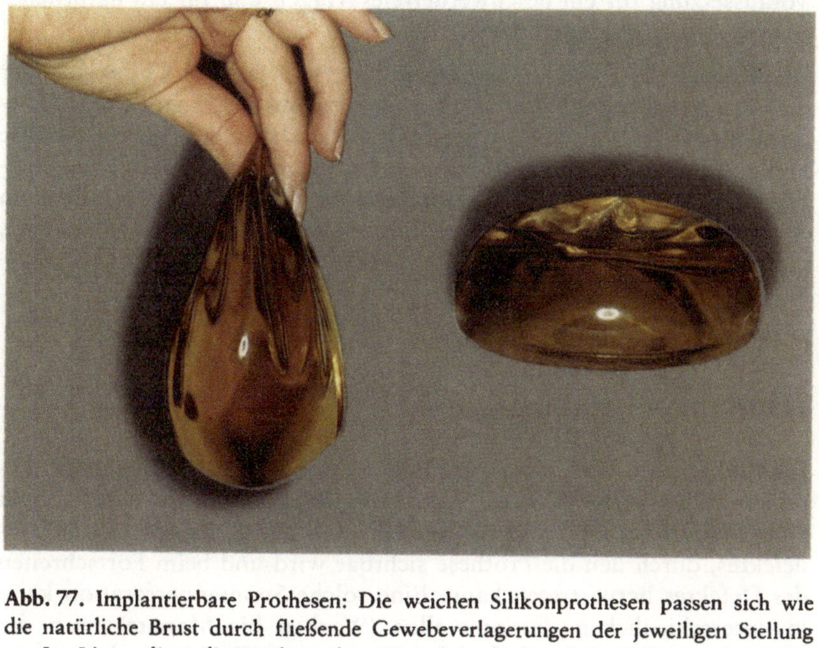

Abb. 77. Implantierbare Prothesen: Die weichen Silikonprothesen passen sich wie die natürliche Brust durch fließende Gewebeverlagerungen der jeweiligen Stellung an. Im Liegen liegt die Prothese ihrer Unterlage flach auf, im Stehen verlagert sie ihre Hauptmasse tropfenförmig nach unten.

Implantierbare Prothesen

Implantierbare Prothesen werden operativ eingesetzt (implantiert) und dauerhaft unter der Haut bzw. unter dem Muskel der Brust getragen. Sie bestehen ebenso wie die meisten BH-Prothesen aus Silikon, da dieses Material von seiner Konsistenz und Verträglichkeit her am besten geeignet ist. Implantierbare Silikonprothesen besitzen einen doppelten Aufbau: In ihrem Inneren haben sie den sogenannten „Gel-Kern", eine weiche Masse aus Silikon, auf der die nach der Implantation typische „Brust-Konsistenz" beruht. Nach außen hin ist dieser Kern von – je nach Fabrikat – unterschiedlich vielen Hüllen aus Silikon umgeben (Abb. 77).

Die Verträglichkeit einer implantierten Prothese ist von einer guten Deckung nach außen abhängig, d. h.: Zwischen der Prothese und der Körperoberfläche muß ausreichend viel Gewebe liegen. Bei Operationen zur Vergrößerung der Brust ist die Deckung der Prothese unproblematisch, da sich die Prothese unter dem vorhandenen Brustgewebe gut einbetten läßt. Bei Wiederaufbauoperationen steht jedoch zur Deckung der Prothese nur die Haut über der Brust mit dem darunter liegenden Fett zur Verfügung, so daß häufig auch der Brustmuskel zur Bedeckung herangezogen werden muß. Je größer eine Prothese, um so höher sind die Anforderungen an das sie bedeckende Gewebe. Aus diesem Grund müssen große und entsprechend schwere Prothesen von einem besonders stabilen Gewebemantel bedeckt sein.

Operativ eingesetzte Prothesen werden nicht am Körper befestigt, sondern locker unter das deckende Gewebe gelegt. Diese Beweglichkeit ist Voraussetzung für ein beschwerdefreies Tragen und für ein natürliches Aussehen der operierten Brust.

Der Körper der Patientin bildet um die Prothese eine Hülle, mit der dieser „Fremdkörper" vom übrigen Organismus abgekapselt wird. Dieser Vorgang ist eine natürliche Reaktion und findet immer statt. Die Hülle, die dabei um die Prothese entsteht, nennt man Kapsel. Schwierigkeiten mit implantierten Silikonprothesen äußern sich vor allem im Auftreten der sogenannten Kapselfibrose sowie in Hautkomplikationen.

Hautkomplikationen

Komplikationen von seiten der Haut reichen von entzündlichen Reaktionen (Schmerzen, Rötung, Schwellung, Fieber) bis zur sogenannten Spontanperforation. Darunter versteht man das Auftreten eines Hautdefektes, durch den die Prothese sichtbar wird und beim Fortschreiten des Defektes hervortreten kann. Eine solche Spontanperforation kann in unterschiedlichen Zeitintervallen (Wochen bis Monate) nach der Operation auftreten und ist durch eine unzureichende Deckung oder durch eine Entzündung im Prothesenbett bedingt. Oft kommen beide Ursachen zusammen. Fast immer geht dem Geschehen eine ausgeprägte Kapselfibrose voraus.

Kapselfibrose

Eine Fibrose ist eine krankhafte Vermehrung von Bindegewebe. Bei der Kapselfibrose kommt es zu einer Verdickung und Verhärtung der vom Körper um die Prothese gebildeten Kapsel, weil der Körper bei der Abgrenzung der Prothese vom übrigen Organismus über das Ziel hinausschießt. So entsteht aus der zunächst weichen Kapsel eine derbe Hülle, die so hart wie die Schale einer Nuß werden kann. Je stärker sich eine Kapselfibrose ausbildet, um so mehr beeinträchtigt sie die Form der Brust und das Wohlbefinden der Patientin. Mit zunehmender Fibrose wird die Kapsel härter, enger und runder.

Eine leichte Kapselfibrose gilt beim erstmaligen Einsetzen einer Prothese als unvermeidlich. Sie beginnt wenige Wochen nach der Operation und läßt sich bei weiterer Zunahme vier bis acht Wochen nach dem Eingriff als deutliche Verhärtung feststellen. Beschwerden bestehen dann noch nicht, die Prothese sitzt regelrecht, die Brustform ist nicht verändert. Erst beim weiteren Fortschreiten der Fibrose stellen sich Beschwerden in Form eines Spannungsgefühles ein, die Prothese wird nach oben außen abgedrängt und zunehmend in eine runde Form gezwungen. Meist ist etwa ein halbes Jahr nach der Operation das Endstadium der Kapselfibrose erreicht. Ihre schwerste Form ist das sogenannte „Tennisballphänomen" (Abb. 78), bei dem die maximale Verengung der Kapsel die Brust in eine fast kugelrunde Form zwingt.

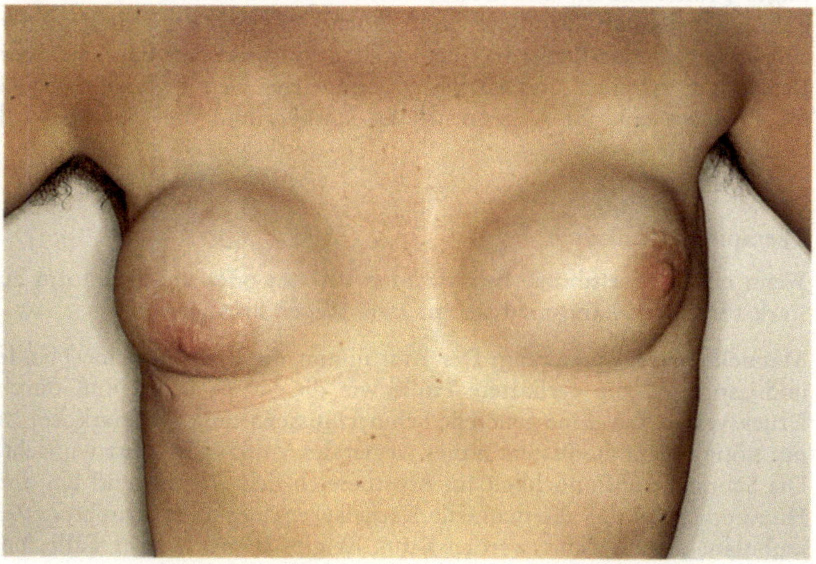

Abb. 78. Ausgeprägte Kapselfibrose auf beiden Seiten nach subkutaner Mastektomie: die viel zu engen Kapseln drängen die Prothesen nach oben und in eine runde Form. Neben dem unnatürlichen Aussehen bestehen ziehende Schmerzen und eine durch die Hautspannung bedingte Bewegungseinschränkung der Arme.

Ursachen

Wegen der Häufigkeit der Kapselfibrose wird über ihre möglichen Ursachen intensiv geforscht. Die bisherigen Ergebnisse sprechen für einen Entstehungsmechanismus auf Grund mehrerer Faktoren. Jeder einzelne dieser Faktoren kann bereits eine Fibrose auslösen, ihre Summierung verstärkt die Fibrose:

„Gel-Bleeding“ (= Gel-Bluten) ist die englische Bezeichnung für das Austreten feinster Silikonpartikel in das die Prothese umgebende Gewebe. Dort lösen die Silikonteilchen eine entzündungsähnliche Reaktion aus, die eine Fibrose begünstigt.

Jede Operation führt zwangsläufig zu **Gewebeverletzungen**, die anschließend als Narbe verheilen. Dies gilt nicht nur für die sichtbare Haut, sondern auch für das unter der Haut gelegene Gewebe. Da Narbenbildung unmittelbar mit einem Wachstum des Bindegewebes einhergeht, fördert jede zusätzliche Gewebeverletzung die Fibrose. Andererseits kann durch schonendes Operieren einer verstärkten Fibrose vorgebeugt werden.

Dünne Prothesendecke: Wie bereits erwähnt, benötigt die Prothese für eine gute Verträglichkeit eine ausreichend dicke Gewebedecke nach außen. Je mehr Gewebe zwischen Haut und Prothese liegt, um so besser wird sie vertragen. Ist dagegen die Gewebedecke dünn, so übt die Prothese auf das umgebende Gewebe einen relativ starken Druck aus. Darauf reagiert das Bindegewebe mit verstärktem Wachstum. Da das belastete dünne Gewebe den Druck nicht in die Tiefe ableiten kann, kommt es zu einer verstärkten Fibrose.

Enges Prothesenbett: Die Gewebetasche zur Aufnahme der Prothese bezeichnet man als „Prothesenbett“. Auch hier spielt der Druck wieder eine entscheidende Rolle: In einem weiten Prothesenbett kann sich der Druck gut verteilen und ist gering. Ein enges Bett zwängt dagegen die Prothese ein, ihr Gegendruck ist stärker, und die Fibrose wird begünstigt.

Therapiemöglichkeiten

Wenn eine Kapselfibrose Beschwerden bereitet oder die Brustform zu stark verändert, kann man sie auf zwei Wegen korrigieren.

Manuelle Kapselsprengung: Der Arzt nimmt die Brust in beide Hände und „sprengt“ die verhärtete Hülle wie die Schale einer Nuß durch Druck von außen. Eine generelle Schmerzausschaltung (Vollnarkose) ist nur nötig, wenn die Patientin dies wegen des Vorganges selbst wünscht. Die Schmerzempfindlichkeit im Brustbereich liegt vorwiegend bei den Hautnerven, so daß die manuelle Kapselsprengung ohne Schmerzmittel ambulant durchgeführt werden kann. Es gibt immer wieder Fälle, bei denen Patientinnen durch zufällige äußere Einwirkung (z. B.: Sturz auf die Brust) unfreiwillig eine Kapselsprengung erleben. Dabei „platzt“ die Kapsel auf – die „Enge“ durch die Fibrose ist behoben. Die Prothese selbst wird durch solche stumpfen Verletzungen nicht beschädigt.

Operative Kapselsprengung: Ein Teil der ehemaligen Operationsnarbe wird in Vollnarkose wiedereröffnet und die Prothese entfernt. Durch Spaltung der Kapsel mit dem Skalpell oder einem elektrischen Messer wird die Prothesentasche erweitert. Anschließend wird die Prothese zurückgelegt.

Wenn nicht akute Beschwerden dazu zwingen, sollte man mit der Kapselsprengung 6 – 12 Monate nach Einsetzen der Prothese warten. Diese Frist ist deshalb sinnvoll, weil nach dieser Zeit keine weitere Zunahme der Fibrose zu erwarten ist. Die Wachstumstendenz der Kapsel ist dann weitgehend abgeschlossen und eine Korrektur hat bessere Aussichten auf ein dauerhaftes Ergebnis. Da die „alte“ Kapsel kein zusätzliches Bindegewebe mehr produziert, kann sich eine erneute Fibrose nur aus dem schmalen Bereich entwickeln, der jetzt bei der operativen Korrektur durchtrennt wurde. Eine Kapselsprengung kann eine erneute Fibrose zwar nicht verhindern, jedoch wird sie nicht mehr so ausgeprägt sein wie beim ersten Mal.

Vorbeugende Maßnahmen gegen die Entstehung einer Kapselfibrose gibt es leider noch nicht. Die Empfehlung, durch regelmäßige Massage das Prothesenbett weit zu halten, ist umstritten, da der mechanische Reiz der Fibrose Vorschub leisten kann. Bei einer gut sitzenden Prothese kann die betroffene Brust bereits wenige Wochen nach dem Eingriff wie die andere Seite behandelt und in das normale Pflegeprogramm einbezogen werden. Das gilt für Seife und Pflegemittel ebenso wie für Sonnenbaden oder Sport. Stumpfe mechanische Einwirkungen (Stoß) beschädigen die Prothese nicht, es gibt daher auch keinen Grund, auf den Sicherheitsgurt im Auto zu verzichten. Moderne Silikonprothesen können Luftdruck- oder Temperaturschwankungen problemlos vertragen. Reisen mit dem Düsenflugzeug oder der Besuch der Sauna sind daher unbedenklich.

Verzeichnis medizinischer Fachausdrücke

Ablatio operative Abtragung, häufig gebraucht für die Amputation der Brust.

Abstillen Beendigung des Stillens durch Unterbindung der Milchproduktion auf natürlichem (eingeschränktes Anlegen des Kindes) oder medikamentösem Weg.

Abszeß eitergefüllte Höhle

Adjuvante Therapie unterstützende Behandlung

Alkalische Phosphatase Enzym, das in Leber und Knochen gebildet wird und unter anderem bei Umbauprozessen des Knochens (Metastasen) erhöht ist.

Alkaloide chemische Substanzgruppe, aus der unter anderem Medikamente zur Hemmung der Zellteilung (Zytostatika) entwickelt wurden.

Alkylantien chemische Substanzgruppe, aus der unter anderem Medikamente zur Hemmung der Zellteilung (Zytostatika) entwickelt wurden.

Alveole Endsprosse im Zustand der Milchbildung

Amastie fehlende Anlage der Brustdrüse

Anabolika eiweißaufbauende Hormone, z. B. das männliche Geschlechtshormon Testosteron.

Anamnese Krankengeschichte

Anatomie Lehre vom Bau der Körperteile

anovulatorisch ohne Eisprung; bei einem anovulatorischen Zyklus findet zwischen den beiden Monatsblutungen kein Eisprung statt.

Antibiotikum (Mehrzahl: Antibiotika) Sammelbegriff für Substanzen mit hemmender oder abtötender Wirkung auf Infektionserreger. Weiterentwicklungen der Antibiotika werden auch zur Hemmung von Tumorwachstum (als Zytostatika) eingesetzt.

Antimetabolite chemische Substanzgruppe, aus der unter anderem Medikamente zur Hemmung der Zellteilung (Zytostatika) stammen.

Antiöstrogen Sammelbegriff für Östrogen blockierende Substanzen, wie sie zur Hormontherapie bei Brustkrebs eingesetzt werden. Der wichtigste Vertreter dieser Gruppe ist das Tamoxifen.

Areola Warzenhof

Areolarandschnitt Schnitt durch den Rand der Brustwarze

Arterie Blutgefäß, das sauerstoffreiches Blut vom Herzen zu den Organen führt.

Armödem Schwellung des Armes auf Grund einer krankhaften Ansammlung von Gewebswasser.

Arteriosklerose Gefäßverkalkung

Asymmetrie fehlende Symmetrie

Aufbauphase Zyklusphase der Gebärmutterschleimhaut nach der Monatsblutung, in der die Schleimhaut wieder aufgebaut wird (lat.: Proliferationsphase).

Augmentation Vergrößerung, zum Beispiel ästhetische Augmentation bei einer zu kleinen Brust.

Axilla Achselhöhle

axillary tail (engl.) schwanzförmiger Ausläufer des Drüsengewebes der Brust in die Achselhöhle.

Azinus (lat., Mehrzahl: Azini) Endsprosse: kolbige Auftreibung am Ende eines Milchgangs; eigentlicher Ort der Milchbildung.

Ballaststoffe Pflanzenfasern (z. B. im Gemüse), die den Stuhl schwer machen und damit die Darmtätigkeit fördern.

Basalmembran Grenzhaut zwischen Epithelzellen und dem umgebenden Gewebe.

Bilateralität Beidseitigkeit. Bezogen auf die weibliche Brust bezeichnet man damit das gleichzeitige Vorkommen bestimmter Veränderungen in beiden Brüsten.

Bindegewebe Gewebe, das Organe und Körperstrukturen umhüllt und stabilisiert.

Bluterguß Ansammlung von Blut außerhalb der Gefäße

BKS Abkürzung für Blutkörperchensenkung, identisch mit Blutsenkung.

Blutsenkung Registrierung der Senkungsgeschwindigkeit fester Blutbestandteile in einem speziellen Röhrchen. Unspezifische Untersuchungsmethode, z. B. bei Tumorerkrankungen und Entzündungen beschleunigt; wird zur Verlaufskontrolle entsprechender Erkrankungen eingesetzt.

BSG Abkürzung für Blutkörperchensenkungsgeschwindigkeit, identisch mit Blutsenkung.

Busen senkrechte Falte zwischen den Brüsten, identisch mit der Dekolleté-Falte.

CA 15-3 Tumormarker, der spezifisch bei Brustkrebs reagiert.

CA 12-5 Tumormarker, der spezifisch beim Eierstockkrebs reagiert.

CEA unspezifischer Tumormarker

Chemotherapie Oberbegriff für Behandlungen, mit denen die Zellteilung eines Tumors auf medikamentösem Weg gehemmt werden soll. Entsprechende Medikamente bezeichnet man als Chemotherapeutika oder Zytostatika.

Computertomographie moderne Untersuchungsmethode, bei der mit Hilfe eines Computers viele einzelne Dichtemessungen des Körpers zu einem Bild zusammengesetzt werden.

Cooper'sche Ligamente stabilisierende Bindegewebsstränge in der weiblichen Brust

Corpus luteum Gelbkörper. Rest des Eibläschens (Follikel), aus dem die befruchtungsfähige Eizelle gesprungen ist. Der Gelbkörper produziert das Gelbkörperhormon Gestagen.

Deepithelisieren Entfernung der Oberhaut von der Lederhaut. Notwendige Maßnahme, um im Rahmen einer Operation zwei Hautschichten übereinander legen zu können.

Dekolleté Ausschnitt. Die Dekolleté-Falte ist die senkrechte Falte zwischen den beiden Brüsten.

Diabetes mellitus Zuckerkrankheit

differenziert fein entwickelt. Einen Krebstumor bezeichnet man dann als „differenziert", wenn er seinem ursprünglichen Gewebe (Muttergewebe) ähnlich ist. Ein „differenzierter" Tumor wächst relativ geordnet und dadurch weniger aggressiv.

Diuretika Medikamente zur Förderung der Wasserausscheidung („Wassertabletten").

Drüsenbäumchen milchbildende Struktur in der weiblichen Brust

Drainage Ableitung. In der Medizin dienen Drainagen zur Ableitung von Blut oder Gewebswasser.

Ductus (lat.) Gang

Ductus lactiferi (lat.) Milchgang

Duktales Karzinom vom Milchgang ausgehender Brustkrebs

EKG Abkürzung für Elektrokardiogramm. Aufzeichnung der Herzströme zur Untersuchung des Herzens.

-ektomie operative Entfernung. Zum Beispiel: Tumorektomie = operative Entfernung eines Tumors.

Ekzem entzündliche Hautveränderung

Embolie Gefäßverschluß durch ein verschlepptes Blutgerinnsel

Endometrialer Zyklus Zyklus der Gebärmutterschleimhaut

Endometrium Gebärmutterschleimhaut

Endsprosse kolbige Auftreibung am Ende eines Milchgangs; eigentlicher Ort der Milchbildung.

entdifferenziert grob entwickelt. Einen Krebstumor bezeichnet man dann als „entdifferenziert", wenn er keine Ähnlichkeit mehr mit seinem ursprünglichen Gewebe (Muttergewebe) besitzt. Ein „entdifferenzierter" Tumor wächst besonders schnell, ungeordnet und aggressiv.

Enzym körpereigene Eiweißsubstanz, die chemische Vorgänge im Organismus vermittelt.

Epidermis Oberhaut

Epigastrium Raum zwischen Nabel und Rippenbogen

Epithelien Zellverbände, die innere oder äußere Körperoberflächen bedecken.

Epithelzyste Hohlraum, der durch nach innen gerichtetes Wachstum von Epithelzellen entsteht.

ER+ bzw. **ER−** Kurzschreibweise für Östrogenrezeptor positiv (+) bzw. negativ (−). Der Buchstabe „E" steht für „estrogen" (engl.).

Erythrozyt rotes Blutkörperchen

Excision chirurgische Ausschneidung

Femto Bezeichnung für Maßeinheiten mit der Bedeutung 10^{-15}

Fibro... aus Bindegewebe bestehend

Fibroadenom Tumor, der aus Drüsen- und Bindegewebe besteht.

Fibrom Tumor, der nur aus Bindegewebe besteht.

Fibrose überschießendes Wachstum von Bindegewebe

Fistel krankhafte Gangbildung zwischen Körperhöhlen oder zur Körperoberfläche hin

Flap (engl.) Lappen. Gemeint ist ein Lappen aus Haut (und evtl. Muskulatur), der operativ an eine andere Körperstelle verlagert wird.

Follikel Eibläschen im Eierstock

Fraktur Knochenbruch

Galaktographie Röntgendarstellung eines oder mehrerer Milchgänge nach Einspritzen eines Kontrastmittels durch die Brustwarze.

Galaktorrhoe Milchbildung in der Brust außerhalb einer Stillperiode

Gelbkörper Rest des Eibläschens (Follikel), aus dem die befruchtungsfähige Eizelle hervorgegangen ist. Der Gelbkörper produziert das Gelbkörperhormon Gestagen.

Gestagen Hormon des Gelbkörpers

Gray Einheit der Energiedosis, zum Beispiel bei der Strahlentherapie, nach dem englischen Physiker Louis Gray.

gy Abkürzung für „Gray"

Hämoglobin Blutfarbstoff in den roten Blutkörperchen

Harnstoff Endprodukt des körpereigenen Eiweißstoffwechsels, wird über die Niere ausgeschieden. Zählt zu den sogenannten „harnpflichtigen Substanzen". Bei Nierenfunktionsstörungen steigt der Harnstoffspiegel an.

Hautexpander operativ einsetzbare Prothese, die zur Erweiterung der über ihr liegenden Haut- und Gewebebezirke von außen aufgefüllt werden kann.

Heparin gerinnungshemmender Stoff, der im menschlichen Körper, u. a. in Lunge und Leber vorkommt.

Hormonrezeptor Eiweißkörper im Drüsengewebe der weiblichen Brust, dient Hormonen als Kontaktstelle.

Hyper... lateinische Vorsilbe, die ein Überschreiten der Norm oder eine räumliche Lage „oberhalb von" ausdrückt.

Hypergalaktie abnorm gesteigerte Milchbildung

Hypertonie hoher Blutdruck

Hypo... lateinische Vorsilbe, die ein Unterschreiten der Norm oder eine räumliche Lage „unterhalb von" ausdrückt.

Hypogalaktie abnorm verminderte Milchbildung

Hypophyse Hirnanhangdrüse an der Schädelbasis

Hypotonie niedriger Blutdruck

implantieren einpflanzen, gemeint ist ein operatives Einsetzen. So werden zum Beispiel Brustprothesen oder Herzschrittmacher „implantiert".

Immunkörper Eiweißkörper zur Abwehr von Infektionserregern. Sie enthalten alle Informationen über Erreger früherer Infektionskrankheiten. Bei einer erneuten Infektion mit einem „bekannten" Erreger erleichtern die Immunkörper die Abwehrarbeit. Die Immunkörper der Mutter werden beim Stillen an den Säugling weitergegeben.

Immunsystem Sammelbegriff für alle Strukturen, die mit der Abwehr körperschädlicher Substanzen befaßt sind.

Indikation Grund für eine ärztliche Maßnahme

inflammatorisch entzündlich

Inflammatorisches Mammakarzinom Brustkrebs mit Veränderungen der Brust, die wie eine Entzündung aussehen.

intra (lat.) innerhalb im zeitlichen oder räumlichen Sinn

invasiv eindringend. Im Zusammenhang mit bösartigen Tumoren bezeichnet „invasiv" das zerstörerische Eindringen in benachbartes Gewebe.

Joule Einheit für Arbeit, Energie und Wärmemenge. Der physiologische Brennwert wird mit Kilojoule angegeben. Die Einheit Joule hat die alte Einheit Kalorie abgelöst. Dabei entspricht 1 Kalorie = 4,187 Joule.

Kalorie alte Einheit für den Brennwert, durch Joule ersetzt. Dabei entspricht 1 Kalorie = 4,187 Joule.

Kalzium im Körper vorkommendes Leichtmetall, verleiht den Knochen Festigkeit.

Kapillare Haargefäß. Feinste Gefäßverbindung zwischen Arterie und Vene.

Kapselfibrose bindegewebige Verhärtung des körpereigenen Gewebes um eine operativ eingesetzte Brustprothese.

Karzinom Krebsgeschwulst

Klimakterium Wechseljahre

Knochenszintigramm (Skelettszintigramm) Untersuchung der Knochen auf Bereiche erhöhter Aktivität, z. B. zum Nachweis möglicher Metastasen.

Kompression Druck

Kompressionsverband Druckverband

konservative Therapie Therapie auf nichtoperativem Weg

Kolostrum Vormilch

Konsistenz Grad der Festigkeit eines Stoffes

kontrahieren sich zusammenziehen. Muskelfasern „kontrahieren" sich und führen dadurch zu Körperbewegungen.

Kontraktion Zusammenziehung

Korium Lederhaut

Krampfadern erweiterte Venen

Kreatinin Endprodukt des körpereigenen Eiweißstoffwechsels, wird über die Niere ausgeschieden. Zählt zu den sogenannten „harnpflichtigen Substanzen". Bei Nierenfunktionsstörungen steigt der Kreatininspiegel an.

Kurative Therapie Therapie, mit der eine vollständige Heilung möglich ist.

Kutaner Lappen Gewebelappen, der nur aus Haut besteht.

Laktation Milchbildung in der Brustdrüse

Lappen Haut- und Gewebeareal zur Verschiebung bei plastischen Operationen

Leberszintigramm Untersuchung der Leber auf Bereiche erhöhter Aktivität, z. B. zum Nachweis möglicher Metastasen.

Leukozyten weiße Blutkörperchen

Lobuläres Karzinom vom Drüsenläppchen ausgehender Brustkrebs

Lobulus (lat.) Läppchen, gemeint ist das Drüsenläppchen der weiblichen Brust.

Lokalbefund Befund an einer bestimmten Körperstelle

Lokalisation medizinische Ortsangabe

Lipom Geschwulst aus Fettgewebe

Lifting (engl.) Anheben. Operatives Anheben bzw. Straffen z. B. der Brust oder der Gesichtshaut.

Lymphe Gewebsflüssigkeit, die durch Austritt von Blutplasma aus den Gefäßen in die Zellen entsteht.

Lymphdrainage spezielle Behandlungsmethode zur Verbesserung des Lymphabflusses aus Arm oder Bein.

Lymphgefäße Gefäße, in denen die Lymphe fließt.

Lymphknoten Organe, die als Filter in die Lymphbahnen eingeschaltet sind. Im Normalzustand etwa erbsgroß, schwellen bei Erkrankungen an.

Lymphknotenstatus Beurteilung der bei einer Brustkrebsoperation entfernten Lymphknoten durch den Pathologen.

Lymphozyten Untergruppe der weißen Blutkörperchen, die besonders in den Lymphknoten und in der Milz vorkommen.

Makromastie abnorm große Brust

Malignität Bösartigkeit

Malignitätsgrad Grad der Bösartigkeit

Mamma (lat.) weibliche Brust

Mamille Brustwarze

Mammogenese Entwicklung der weiblichen Brust

Mammographie Röntgendarstellung der weiblichen Brust

Mastektomie operative Entfernung der Brustdrüse

Mastitis Entzündung der Brustdrüse

Mastitis carcinomatosa andere Bezeichnung für das inflammatorische Mammakarzinom, das in seiner Symptomatik einer Mastitis ähnelt.

Mastodynie schmerzhafter Spannungszustand der weiblichen Brust

Mastopathie chronische Erkrankung des Bindegewebes (fibröse Mastopathie) oder des Binde- und Drüsengewebes (fibrozystische Mastopathie) der weiblichen Brust.

Mastoptose Hängen der Brust („schlaffe" Brust)

Menarche erste Monatsblutung

Menopause letzte Monatsblutung

Menses Monatsblutung

Metastase Tochtergeschwulst. Tumorabsiedelung an einer anderen Körperstelle durch Verschleppung von Tumorzellen über Lymph- oder Blutgefäße.

Mikromastie abnorm kleine Brust

Mikroverkalkungen (Mikrokalk) Feinste Kalkablagerungen in der Brust

Morbus (lat.) Krankheit

Morbus Paget Sonderform des Brustkrebs, erstmals von dem Arzt Paget beschrieben.

Multizentrizität gleichzeitiges Vorkommen krankhafter Veränderungen an mehreren Stellen innerhalb einer Brust.

Musculus latissimus dorsi (lat.) langer Rückenmuskel, größter Muskel des menschlichen Körpers.

Musculus rectus abdominis (lat.) gerader Bauchmuskel

Myokutaner Lappen Lappen, der aus Haut und Muskulatur besteht.

Nano Bezeichnung für Maßeinheiten mit der Bedeutung 10^{-9}, 1 Nanogramm ≙ 1 milliardstel Gramm.

Nodi lymphatici (lat. pl.) Lymphknoten

Ödem vermehrte Einlagerung von Flüssigkeit im Gewebe

Onkologe Arzt, der sich auf die Onkologie spezialisiert hat.

Onkologie Lehre von den bösartigen Tumoren, ihrer Erkennung und Behandlung.

Operative Therapie Behandlung durch einen chirurgischen Eingriff. Das Gegenteil zur operativen Therapie ist die konservative (erhaltende) Therapie.

Östrogen weibliches Geschlechtshormon

Östrogenrezeptor Eiweißkörper im Drüsengewebe der weiblichen Brust, dient dem Hormon Östrogen als Kontaktstelle. Ohne das Vorhandensein dieser Rezeptoren kann Östrogen keinen Einfluß auf das Drüsengewebe nehmen.

osteo... sich auf Knochen beziehend

osteoklastisch Knochen abbauend

osteoplastisch Knochen aufbauend

Osteoporose Knochenerweichung

Ovar Eierstock

Ovulation Eisprung

Oxytozin Hormon der Hypophyse, das die Muskulatur der Gebärmutter (Wehen) und der Brust (Milchausscheidung) zur Kontraktion anregt.

Palliative Therapie Behandlung zur Linderung von Beschwerden und zur Verbesserung der Lebensqualität.

partiell teilweise

Pathologe Arzt, der sich auf die Pathologie spezialisiert hat.

Pathologie Lehre von den Krankheiten und ihren Ursachen, die sich vor allem auf die mikroskopische Untersuchung der Gewebe stützt.

Perforation Durchbruch

peri... (lat.) um ... herum, in räumlicher oder zeitlicher Bedeutung.

pharmakogen durch Pharmaka (Arzneimitteln) bedingt

plastisch bildend, formend, wiederherstellend

Plazenta Nachgeburt, Mutterkuchen

Poland-Syndrom Fehlbildung mit Veränderungen an den Händen und im Bereich der Brust, wobei eine Brust gänzlich fehlen kann.

post... (lat.) nach, in räumlicher oder zeitlicher Bedeutung. Beispiel: postoperativ = nach der Operation.

prä... (lat. prae) vor, in räumlicher oder zeitlicher Bedeutung. Beispiel: präoperativ = vor der Operation.

Prämedikation Vorgabe von Medikamenten. Der Begriff steht sowohl für die Verordnung von Medikamenten vor der Operation als auch für den Besuch des Narkosearztes.

Primäre Therapie zuerst durchgeführte Behandlung. Als primäre Therapie wird die Behandlungsform gewählt, die die besten Heilungsaussichten verspricht.

Primärfollikel erste Entwicklungsstufe des Eibläschens im Eierstock

Progesteron weibliches Geschlechtshormon aus der Gruppe der Gestagene (Gelbkörperhormon).

Progesteronrezeptor Eiweißkörper im Drüsengewebe der weiblichen Brust, dient Progesteron als Kontaktstelle. Der Wirkungsmechanismus des Progesterons auf die weibliche Brust ist noch nicht hinreichend geklärt.

Prolaktin Hormon der Hypophyse, das die Milchbildung in der weiblichen Brust bewirkt.

Proliferation Wachstum

Proliferationsphase Wachstumsphase. Zyklusphase der Gebärmutterschleimhaut nach der Monatsblutung. In der Proliferationsphase wird eine neue Gebärmutterschleimhaut aufgebaut.

prophylaktisch vorbeugend

Ptose Zustand des Hängens. Eine ptotische Brust ist eine hängende („schlaffe") Brust.

Pubertät Entwicklungsphase mit Eintritt in die Geschlechtsreife und entsprechenden körperlichen und psychischen Veränderungen.

punktieren einstechen

Punktion Vorgang des Einstechens. Der Arzt führt eine Punktion zum Beispiel an einem Blutgefäß (zur Blutentnahme) oder an einer Zyste in der Brust (zur Entleerung) durch.

Quadrant Viertelkreis

Quick-Wert Wert in Prozenten, der Rückschlüsse auf die Funktionstüchtigkeit des Gerinnungssystems zuläßt.

r veraltete Maßeinheit der Energiedosis (r = Röntgen).

Rekonstruktion Wiederaufbau

Resektion Herausschneidung, operative Entfernung

resorbieren aufnehmen, z. B. von Stoffen durch Haut oder Schleimhaut in die Blut- oder Lymphbahn.

Rezeptor Empfänger. Im Drüsengewebe der weiblichen Brust gibt es Rezeptoren für die Hormone Östrogen und Gestagen.

Rezidiv Wiederauftreten eines krankhaften Befundes an einer bereits behandelten Stelle.

Röntgenologe Arzt, der sich auf die Diagnostik und Therapie mit energiereichen Strahlen spezialisiert hat.

Sekret von einer Körperstruktur gebildete Flüssigkeit

Sekretionsphase Zyklusphase der Gebärmutterschleimhaut zwischen Eisprung und Monatsblutung

Sekundärfollikel zweite Entwicklungsstufe des Eibläschens im Eierstock

Sensibilität Fähigkeit zur gefühlsmäßigen Empfindung

Sepsis Blutvergiftung

Serom Ansammlung von Flüssigkeit in einer krankheitsbedingt entstandenen Körperhöhle, zum Beispiel nach einer Operation in der Wundhöhle.

Skelettszintigramm (Knochenszintigramm) Untersuchung der Knochen auf Bereiche erhöhter Aktivität z. B. zum Ausschluß möglicher Metastasen.

Somatotropin Wachstumshormon

Sonographie Untersuchung mit Ultraschall

Spontanfraktur Bruch eines Knochens ohne äußere Einwirkung

Strahlenfibrose Verdickung des Bindegewebes in der Haut nach einer Behandlung mit energiereichen Strahlen.

Striae Streifen. Brüche in der Lederhaut mit sichtbaren Veränderungen der Oberhaut.

Subkutis Unterhaut

Subkutane Mastektomie operative Entfernung der Brustdrüse unter Erhaltung des Hautmantels, der Brustwarze und des Warzenhofs.

Submammarfalte untere Umschlagfalte der weiblichen Brust

Symptom Krankheitszeichen

Syndrom Gruppe gleichzeitig auftretender Krankheitszeichen

Synthese Zusammensetzung

Szintigramm Untersuchung auf Zonen erhöhter Aktivität; dient z. B. zum Nachweis möglicher Metastasen.

Tamoxifen Medikament zur Hormontherapie bei Brustkrebs (Antiöstrogen)

Tertiärfollikel dritte Entwicklungsstufe des Eibläschens im Eierstock

Testosteron männliches Geschlechtshormon mit ausgeprägter anaboler (eiweißaufbauender) Wirkung

Therapie Behandlung

Thermographie Untersuchung zur bildhaften Darstellung unterschiedlicher Temperaturzonen

Thorax Brustkorb

Thrombose Bildung eines Blutgerinnsels innerhalb eines Blutgefäßes

Thromboseprophylaxe vorbeugende Maßnahmen gegen die Entstehung einer Thrombose

Thrombus Blutgerinnsel

Thrombozyten Blutplättchen

Tumor Geschwulst, räumlich begrenzte Vermehrung von Körpergewebe

Tumormarker Eiweißstoffe, deren Konzentration beim Vorliegen bösartiger Tumore erhöht ist.

Ultraschall hochfrequente Schallwellen, die in der Medizin zur Darstellung von Organstrukturen eingesetzt werden.

undifferenziert grob entwickelt. Einen Krebstumor bezeichnet man dann als „undifferenziert“, wenn er keine Ähnlichkeit mehr mit seinem ursprünglichen Gewebe (Muttergewebe) besitzt. Ein „undifferenzierter“ Tumor wächst besonders schnell, ungeordnet und aggressiv. Der Begriff entspricht der Bezeichnung „entdifferenziert“.

Uterus Gebärmutter

Vene Blutgefäß, das sauerstoffarmes Blut zurück zum Herzen führt.

Zyklus ein sich gleichmäßig wiederholender Ablauf. Der Organismus der geschlechtsreifen Frau unterliegt einem monatlichen „Zyklus“, dessen auffälligstes äußeres Zeichen die Regelblutung darstellt.

Zyste mit Flüssigkeit gefüllter Hohlraum

Zytostatika Medikamente zur Hemmung der Zellteilung

Zytostatische Therapie Behandlung mit Medikamenten zur Hemmung der Zellteilung. Eine zytostatische Therapie richtet sich vor allem gegen die sich schnell teilenden Tumorzellen.

Sachregister

Bei Fragen zur Produktsicherheit wenden Sie sich bitte an:
If you have any questions regarding product safety,
please contact:

Walter de Gruyter GmbH
Genthiner Straße 13
10785 Berlin
productsafety@degruyterbrill.com